✦ 생물 1타강사 **노용관**

편입생물 비밀병기

유일무이 의치한약수 학교별 기출문제집

노용관 편저

도서출판 **오스틴북스**

차례 contents

편입생물
비밀병기
유일무이 의치한약수
학교별 기출문제집

유일무이 의치한약수
학교별 기출문제집

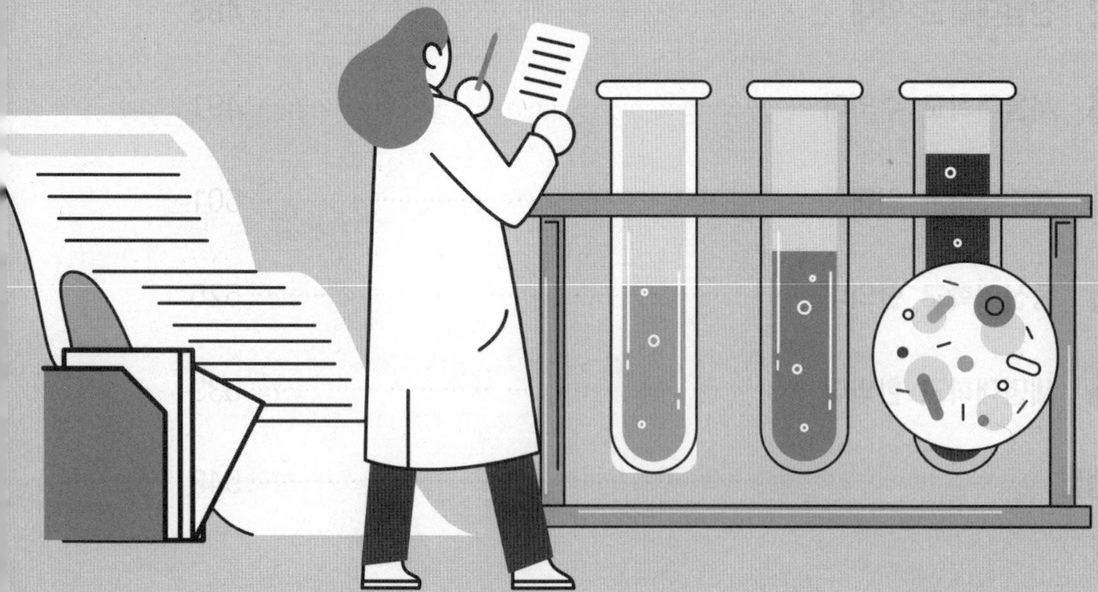

PART 01

강원대학교 약대 · 수의대

편입기출문제 1회

01 **내분비 호르몬 중 뇌하수체 전엽에서 분비되는 것으로 짝지어진 것은?**

① 티록신-인슐린
② 글루카곤-에스트로겐
③ 프로락틴-성장호르몬
④ 에피네프린-옥시토신

02 **지중해 연안에 발달하며, 여름의 덥고 건조한 기후 때문에 밀도가 높은 덤불성 관목이 우점하는 식생대를 보이는 생물군계는 어느 곳인가?**

① 사반나(Savanna)
② 툰드라(Tundra)
③ 차파렐(Chaparral)
④ 열대우림

03 **세포 호흡의 해당과정에서 만들어지는 순수한 ATP는 몇 개인가?**

① 1개
② 2개
③ 3개
④ 4개

04 **세포분열을 촉진시켜 조직의 분화를 조절하는데 도움을 주며, 식물의 성숙을 지연시켜 노쇠를 억제하는 식물호르몬은 어느 것인가?**

① 시토키닌(Cytokinin)
② 앱시스산(Abscisic acid)
③ 에틸렌(Ethylene)
④ 옥신(Auxin)

05 **다음 보기 중 단백질 4차 구조 형태를 갖는 것은 어떤 것인가?**

① 피브로인(fibroin)
② 혈색소
③ 글루탐산(glutamic acid)
④ α-케라틴(keratin)

06 **사람의 허파에서 허파꽈리와 모세혈관 사이의 기체교환은 어떠한 방식에 의해 이루어지는가?**

① 확산 ② 능동수송
③ 촉진확산 ④ 내포운동

07 **다음 중 분절증식에 의한 생식방법으로 증식하는 생물은 어느 것인가?**

① 아메바 ② 우산이끼
③ 히드라 ④ 말미잘

08 **감수분열 과정에서 상동염색체끼리 짝을 짓게 되고 염색분체 사이에 교차가 일어나는 시기는 언제인가?**

① 전기 I ② 중기 I
③ 후기 I ④ 전기 II

09 **말피기관(malphigian tubule)을 배설계로 사용하는 동물은 어느 것인가?**

① 지렁이 ② 플라나리아
③ 거미 ④ 거머리

10 **사람의 심장구조에 대한 설명으로 잘못된 것은?**

① 심실과 심방 사이에는 판막이 있다.
② 삼첨판은 우심실이 수축할 때 혈액이 우심방으로 역류하는 것을 막는다.
③ 반월판은 동맥에서 심실로 혈액이 역류하는 것을 방지한다.
④ 이첨판은 심실과 대동맥 및 허파동맥 사이에 있다.

11 **식물의 기본조직에 해당하지 않는 것은 어느 것인가?**

① 정단분열조직 ② 유조직
③ 후각조직 ④ 후막조직

12 **다음은 절지동물의 종류를 나열한 것이다. 잘못 연결된 것을 고르시오.**

① 퇴구 강(class Merostomata) - 투구게
② 거미 강(class Arachinida) - 진드기
③ 결합 강(class Symphyla) - 왕지네
④ 갑각 강(class Crustacea) - 새우

13 **다음 중 그람양성균이 아닌 것은 어느 것인가?**

① 대장균 ② 고초균
③ 파상풍균 ④ 포도상구균

14 **"종이란 실제로 또는 잠재적으로 교배가 가능한 자연개체군"이라고 정의한 종의 개념은 무엇인가?**

① 생물학적 종의 개념 ② 원형적 종의 개념
③ 유형학적 종의 개념 ④ 실제적 종의 개념

15 **광합성에 의한 이산화탄소의 최초 고정산물은 무엇인가?**

① PGAL ② RUBP
③ DPGA ④ PGA

16 **식물에서 보이는 세대교번에서의 특징으로 올바른 것은?**

① 포자체 세대는 체세포분열에 의해 포자를 생산한다.
② 배우체 세대는 체세포분열을 통해 배우자를 생산한다.
③ 접합자는 체세포분열에 의해 포자체 세대로 발생한다.
④ 포자는 반수체의 포자체 세대로 발생한다.
⑤ 배우체 세대는 감수분열에 의해 포자를 생산한다.

17 **연체동물 복족강(class Gastropoda)에 대한 설명 중 틀린 것을 고르시오.**

① 연체동물 중 가장 많은 종이 포함된다.
② 몸은 양끝이 열린 상아모양으로 굴착성이다.
③ 치설이 발달하고 외투막이 변형된 아가미나 허파로 호흡한다.
④ 자웅동체 또는 자웅이체이며 한 쌍의 촉수를 가진다.

18 **핵산의 구성 염기 중 퓨린(purine)계 화합물로만 짝지어진 것을 고르시오.**

① 아데닌-티민
② 구아닌-시토신
③ 아데닌-구아닌
④ 시토신-티민

19 **다음 중 겉씨식물(나자식물)이 아닌 것은?**

① 소철
② 은행나무
③ 소나무
④ 버드나무

20 **다음 중 tRNA에 대한 설명으로 틀린 것을 고르시오.**

① DNA를 주형으로 하여 만들어 진다.
② 80여개의 뉴클레오티드로 되어 있는 외가닥의 RNA이다.
③ 한쪽 끝(5' 말단)은 CCA-로 시작하고 끝(3' 말단)은 항상 -G로 끝난다.
④ mRNA을 상보적으로 인지하는 역코돈이 있다.

21 **골지체로부터 만들어지며 세포내 소화에 관여하는 가수분해효소를 갖고 있는 세포 소기관은?**

① 중심체
② 소포체
③ 리보솜
④ 리소좀

22 **다음은 개방혈관계에 대한 설명이다. 틀린 것을 고르시오.**

① 혈압이 낮다.
② 혈류속도가 느리다.
③ 연체동물과 절지동물에서 볼 수 있다.
④ 림프계가 있어 모세혈관 속으로 혈액의 침투가 용이하다.

23 **크론퀴스트(Cronquist)에 의하면 쌍자엽식물(쌍떡잎식물)은 크게 6개의 아강으로 나뉜다. 가장 진화한 특징을 가지고 있는 것은 다음 중 어느 것인가?**

① 석죽 아강(Caryophyllidae)
② 목련 아강(Magnoliidae)
③ 국화 아강(Asteridae)
④ 동백 아강(Dilleniidae)

24 **소장에서 분비되며 이자효소의 방출을 자극하는 호르몬은 어느 것인가?**

① 콜레시스토키닌
② 세크레틴
③ 엔테로가스트린
④ 가스트린

25 **피자식물의 체관은 밀도가 높은 세포질과 핵을 갖고 있는 (　　)와 함께 붙어 있으며, 나자식물의 체관에는 체관세포와 인접한 (　　)가 있다. (　)에 맞는 것으로 짝지어진 것을 고르시오.**

① 알부민세포-반세포
② 알부민세포-공변세포
③ 반세포-체세포
④ 반세포-알부민세포

26 **면역계에 대한 설명으로 틀린 것을 고르시오.**

① 골수는 모든 혈구를 만들어 내는 줄기세포를 가지고 있다.
② 면역계를 구성하는 조직과 기관은 전신에 분포되어 있다.
③ 포유류에 있어 면역계의 중심기관은 골수와 흉선이다.
④ B림프구는 골수에서 생성되며 흉선에서 분화과정을 거쳐 완전히 성숙된다.

27 **복상(2n)인 조포체가 단상(n)인 암배우체의 끝에 붙어 기생생활을 하는 것은?**

① 솔이끼
② 고사리
③ 고비
④ 미역

28 다음 중 과산화수소(H_2O_2)의 대사과정과 가장 밀접한 관계가 있는 기관은 어느 것인가?

① 미소체 ② 미세섬유
③ 액포 ④ 세포액

29 다음 중 사람의 심장활동, 호흡, 소화기의 기능과 관련된 신경세포가 있는 곳은?

① 대뇌의 피질 ② 시상하부
③ 소뇌의 피질 ④ 연수

30 서로 다른 분류군에 속하는 생물이 같은 환경에 적응되어 한 방향으로 진화되어 가는 현상을 무엇이라 하는가?

① 분지진화 ② 수렴진화
③ 퇴행진화 ④ 비역행진화

31 쥐의 털 색깔을 지배하는 인자 중 황색 인자는 다른 색 인자에 대해 우성이고, 동시에 치사작용에 대해서는 열성으로 작용한다. 황색 쥐끼리 교배했을 때 F1이 황색 털을 가질 확률은?

① 1/3 ② 2/3
③ 1/2 ④ 3/4

32 연체동물이나 환형동물은 발생도중 할구를 분리하면 불완전한 유생을 만드는데 이런 난을 모자이크란(mosaic egg)이라 하며 이런 난할을 무엇이라 하는가?

① 결정난할 ② 조정난할
③ 미결정난할 ④ 회색신월환

33 **사춘기를 겪지 않는 일부 소녀들은 외형은 여자이지만 XY 유전자형을 갖는 스와이어증후군으로 밝혀졌다. 아래 진술 중 어느 것이 이 증후군의 원인을 설명할 수 있는가?**

① X 염색체를 감싸 X 불활성화를 시작하게 하는 RNA 분자를 암호화하는 XIST 유전자에 돌연변이가 일어났다.

② 어머니로부터 난자에서 비분리 결과 성염색체가 모두 아버지로부터 오도록 만들었다.

③ 이 사람들은 실제로 XXY이다. 두 번째 표는 바소체로 응축되기 때문에 관찰되지 않는다. 그들은 작은 정소를 가지며 불임이지만 그것을 제외하면 여성처럼 보인다.

④ Y 염색체에 있는 SRY 유전자의 돌연변이나 결실이 일어나 정소의 발달과 남성 표현형에 필요한 남성 호르몬의 생산을 방해했다.

⑤ X 염색체의 일부가 Y 염색체로 전좌되어 여성-결정 유전자의 양이 두 배로 되었다.

34 **다음은 물(water)에 대한 설명이다. 틀린 것을 고르시오.**

① 물은 강한 응집력을 가지며 응집력은 물의 장력을 낮추어 준다.

② 물 분자 사이에는 수소결합이 작용 한다.

③ 물은 대부분의 다른 액체들보다 더 많은 종류의 용질을 녹일 수 있다.

④ 온도에 대해 안정성이 있다.

35 **식물이 생장하는 데는 N, P, K, Ca, Mg 등의 다량원소뿐만 아니라 Fe, B, Zn과 같은 미량원소도 필요로 하는데, 이들 중 어느 원소라도 부족하면 생산력이 감소하게 된다. 다음 중 육상생태계에 가장 큰 영향을 미치는 제한요인으로 작용하는 원소는 어떤 것인가?**

① P와 K

② Ca과 Mg

③ Fe과 B

④ N과 P

36 **개구리의 초기발생 과정에서 신경계 형성의 유도물질을 생산하는 곳은 어디인가?**

① 난할강(포배강)
② 원구상순부(원구배순부)
③ 원구
④ 원장

37 **초파리에서 날개 모양에 대한 X-연관 대립유전자가 불완전우성을 나타낸다고 가정하자. X+ 대립유전자는 뾰족한 날개를 암호화하고, Xr은 둥근 날개를 암호화한다. X+Xr 개체는 타원형 날개를 갖는다. 타원형 날개를 갖는 암컷과 둥근 날개를 갖는 수컷 사이의 교배에서 다음과 같은 자손이 관찰되었다: 타원형 암컷, 둥근 날개 암컷, 뾰족한 날개 수컷, 둥근 날개 수컷. 아주 적은 수의 뾰족한 날개 암컷이 관찰되었는데, 세포학적 연구 결과 그 암컷은 두 개의 X 염색체를 갖는 것으로 밝혀졌다. 다음 사건 중 어느 것이 희귀한 자손을 설명할 수 있을까?**

① 두 X 염색체 사이의 교차
② X와 Y 염색체 사이의 교차
③ 감수2분열에서 두 X+ 염색분체 사이의 비분리
④ 표와 Y 염색체 사이의 비분리로 인하여 성염색체가 없는 정자가 만들어짐
⑤ c와 d가 함께, 즉 XX 난자가 성염색체가 없는 정자와 수정 되었을 때, X+X+ 암컷을 만들 수 있다.

38 **비타민의 종류와 성질 및 부족할 때 나타나는 특징이 잘못 연결된 것은?**

① 비타민 A-지용성-야맹증, 생장불량
② 비타민 K-지용성-뼈와 이의 발육불량
③ 비타민 D-지용성-곱사등이(구루병)
④ 비타민 B1-수용성-각기병, 소화장애

39 **색맹이 아닌 부부 사이에서 태어난 첫 아이가 색맹이었다면 둘째 아이가 색맹일 확률은 몇 % 인가?**

① 5%
② 15%
③ 25%
④ 35%

40 **DNA의 구조에 대한 설명이다. 틀린 것을 고르시오.**

① 좌선형 DNA는 나선구조가 1회전하는데 10개의 염기쌍이 소요된다.
② 좌선형 DNA는 흔히 Z형 DNA라고 부른다.
③ 좌선형 DNA는 우선형 DNA보다 가늘다.
④ 이중나선구조로 되어 있다.

41 **멘델의 완두 특징에 대한 여러 개의 유전자가 물리적으로 연관되어 있지만 유전학적으로 연관되지 않았다고 말할 때 그것이 의미하는 뜻은?**

① 유전자들은 같은 염색체에 존재하지만 그것들은 50 지도 단위 이상 떨어져 있다.
② 유전자들이 위치하는 염색체가 중기에 함께 이동할지라도 그것들은 독립적으로 분리된다.
③ 그것들의 대립유전자들은 감수1분열 후기에 분리되고 각 배우자는 모든 이 유전자에 대한 하나의 대립유전자를 받는다.
④ 이 유전자들을 가지고 양성잡종 교배를 하면 그것들이 같은 염색체에 위치하더라도 50% 이상의 재조합 자손이 만들어진다.
⑤ 멘델은 이 유전자 쌍을 가지고 교배를 하지 않았기 때문에 이 유전자들이 같은 염색체에 있는지 결정하지 못하였다.

42 **다음 중 소화효소를 분비하지 않는 기관으로만 짝지어진 것은 어느 것인가?**

① 간과 큰창자
② 이자와 식도
③ 위와 큰창자
④ 이자와 작은창자

43 **혈액 중 A형 표준혈청과 B형 표준혈청에 모두 응집반응이 일어나는 혈액형은?**

① AB형이고 응집소가 없다.
② AB형이고 응집원이 없다.
③ O형이고 응집원이 없다.
④ O형이고 응집소가 없다.

44 **녹말이 맥아당으로 분해되는 과정에서 생기는 중간 분해산물은 어떤 것인가?**

① 글리코겐 ② 덱스트린
③ 이눌린 ④ 셀룰로오스

45 **이자 랑게르한스섬의 α세포에서 분비되며 혈당을 증가시키는 호르몬은?**

① 옥시토신 ② 티록신
③ 인슐린 ④ 글루카곤

46 **수박의 염색체 수는 2n=22이다. 수박 배젖세포의 염색체 수는 몇 개인가?**

① 11개 ② 22개
③ 33개 ④ 44개

47 **세포벽이 섬유소 또는 알긴산으로 되어 있고 동화산물로 라미나린, 만니톨 또는 지방을 만들어 내는 조류(algae)는?**

① 갈조류 ② 규조류
③ 녹조류 ④ 홍조류

48 **사람이 어떤 자극에 의해 동공과 숨관이 확대되는 현상이 나타났을 때 같이 나타날 수 있는 현상은 어느 것인가?**

① 소화 운동의 촉진
② 혈당량의 감소
③ 혈압이 낮아짐
④ 침 분비 억제

49 **DNA의 유전정보에 따라 단백질이 합성될 경우, 세린 유전암호를 인지하는 운반 RNA의 염기서열이 -AGU- 였다면 세린 유전암호의 주형이 될 DNA 염기는?**

① AGT
② TCA
③ TCT
④ UGA

50 **식물 군집의 천이과정에 대한 설명 중 틀린 것을 고르시오.**

① 종의 조성은 천이기간 동안에 연속적으로 변한다.
② 토양 내 무기영양염류는 천이과정에 따라 생물체로 이동 및 저장된다.
③ 생물량은 천이과정 동안 계속 증가하다가 극상에 이르면 서서히 감소한다.
④ 군집의 공간구조는 점차 복잡해져 미기후가 다른 많은 미지소를 갖는다.

편입기출문제 2회

01 다음 중 중성용액에서 양 전기를 띠며 녹는 것은?

① lysine
② alanine
③ glutamic acid
④ nucleic acid

02 물은 높은 표면장력과 응집력을 나타낸다. 이와 가장 관련이 높은 것은?

① 물 분자 사이의 수소결합
② hydronium ion과 hydroxide ion 사이의 이온결합
③ 물 분자 사이의 van der Waals force
④ 물 분자 사이의 hydrophobic interaction

03 다음 중 분자량이 가장 큰 것은?

① adenine
② cytidine
③ adenosine
④ deoxyadenosine

04 다음 중 이화작용(catabolism)에 해당하는 것은?

① DNA 복제
② 해당작용(glycolysis)
③ 질소고정
④ RNA 전사

05 **다음 중 분자량이 가장 큰 것은?**

① ribose
② deoxyribose
③ glucose
④ lactose

06 **다음 중 단백질에는 존재하지만 핵산에는 존재하지 않는 원소는?**

① 황
② 인
③ 질소
④ 탄소

07 **다음 다당류 중 포도당의 결합양식이 β-1, 4 탈수결합(β-1, 4-glycosidic bond)인 것은?**

① 전분(starch)
② 아밀로펙틴(amylopectin)
③ 글리코겐(glycogen)
④ 섬유소(cellulose)

08 **메셀슨과 스탈의 고전적인 실험에서 그들이 발견한 것은 무엇인가?**

① DNA 복제에 있어서 반보존적 모형에 대한 증거를 제시했다.
② 믹서기를 사용해서 대장균에서 파지단백질 외투를 분리할 수 있었다.
③ 15N로 표지된 DNA는 중간 비중이라는 것을 발견하였다.
④ 대장균을 배양하여 인과 황으로 표지하였다.
⑤ DNA 조성은 종특이성이라는 것을 발견하였다.

09 **광합성의 광의존 반응(명반응)에 의해 $NADPH^+$는 NADPH로 환원된다. 식물의 경우, $NADPH^+$에 공급된 전자는 궁극적으로 어디에서 유래하는가?**

① ATP
② 물
③ NADH
④ 엽록소

10 **효모가 포도즙을 이용하여 포도주를 만드는 과정에서 생성되는 물질이라고 보기 힘든 것은?**

① 알코올(ethyl alcohol)
② 탄산가스
③ 아세틸코에이(acetyl CoA)
④ 아세트알데히드(acetaldehyde)

11 **세포소기관과 그 기능을 짝 지으면 다음과 같다. 틀린 것은?**

① 미토콘드리아: 세포호흡
② 엽록체: 광합성
③ 소포체: 단백질 이동
④ 골지체: 단백질 분해

12 **편모, 섬모 및 방추사의 구성 성분은?**

① actin
② myosin
③ tubulin
④ kinesin

13 혈액응고인자 Ⅷ의 유전자는 X 염색체에 존재한다. 한국인의 경우 혈액응고인자 Ⅷ의 정상유전자의 대립인자 빈도가 0.99이고 혈우병의 원인이 되는 열성 돌연변이 유전자의 대립인자 빈도가 0.01이라고 한다면 한국인의 몇%가 혈우병 환자일까? (단, 한국인 남녀의 성비는 1:1로 본다.)

① 1.01%
② 0.505%
③ 1.99%
④ 1.495%

14 유사분열을 하는 진핵 세포의 세포주기에서 세포 당 DNA 함량이 가장 적은 시기는?

① G_1 기
② G_2 기
③ S 기
④ 전기

15 이중나선을 이루는 두 DNA 가닥은 무엇과 무엇 사이의 수소 결합에 의해 붙어있는가?

① 인산과 오탄당
② 인산과 염기
③ 염기와 염기
④ 염기와 오탄당

16 C_3 plant의 엽육세포에서는 더운 여름 날 Rubisco에 의해 ribulose-1, 5-bisphosphate(RuBP)가 산소와 활발하게 반응한다. 이를 무엇이라 하는가?

① 보상반응
② 명반응
③ 호기적 광인산화
④ 광호흡

17 **동물의 발생 도중에 필요 없는 조직(예를 들어 손가락 사이의 조직)은 이 과정에 의해 스스로 죽는다. 이 과정을 무엇이라 하는가?**

① necrosis(괴사) ② apoptosis(예정사)
③ suicide(자살) ④ starvation(아사)

18 **대장균의 유당오페론(lactose operon)과 트립토판오페론(tryptophan operon)에서 유당과 트립토판은 어떤 작용을 하는가?**

① 둘 다 유도물질(inducer)
② 유당은 억제물질 트립토판은 유도물질
③ 유당은 유도물질 트립토판은 보조 억제물질
④ 둘 다 억제물질(repressor)

19 **인간의 혈액형에는 ABO 식이 있다. 만일 O 대립인자에 대해서는 우성이고 A와 B 대립인자에 대해서는 우열 관계가 없는 C 대립인자가 추가로 존재한다면 모두 몇 종류의 혈액형과 몇 종류의 유전자형(genotype)이 존재할까?**

① 7 혈액형, 10 유전자형 ② 5 혈액형, 10 유전자형
③ 7 혈액형, 7 유전자형 ④ 10 혈액형, 10 유전자형

20 **토마토의 R(빨간 열매), S(매끄러운 열매) 두 유전자가 거의 붙어 있을 정도로 연관되어 있다 하자. 그래서 감수분열이 일어날 때 두 유전자 사이에서는 교차가 거의 안 일어난다고 하자. 빨갛고 매끄러운 AABB 토마토와 노랗고 꺼칠꺼칠한 aabb 토마토를 교배하여 얻은 자손을 aabb 토마토와 검정교배하면 빨갛고 매끄러운 토마토: 빨갛고 꺼칠꺼칠한 토마토: 노랗고 매끄러운 토마토: 노랗고 꺼칠꺼칠한 토마토가 어떤 비율로 나올까?**

① 1 : 1 : 1 : 1 ② 9 : 3 : 3 : 1
③ 3 : 0 : 0 : 1 ④ 3 : 0 : 0 : 3

21 어떤 식물의 색소가 다음과 같은 생합성 경로를 거쳐 만들어진다고 하자. [다음: 흰색의 1번 화합물 → 녹색의 2번 화합물 → 적색의 3번 화합물, 단 첫 번째 반응은 A 유전자의 산물인 A효소에 의해 매개되고 두 번째 반응은 B 유전자의 산물인 B 효소에 의해 매개됨] 적색의 AaBb를 자가수정하여 얻은 자손이 적색 : 녹색 : 흰색으로 분리되는 비율은? (단, A 유전자와 B 유전자는 연관되어 있지 않다.)

① 9 : 3 : 4　　② 9 : 4 : 3
③ 9 : 0 : 7　　④ 12 : 3 : 1

22 교감신경이 자극되면 일어나는 우리 몸의 반응이 아닌 것은?

① 동공 확장　　② 침 분비 촉진
③ 혈당 상승　　④ 호흡률 증가

23 내열성 DNA 중합효소를 이용하여 시험관 안에서 PCR을 수행하고자할 때 dNTPs와 효소 이외에 추가로 넣어주어야 할 것은?

① 소량의 template + 소량의 primer 쌍
② 과량의 template + 소량의 primer 쌍
③ 소량의 template + 과량의 primer 쌍
④ 과량의 template + 소량의 primer 쌍 + 과량의 dNTPs

24 염기서열이 5'-GATTC-3'인 외가닥 DNA와 상보적인 RNA의 염기서열은?

① 5'-CTAAG-3'
② 5'-CUAAG-3'
③ 5'-GAATC-3'
④ 5'-GAAUC-3'

25 **광합성의 광의존반응이 활발히 일어나는 식물세포에서 pH가 가장 낮은 부위는?**

① stroma
② 틸라코이드막의 내강
③ 세포질
④ 엽록체 내막과 엽록체 외막 사이

26 **항체 생성과 관련이 적은 세포는?**

① 거대식세포(macrophage)
② 형질세포(plasma cell)
③ 세포독성T세포(TC cell)
④ 도움T세포(TH cell)

27 **mRNA의 5' 말단에는 세 개의 인산이 붙어 있다. 100염기로 이루어진 mRNA는 몇 개의 인산이 있는가?**

① 100
② 102
③ 103
④ 104

28 **다음 어느 분류군에 속한 두 생물이 가장 유사할까?**

① 문(phylum)
② 목(order)
③ 강(class)
④ 과(family)

29 **속씨식물의 물관을 통한 수분 상승 기작을 가장 잘 설명한 것은?**

① 내포운동(endocytosis)
② 대기와 식물체 사이의 수증기압 차이
③ 촉진확산
④ 압력유동

30 **단백질의 이차구조의 일종인 알파나선구조를 이루는데 가장 중요하게 작용하는 비공유결합은?**

① 수소결합
② 이온결합
③ 반데어발스(van der Waals) 힘
④ 소수작용(hydrophobic interaction)

31 **다음 피자식물(속씨식물)의 세포 중 핵상이 나머지 다른 세포와 다른 것은?**

① 떡잎(cotyledon)
② 배유(endosperm)
③ 암술머리(stigma)
④ 유근(radicle)

32 **중합효소연쇄반응을 이용하여 특정 DNA를 증폭할 수 있는 생물학적 재료로 부적합한 것은?**

① 미라의 뼛속 DNA
② 빙하에서 발견된 매머드의 RNA
③ 인간의 머리카락에서 추출한 단백질
④ 수만 년 된 식물 화분(꽃가루)의 DNA

33 **식물 호르몬의 일종인 에틸렌(ethylene)은 어떤 역할을 하는가?**

① 잎의 생장 촉진
② 줄기의 길이생장 촉진
③ 과일의 숙성
④ 물관의 생성 촉진

34 **다음 중 개체군이 아닌 것은?**

① 지리산의 소나무 개체군
② 환자 A의 장내 대장균 개체군
③ B 고등학교 3학년 2반 학생들
④ 소양호의 식물성 플랑크톤 개체군

35 **대기 중의 질소가 환원되어 생태계로 들어가는 경로가 아닌 것은?**

① 공중방전에 의하여
② 질소비료합성에 의하여
③ 질소고정을 하는 토양미생물에 의하여
④ 탈질화 박테리아에 의하여

36 **다음은 어느 동물문에 대한 설명인가?**

진체강동물로 체표면, 아가미 또는 허파로 호흡하며, 대부분이 개방순환계를 가지나 일부는 폐쇄순환계를 가진다. 육질성인 외투막과 근육성의 발을 가진다.

① 자포동물문　② 편형동물문
③ 연체동물문　④ 극피동물문

37 **한국인의 36%가 혈액형이 O형이라 하자. 이 경우 한국인 유전자 pool의 O 대립인자 빈도는? (힌트: 하디-바인버그(Hardy-Weinberg) 법칙에 의하면 $(p + q + r + \cdots)^2 = 1$)**

① 0.6　② 0.36
③ 0.18　④ 0.4

38 나자식물(겉씨식물)의 특징을 설명한 내용 중 옳지 않은 것은?

① 중복수정을 한다.
② 배주(ovule)가 씨방(ovary) 속에 싸여 있지 않고 나출되어 있다.
③ 줄기에 부름켜가 있어 비대성장을 한다.
④ 관다발을 가지고 있다.

39 곤충의 탈피를 유도하는 호르몬은?

① ecdysone　② juvenile hormone
③ exoskeltin　④ thyroxin

40 지용성 호르몬은?

① 표적 유전자의 전사를 조절한다.
② 표적 유전자의 해독을 조절한다.
③ 표적 단백질의 활성을 조절한다.
④ 수용체가 세포막에 존재한다.

41 혈액검사에서 혈중 칼슘농도가 적정 수준보다 낮게 나왔다면 어느 호르몬이 부족하다고 추정할 수 있나?

① oxytocin　② calcitonin
③ glucagon　④ parathyroid hormone

42 다음 중 양성되먹임조절(positive feedback)에 해당되는 것은?

① 효소의 allosteric inhibition　② 성적 자극
③ 자동차의 온도조절장치　④ 혈압 조절

43 **혈액이 심장으로 유입되는 것은 무엇에 기인하나?**

① 심방의 수축
② 심방의 이완
③ 심실의 수축
④ 심실의 이완

44 **G1기에 제한점을 통과한 대부분의 세포는?**

① 염색체의 복제를 진행한다.
② 세포질분열을 막 끝냈다.
③ 암세포인 경우에만 계속 분열한다.
④ G2기로 넘어간다.
⑤ G0기로 이동한다.

45 **신단위(nephron)의 부위중 물에 대한 투과성이 가장 낮은 곳은?**

① 기부세뇨관
② 원부세뇨관
③ Henle 고리 하행관
④ Henle 고리 상행관

46 **IgG의 가벼운 사슬(light chain)의 분자량이 20,000일 때 IgG의 추정 분자량은?**

① 40,000
② 80,000
③ 120,000
④ 200,000

47 **빛 자극이 뇌에 전달되는 순서는?**

① 빛 → 간상세포 → 신경절세포 → 쌍극세포 → 뇌
② 빛 → 간상세포 → 쌍극세포 → 신경절세포 → 뇌
③ 빛 → 쌍극세포 → 간상세포 → 신경절세포 → 뇌
④ 빛 → 안와(fovea) → 신경절세포 → 쌍극세포 → 뇌

48 **운동신경세포에서 분비되어 골격근의 수축을 유발하는 신경전달물질은?**

① acetylcholine
② gamma-aminobutyric acid(GABA)
③ epinephrine
④ dopamine

49 **척추동물 뇌의 뇌간(brain stem)을 이루는 부위가 아닌 것은?**

① 연수(medulla oblongata)
② 뇌교(pons)
③ 중뇌(midbrain)
④ 시상(thalamus)

50 **지구상에서 가장 먼저 태어났을 거라고 추정되는 생물은?**

① 호기성 광합성세균
② 원시화학합성세균
③ 원시호기성세균
④ 원생동물

편입기출문제 3회

01 알코올발효(alcohol fermentation)에서 생기는 NADH는 자신의 전자를 (　　)에 전달하고 NAD^+로 산화된다.

① ethanol　② acetaldehyde
③ pyruvic acid　④ acetyl CoA

02 두 polypeptide α와 β가 어우러져 $\alpha_2\beta_2$ 단백질을 형성하였다고 하자. 이러한 4차 구조(quaternary structure)의 형성에 기여하는 바가 가장 적은 결합은?

① 공유결합
② 수소결합
③ 소수작용(hydrophobic interaction)
④ Van der Waals force

03 자색황세균(purple sulfur bacteria)의 광합성 산물이 아닌 것은?

① O_2　② glucose
③ NADPH　④ ATP

04 pH 1.0인 위액(gastric juice) 100ml을 pH 2.0으로 조정하려고 한다. 다음 중 옳은 것은?

① 물 100ml을 가한다.
② 물 900ml을 가한다.
③ 물 1000ml을 가한다.
④ 끓여서 50ml의 물을 날려 보낸다.

05 완두콩의 두 유전자 A와 B는 연관되어 있다고 가정하자. AABB와 aabb를 교배하여 만든 AaBb 완두콩을 자가수분하여 Aabb 유전자형을 갖는 완두콩을 얻을 확률은? (감수분열 할 때 A와 B 사이에서는 교차가 일어나지 않는다고 가정하자.)

① 0/16
② 1/16
③ 2/16
④ 3/16

06 다음 중 동물의 세포막에서 잘 발견되지 않는 것은?

① 인지질(phospholipid)
② 중성지방(triglyceride)
③ 당단백질(glycoprotein)
④ 스테로이드(steroid)

07 다음 중 세포소기관(organelle)이라 할 수 없는 것은?

① 미토콘드리아(mitochondria)
② 소포체(endoplasmic reticulum)
③ 리보솜(ribosome)
④ 리소좀(lysosome)

08 호기성 원핵세균(aerobic prokaryotic bacteria)의 세포호흡이 일어나는 장소는?

① 미토콘드리아(mitochondria)
② 엽록체(chloroplast)
③ 세포막(cell membrane)
④ 리보솜(ribosome)

09 **다음 중 직경이 가장 짧은 것은?**

① 진핵세포의 편모(flagella)
② 미세소관(microtubule)
③ 중간섬유(intermediate filament)
④ 미세섬유(microfilament)

10 **동물조직에서 식물세포의 원형질연락사(plasmodesmata)와 같은 기능을 보이는 것은?**

① 밀착연접(tight junction)
② 부착연접(adhering junction)
③ 간극연접(gap junction)
④ 교원섬유(collagenous fiber)

11 **혈액내의 콜레스테롤 농도가 높은 고지혈증(hypercholesterolemia) 환자는 다음 중 어떤 수송에 이상이 있을 가능성이 높은가?**

① 촉진확산(facilitated diffusion)
② 능동수송(active transport)
③ 수용체매개 내포운동(receptor-mediated endocytosis)
④ 외포운동(exocytosis)

12 **세포호흡이 활발히 일어나는 진핵세포에서 양성자 농도가 가장 높은 곳은?**

① 세포막 바깥
② 세포질
③ 미토콘드리아의 내막과 외막 사이
④ 미토콘드리아의 내막 안쪽 기질(matrix) 부위

13 **선인장 같은 다육식물은 광합성을 수행할 때 이산화탄소를 우선 (   )에 결합시킨 후 이로부터 다시 이산화탄소를 유리하여 캘빈회로에 공급한다.**

① 이탄소화합물
② 삼탄소화합물
③ 사탄소화합물
④ 오탄소화합물

14 **남세균(cyanobacteria)이 광합성에 의해 이산화탄소를 환원하여 만든 포도당의 전자는 궁극적으로 어디에서 유래하는가?**

① H_2O
② H_2S
③ NADH
④ $NADP^+$

15 **이란성 쌍둥이가 유전적으로 동일하게 태어날 확률은?**

① 1/2
② $1/2^{23}$
③ $1/2^{22}$
④ $1/2^{46}$

16 **식물 종자의 발아를 억제하며 눈(bud)의 휴면을 지속시키면서 낙엽을 초래하는 식물호르몬은?**

① 옥신(auxin)
② 지베렐린(gibberellin)
③ 시토키닌(cytokinin)
④ 앱시스산(abscisic acid)

17 유전자형이 AABbccDdEeFFGg인 개체에서 만들어지는 임의의 두 배우자가 유전적으로 동일할 확률은?

① 1/7 ② 1/128
③ 1/16 ④ 1/32

18 어떤 생합성경로의 최종산물은 피드백 억제를 통해 자신의 생성을 억제한다. 이 때 최종산물은 어디에 결합하여 피드백 억제를 일으키는가?

① 알로스테릭효소의 active site
② 알로스테릭효소의 allosteric site
③ 알로스테릭효소의 기질
④ 알로스테릭효소의 경쟁적 억제제

19 술을 마시면 화장실에 자주 가게 되는데 이는 알코올이 (   )의 분비를 억제하기 때문이다.

① vasopressin
② insulin
③ parathyroid hormone
④ oxytocin

20 우성대립인자의 빈도를 p라고 하고 열성대립인자의 빈도를 q라고 할 때 $p + q = 1$, $(p + q)^2 = 1$이라는 Hardy-Weinberg rule이 성립한다. 페닐케톤뇨증은 열성으로 유전되는 유전병으로 인구 만명당 1명꼴로 태어난다고 한다. 열성대립인자를 하나만 가지고 있는 페닐케톤뇨증의 보인자(이형접합자)는 만 명당 몇 명 정도일까?

① 2 ② 20
③ 200 ④ 2000

21 진화가 일어나게 하는 요인이라고 보기 힘든 것은?

① 돌연변이
② 자연선택
③ 유전적 부동(genetic drift)
④ 종내 교배(intraspecific breeding)

22 다음 설명 중 옳은 것은?

① 수용성 호르몬의 수용체는 세포질에 존재한다.
② 지용성 호르몬은 표적 유전자의 전사를 조절한다.
③ 수용성 호르몬은 표적 유전자의 전사를 조절한다.
④ 지용성 호르몬의 수용체는 세포막에 존재한다.

23 다음 중 분화가 가장 많이 진행된 세포는?

① 배아줄기세포
② 성체줄기세포
③ 제대혈 줄기세포
④ 도우미 Th 세포

24 다음 중 항체를 만들어내는 세포는?

① B 세포
② T 세포
③ 혈장세포(plasma cell)
④ 거대식세포(macrophage)

25 **항체 분자의 다양성에 기여하는 요인이 아닌 것은?**

① 골수에서 조혈모세포가 B 세포로 분화할 때 일어나는 DNA 재배열
② 수퍼(super) 항체 분자의 다양한 가소성
③ H 사슬 유전자와 L 사슬 유전자의 독립적인 DNA 재배열
④ B 세포의 항체 유전자에 일어나는 체세포 돌연변이

26 **능동면역과 거리가 먼 것은?**

① 사멸 세균의 주사
② 약독 바이러스의 주사
③ 세균의 표면 항원 유전자를 가지고 있는 재조합 바이러스 DNA의 주사
④ 동물 항체의 주사

27 **근육의 수축을 억제하는 신경독(neurotoxin)을 분비하는 세균은?**

① Clostridium botulinum　② Clostridium tetani
③ Corynebacterium diphtheriae　④ Vibrio cholerae

28 **앨러지 반응과 가장 관계가 깊은 항체는?**

① IgG　② IgA
③ IgM　④ IgE

29 **짚신벌레의 삼투압 유지에 필수적인 세포소기관은?**

① 안점　② 식포
③ 수축포　④ 섬모

30 **다음 중 어느 음식을 먹을 때 갈증이 가장 심할까?**

① 달걀 ② 밥
③ 참깨 ④ 설탕물

31 **세 개의 intron을 가진 pre-mRNA에는 (　　)개의 exon이 존재한다.**

① 1 ② 2
③ 3 ④ 4

32 **다음 중 신단위(nephron)의 세뇨관을 구성하는 부위가 아닌 것은?**

① 사구체(glomerulus)
② 헨리 고리(loop of Henle)
③ 기부세뇨관(proximal tubule)
④ 원부세뇨관(distal tubule)

33 **두 개의 연이은 nucleotide가 지그재그 모양으로 왼쪽으로 꼬인 좌선형 이중나선 DNA는?**

① A DNA ② Z DNA
③ H DNA ④ B DNA

34 **DNA 복제에 대한 설명으로 옳지 않은 것은?**

① DNA polymerase에 의해 복제된다.
② dATP, dGTP, dCTP, dTTP가 기질이다.
③ 복제 후에 주형이 완전히 보존된다.
④ DNA는 5'에서 3' 방향으로 복제되므로 일시적으로 Okazaki 절편이 생긴다.

35 다음 중 형질의 표현에 가장 직접적으로 관여하는 고분자는?

① DNA
② mRNA
③ protein
④ polysaccharide

36 대장균 genome은 약 470만 염기쌍으로 이루어져 있다. 대장균 genome을 GAATTC를 인지하여 절단하는 EcoRI 제한효소로 처리하면 대략 몇 개의 절편으로 잘릴까?

① 10개
② 100개
③ 1000개
④ 10000개

37 1845년 아일랜드의 대기근을 유발한 감자마름병의 원인미생물로 세포벽에 섬유소를 가지고 있는 것은?

① 수균류
② 점균류
③ 균근류
④ 접합균류

38 다음 중 무체강동물은?

① 편형동물
② 자포동물(강장동물)
③ 해면동물
④ 위 ①, ②, ③ 모두

39 **장체강동물이며 후구동물이고 미결정 난할을 하는 동물은?**

① 극피동물과 척색동물
② 연체동물
③ 절지동물
④ 환형동물

40 **식물은 포도당을 전분으로 전환하기도 한다. 이에 대한 설명으로 부적당한 것은?**

① 에너지 저장 방법의 하나이다.
② 삼투압 증가를 방지한다.
③ 에너지가 소모되는 흡열반응이다.
④ 답 없음

41 **다음 지구 생물권 중 일차순생산력($g/m^2/yr$)과 상관없이 일차총생산량(g/yr)이 가장 많아 지구 총생산량에 대한 기여도가 제일 높은 곳은?**

① 원양
② 온대초원
③ 산호초
④ 하구

42 **헤모글로빈에 대한 설명으로 올바른 것은?**

① 혈액의 pH가 낮아지면 산소친화도가 높아진다.
② 혈액의 온도가 올라가면 산소친화도가 올라간다.
③ 혈액의 온도가 낮아지면 산소친화도가 올라간다.
④ 산성 혈액이 pH가 높아져 중성이 되면 산소 친화도가 낮아진다.

43 **혈액투석 환자에게서 결핍되기 쉬운 조혈호르몬으로 유전공학적 방법으로 값싸게 생산되는 것은?**

① factor Ⅷ
② TPA(tissue plasminogen activator)
③ erythropoietin
④ somatostatin

44 **휴지상태의 신경세포막이 역치 이상의 자극에 의해 탈분극 되면 (　　　　　　　　)**

① 세포막 내부에 양성 전위를 갖게 된다.
② 세포막 내부에 음성 전위를 갖게 된다.
③ 세포막 내외의 전위차가 없어진다.
④ 세포막 외부에 Na^+ 이온이 축적된다.

45 **심장의 주기적이고 규칙적인 박동과 관계가 없는 것은?**

① 동방결절(sinoartrial node)
② 카스파리아대(casparian strip)
③ 히스 다발(bundle of His)
④ 방실결절(artrioventricular node)

46 **개체군의 크기를 조절하는 밀도의존조절 요인이라고 보기 힘든 것은?**

① 경쟁
② 공생
③ 포식
④ 기후

47 **세력권을 형성하는 개체군의 공간 분포 유형은?**

① 집중분포
② 규칙분포
③ 임의분포
④ 시차분포

48 **다음 설명 중 부적절한 것은?**

① 군집내의 개체군들은 먹이그물을 이룬다.
② 군집내의 개체군들은 먹이연쇄를 이룬다.
③ 군집내의 개체군들은 종간 경쟁을 하기도 한다.
④ 군집내의 개체군들은 포식자와 피식자 관계를 이루기도 한다.

49 **토양내의 산소가 고갈되면 토양세균은 토양 내에 존재하는 산소 이외의 물질을 전자수용체로 사용하여 호흡을 수행한다. 전자수용체로 부적합한 것은?**

① SO_4^{--}
② PO_4^{---}
③ CO_3^{--}
④ NO_3^{-}

50 **소량의 주형 DNA로부터 특정 DNA 부분을 대량으로 증폭하는 기술을 PCR이라 한다. PCR은 무엇의 약자인가?**

① polymer coamplification reaction
② polymerase coamplification reaction
③ polymer chain reaction
④ polymerase chain reaction

편입기출문제 4회

01 **동물에 질병을 유발하는 프리온(prion)의 특징을 가장 잘 설명한 것은?**

① 바이러스보다 작은 감염성 인자로 매우 작은 RNA를 유전자로 갖는다.
② 단백질로만 증식하므로 유전자가 필요하지 않다.
③ 아직 기능을 모르는 정상 단백질의 구조가 변형된 것이다.
④ 단백질이 성숙과정을 거치는 동안 잘려져 나온 부산물이 병원성 인자로 작용한다.

02 **다음 중 어느 물질이 꼬여진 사다리와 가장 가까운 구조를 하고 있는가?**

① DNA
② 단백질
③ 다당류
④ 지질

03 **식물에 질병을 유발하는 viroid와 가장 유사한 동물 바이러스는?**

① Togavirus
② Adeno Associated Virus
③ Minute Virus of Mouse
④ Hepatitis D virus

04 **말라리아(*Plasmodium*)를 전파하는 매개 곤충은 다음 중 어느 것과 가장 유사한가?**

① 모기
② 진드기
③ 벼룩
④ 집파리

05 식물의 transformation에 가장 많이 사용되는 Ti-plasmid의 가장 큰 단점은 무엇인가?

① plasmid가 너무 커서 취급이 어렵다.
② copy number가 너무 작아 어려움이 많다.
③ 특정 종류의 식물에만 사용될 수 있다.
④ plasmid가 불안정하여 소실되기 쉽다.

06 pBR322 plasmid를 가지고 있는 *E.coli*의 특징이 아닌 것은?

① X-gal 배지에서 white colony로 자란다.
② Ampicillin 배지에서 성장할 수 있다.
③ Tetracyclin 배지에서 성장할 수 있다.
④ 항생물질이 없는 배지에서 성장할 수 있다.

07 Mitochondria는 세균과 유사하며 자체적으로 DNA와 ribosome을 가지고 있다는 사실로 얻을 수 있는 결론은?

① 자연계에는 우연의 일치가 많다.
② 미토콘드리아는 세균으로 진화될 수 있다.
③ 세포는 미토콘드리아에서 진화했다.
④ 세균이 미토콘드리아로 진화했다.

08 B형 간염 바이러스 검사를 위한 혈액 검사결과 다음과 같은 결과가 나왔다. 가장 바람직한 사람은?

① 항체음성 항원음성
② 항체양성 항원음성
③ 항체양성 항원양성
④ 항체음성 항원양성

09 **진핵생물의 핵에서 전사된 hnRNA가 성숙된 mRNA로 변환되는 과정이 아닌 것은?**

① Poly(A) tailing ② Capping
③ Methylation ④ Splicing

10 **Human genome project에 의해 사람의 전체 염기서열이 밝혀져 약 10,000개의 단백질이 만들어지는 것으로 알려졌다. 이와 같이 단백질을 암호화하는 유전자는 전체 사람의 유전자의 몇 %쯤 될까?**

① 약 80% ② 약 50%
③ 약 20% ④ 약 3%

11 **Apoptosis(programed cell death)의 초기 단계에 Bcl-2의 작용으로 mitochondria에서 분비되는 물질은?**

① ATP ② Caspase 9
③ TNF-alpha ④ cytochrome c

12 **다음 중 헤모글로빈에 대한 친화도가 가장 높은 것은?**

① O_2 ② CO_2
③ CO ④ H^+

13 **인체가 거의 무한대에 가까운 항원에 대한 항체를 만들 수 있는 것은 다음 중 어느 것과 가장 관련이 있는가?**

① Alternative Splicing ② Deletion and addition
③ Post transcriptional modification ④ Somatic recombination

14 근육세포에서는 칼슘이온이 소포체로 이동되는데 주변의 농도보다 소포체 내의 농도가 많이 높다. 이는 무엇을 뜻하는가?

① 확산
② 능동수송
③ 효소반응
④ 화학적 삼투압

15 비둘기의 체세포는 80개의 염색체를 가지고 있다. 만약 비둘기가 수정되지 않은 알을 낳았을 때 이 알은 몇 개의 염색체를 가지고 있을까?

① 20
② 40
③ 80
④ 160

16 매우 더운 여름날 땀샘이 없는 개는 입을 벌리고 헐떡이게 되는데 이는 생물의 특징 중 다음 어느 것과 관계가 있는가?

① metabolism
② differentiation
③ homeostasis
④ evolution

17 다음 중 난소에서 분비되는 호르몬은?

① 에피네프린
② 에스트로겐
③ 타이록신
④ 바소프레신

18 산소를 이용하여 가장 많은 ATP가 생성되는 세포과정은 다음 중 어느 것인가?

① Fermentation
② Anaerobic respiration
③ Oxidative phosphorylation
④ Photophosphorylation

19 **연못의 생태계가 아래와 같이 이루어져 있다. 만약 사람들이 가물치를 모두 잡아먹어 버린다면 어떤 결과를 초래할까?**

조류 → 동물성 플랑크톤 → 곤충 → 피라미 → 가물치

① 모든 생물의 분포가 변화한다.
② 피라미의 개체수가 감소한다.
③ 곤충의 밀도가 증가한다.
④ 피라미의 개체 수는 증가하고 다른 생물은 영향을 받지 않는다.

20 **생물학적 결합 중에서 계란을 삶으면 딱딱하게 변하는 것은 어떤 결합의 변화 때문인가?**

① Covalent bond ② Hydrogen bond
③ Ionic bond ④ Van der Waals force

21 **다음 미생물 중 광합성(photosynthesis)과 질소고정(Nitrogen fixation)을 수행할 수 있는 것은?**

① Azotobacter
② Rhyzibium
③ Green Sulfur Bacteria
④ Cyanobacteria

22 **광합성의 암반응 즉, Calvin Cycle에서는 ( )**

① 광 에너지를 이용하여 ATP를 형성한다.
② ATP를 이용하여 환원력을 만든다.
③ 탄산가스를 포도당으로 환원시킨다.
④ 물의 분해로 산소가 생성된다.

23 **진핵생물에는 3가지의 RNA-polymerase가 있다. 이들 중 RNA-polymerase I에 의하여 전사되는 것은 다음 중 어느 것인가?**

① rRNA
② mRNA
③ tRNA
④ snRNA

24 **식물이 세균이나 상처를 입었을 때 동물의 면역과 같은 반응을 유도하기 위하여 분비하는 물질은?**

① phytochrome
② phytoallexine
③ phytoncide
④ cytochrome b3

25 **파충류는 질소성 노폐물은 다음의 어떤 형태로 배출하게 되는가?**

① 암모니아
② 요소
③ 요산
④ 질산염

26 **유전자 증폭기술인 polymerase chain reaction(PCR)에 사용되는 효소인 Taq polymerase는 다음 중 어떤 특징 때문에 유용한가?**

① 적은 양으로 오랫동안 반응시킬 수 있다.
② primer가 필요하지 않다.
③ RNA와 DNA를 동시에 제조할 수 있다.
④ 고온에서도 효소의 활성이 유지된다.

27 **다음 반응 중 가장 많은 에너지를 내는 반응은?**

① $2H_2O \rightarrow 2H_2 + O_2$

② ADP + phosphate → ATP

③ ATP → ADP + phosphate

④ $6CO_2 + 6H_2O \rightarrow C_6H_{12}O_6 + 6O_2$

28 **인지질 이중층(lipid bilayer)으로 이루어진 막에서 일어나는 일이 아닌 것은?**

① 물질수송

② 신호전달

③ 단백질합성

④ 광합성

29 **생물체가 포함하고 있는 질소성분을 대기의 질소 기체로 되돌아가는 반응은 다음 중 어느 반응인가?**

① decomposition

② nitrogen fixation

③ denitrification

④ nitrification

30 **후천성면역결핍증 바이러스 감염자들에게 3가지의 약제를 동시에 처방하여 성공적으로 바이러스의 증식을 억제할 수 있어 감염자들의 수명이 현격하게 늘고 있다. 이는 아래의 무엇 때문인가?**

① 바이러스의 돌연변이를 막을 수 있다.

② 면역세포의 생성을 촉진시킬 수 있다.

③ 약제에 대한 부작용을 줄일 수 있다.

④ 세균과 같은 2차 감염을 막을 수 있다.

31 **Ribosome의 일부는 세포질에 자유롭게 떠 있지만 일부는 다음 중 어느 부위에 부착되어 있는가?**

① 골지체(golgi body)
② 소포체(endoplasmic reticulum)
③ 염색체(chromosome)
④ 세포막(cytoplasmic membrane)

32 **최근 문제가 된 적이 있는 SARS는 다음 중 어느 바이러스인가?**

① Coronavirus
② Picornavirus
③ Paramyxovirus
④ Adenovirus

33 **수계 생태계에서 생물학적 산소요구량(BOD)이 증가한다는 것은?**

① 생물의 다양성이 증가한다.
② 용존산소(DO)가 증가한다.
③ 유기물의 양이 증가한다.
④ 물이 깨끗해지고 있다.

34 **척추동물의 발생에서 가장 먼저 형성되는 기관계는?**

① 순환계
② 신경계
③ 생식계
④ 호흡계

35 **지질(lipid)은 지방산과 다음의 무엇으로 구성되어 있는가?**

① 글리세롤(glycerol) ② 단백질(protein)
③ 다당류(polysaccharide) ④ 인산(phosphate)

36 **장(소장, 대장 따위)에서와 같은 점막조직에서 중요한 역할을 하는 항체 분자는?**

① IgG ② IgM
③ IgE ④ IgA

37 **대장균을 1,000배 현미경으로 관찰하면 1mm의 크기로 보인다. 대장균의 실제 크기는?**

① 1mm ② 1μm
③ 10μm ④ 10nm

38 **효모에서 glycolysis(해당작용)의 결과로 glucose가 pyruvic acid로 전환되고 ATP가 생성된다. 이때 산소가 없으면 어떤 반응이 일어나는가?**

① anaerobic respiration
② TCA cycle
③ alcohol fermentation
④ lactic acid fermentation

39 **산업화의 결과로 대기 중의 탄산가스의 농도가 증가하면 다음 중 어떤 결과를 유발하게 되는가?**

① 오존층이 파괴된다.
② 식물의 성장이 빨라지게 된다.
③ 산성비가 자주 내리게 된다.
④ 해수의 pH가 변화되어 생태계의 파괴를 초래한다.

40 색맹인 여자(X^CX^C)가 정상인 남자와 결혼하여 낳은 자식은?

① 모든 딸이 색맹이 된다.
② 모든 아들이 색맹이 된다.
③ 딸의 50%가 색맹이 된다.
④ 아들의 50%가 색맹이 된다.

41 제초제로 많이 사용되는 2, 4-D는 다음 중 어느 식물호르몬의 유도체인가?

① 옥신(auxin)
② 지베렐린(gibberellin)
③ 사이토키닌(cytokinin)
④ 앱시스산(abscisic acid)

42 사람의 호르몬 중 insulin과 같은 기관에서 분비되지만 insulin과 길항작용을 하는 호르몬은 다음 중 어느 것인가?

① 옥시토신(Oxytocin)
② 글루카곤(Glucagon)
③ 멜라토닌(Melatonin)
④ 가스트린(Gastrin)

43 제한효소(restriction enzyme)의 작용 기작은?

① DNA를 일정한 크기로 자른다.
② DNA의 염기를 바꾸는 작용을 한다.
③ DNA를 염기서열 특이적으로 절단한다.
④ DNA의 2차 구조를 바꾼다.

44 *In vitro*에서 많이 사용되는 T7-polymerase의 용도는 다음 중 어느 것인가?

① Nick translation

② *In vitro* transcription

③ Poly(A) tailing

④ *In vitro* splicing

45 항생물질은 그 작용 기작이 다양하다. Penicillin의 작용기작은 다음 중 어느 것인가?

① 세포벽의 합성을 억제한다.

② DNA 복제과정을 억제한다.

③ 번역을 억제하므로 세균의 증식이 억제된다.

④ 세균의 번역과정을 억제한다.

46 단백질이 분비되거나 세포의 다른 소기관으로 이동되기 위해서는?

① 핵으로 들어가야 한다.

② 소포체로 들어가야 한다.

③ 세포막 가까이에서 번역되어야 한다.

④ 이동 단백질과 결합해야 한다.

47 역전사효소(reverse transcriptase)의 작용은 다음 중 어느 것인가?

① DNA를 RNA로 전환한다.

② RNA를 DNA로 전환한다.

③ RNA를 RNA로 복제한다.

④ RNA와 DNA를 연결시킨다.

48 분해되어 제거되어야 할 단백질은 특정 표식을 붙여 proteasome에 의해 분해되는데 이 표식은 다음 중 어느 것인가?

① Ubiquitination
② Acetylation
③ Uracilation
④ KDEL-signal

49 다음 생물 중 소화 방식이 다른 생물과 차이가 나는 생물은?

① 거미
② 곤충
③ 원생생물
④ 강장동물

50 유행성출혈열을 일으키는 Hantavirus는 다음 중 어느 그룹에 속하는가?

① Picornavirus
② Rhabdovirus
③ Paramyxovirus
④ Buyavirus

유일무이 의치한약수

학교별 기출문제집

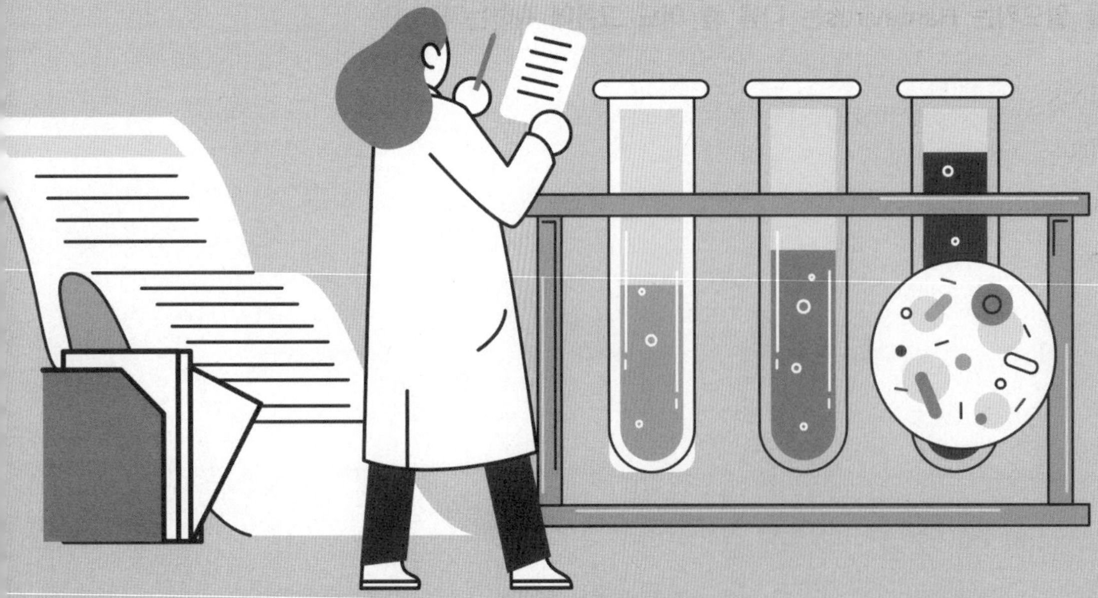

PART 02

경성대학교 약대

편입문제 1회

01 **식물의 광합성 과정 중 명반응에서 만들어지는 물질로 옳게 짝지어진 것은?**

① ATP, $NADP^+$

② ATP, NADPH

③ ADP, $NADP^+$

④ ADP, NADPH

02 **세포시계를 제공하는 텔로미어에 관한 다음 설명 중 옳지 않은 것은?**

① 사람의 경우 특별한 8개 DNA가 수십 번 반복된다.

② DNA분자의 복제와 안정성과 연관이 있다.

③ 텔로머라아제를 생산하도록 한다.

④ 일반적으로 세포가 분열할 때마다 텔로미어는 짧아진다.

03 **다음 중 세포골격과 관련된 것 들이다. 옳지 않은 것은?**

① 분비낭의 이동

② 세포 자체의 이동

③ 세포와 세포의 연결

④ 100 nm 정도의 굵기

04 **다음은 세포분열에 대해 설명한 것이다. 잘못 설명된 것은?**

① 방추사 부착점은 염색체의 동원체에서 자란다.

② 막 물질은 G_2기에 조립되어 빈 낭에 저장된다.

③ 세포질 분열은 세포막 밖의 수축환 수축으로 일어난다.

④ 전기가 시작됨에 따라 세포 전체의 미세소관은 해체된다.

05 **다음 중 동일한 개체에서 만들어진 생식세포의 다양성 증가와 관련이 가장 큰 것은?**

① 시발체(trigger)
② 키아즈마(chiasma)
③ 대립유전자(allele)
④ 동형접합자(homozygote)

06 **식물군집의 천이에 있어서 K-선택종(K-selected)은 다음 중 어느 단계에서 주로 나타나는가?**

① 개척단계
② 중기단계
③ 극상단계
④ 모든 단계

07 **다음은 사람의 학명을 이명법으로 표현한 것이다. 올바른 것은?**

① *Homo Sapiens L.*
② Homo sapiens L.
③ <u>*Homo sapiens*</u> L.
④ *Homo sapiens* L.

08 **어떤 동물의 암컷이 AaBbCcDd인 이형접합자 상태의 유전자를 가지고 있다. 유전자가 연관되지 않은 상태라면 몇 종류의 유전자형을 가진 난자가 만들어질 수 있는가?**

① 2개
② 4개
③ 8개
④ 16개

09 **다음은 원핵생물에 대한 설명이다. 옳지 않은 것은?**

① 단백질을 합성하는 리보솜은 진핵생물과 구조적으로 동일하다.
② 진화과정에서 엽록체와 미토콘드리아의 기원이 되었다.
③ 해양 및 지표면 토양층에 가장 많이 존재한다.
④ 생태계에서 생물과 무생물 사이의 물질순환에 중요한 역할을 수행한다.

10 **멘델의 비에 따른 유전자 발현은 몇 가지 요인에 의해 변경된다. 이와 관련된 아래 사항 중 잘못 짝지어진 것은?**

① 치사유전자 - 발생 초기단계의 죽음
② 복대립유전자 - 사람의 ABO 혈액형
③ 온도 - 샴고양이의 털색
④ 다면발현 - 사람의 키와 피부색

11 **식물의 기본조직에 대한 다음의 설명 중 옳지 않은 것은?**

① 후각세포는 죽은 세포로 식물체를 지지하는 역할을 한다.
② 유세포는 감자나 옥수수처럼 녹말을 저장하기도 한다.
③ 후벽세포는 나무의 주성분인 리그닌이 포함된 견고한 2차 세포벽을 갖는다.
④ 양분통도세포는 살아있는 세포로 얇은 1차 세포벽을 갖는다.

12 **바이러스는 노출된 구조 때문에 종종 입자(particle)로 불린다. (　　　)을(를) 갖지 않는 매우 단순한 구조로, (　　　) 단백질이 유전물질과 연결되는 방법 등은 비리온을 구별하는 특성이 된다. 빈칸에 알맞은 것은?**

① RNA, 마이게닌　　② RNA, 캡시드
③ 세포질, 마이게닌　　④ 세포질, 캡시드

13 **지구온난화에 의한 온도 상승은 거의 모든 생물의 생리적 활성에 영향을 미친다. 현재 지구온난화를 유발하는 다음 원인물질 중 두 번째로 기여도가 큰 것은?**

① CO_2　　② N_2O
③ CH_4　　④ CFC

14 **척추동물의 면역반응에 대한 설명이다. 옳지 않은 것은?**

① 보체는 세균 세포막에 구멍을 내어 세균을 죽인다.
② 디펜신은 척추동물이 갖는 면역물질의 하나이다.
③ 세포성 면역반응은 T세포에 의해 일어난다.
④ 체액성 면역반응은 B세포에 의해 일어난다.

15 **세포는 지속적인 항상성 유지를 위해 끊임없이 에너지를 획득해야 한다. 이와 관련된 내용으로 옳지 않은 것은?**

① 호흡과정의 에너지는 ADP를 ATP로 인산화시키는데 사용된다.
② 해당과정에서 포도당의 에너지는 몇 개의 전자로, 전자는 NADH나 ATP로 전환된다.
③ 미토콘드리아로 들어간 피루브산은 아세틸 CoA로 전환된다.
④ 크렙스회로에서 아세틸 CoA는 옥살아세트산으로 전환된다.

16 **다음은 어떤 과학 잡지에서 발췌한 문장이다. 문장의 내용과 관련성이 적은 하나는?**

> 이 생물은 DNA를 숙주 게놈 DNA에 삽입하며 얼마 동안 숨은 상태로 존재하며, 숙주세포가 분열할 때 같이 복제된다.

① 용원성주기　　② 캡소머 단백질
③ 프로파지　　④ 헤르페스바이러스

17 **척추동물의 심장은 신체조직으로 혈액을 공급하는 중요한 역할을 담당한다. 다음 순환계의 혈액 중 산소 포화 농도가 가장 낮은 곳은?**

① 후대동맥(descending aorta)
② 폐정맥(pulmonary vein)
③ 대동맥(aorta)
④ 폐동맥(pulmonary artery)

18 **혈액 내 혈당농도가 비정상적으로 높아지는 것을 당뇨병이라 하며, 인슐린과 깊은 연관성이 있다. 이에 대한 설명 중 옳지 않은 것은?**

① 당뇨환자에게 주사된 인슐린은 glycogen의 합성을 유발한다.
② 당뇨질환이 있는 경우 세포 속에 존재하는 미토콘드리아의 당분 이용이 낮아진 상태이다.
③ 노령성 당뇨는 인슐린 분비 부족이 주된 원인이다.
④ 혈당의 증가는 세포 내 산소 공급 저하와 밀접한 관계가 있다.

19 **다음은 뼈와 관련된 호르몬의 feedback 작용에 대한 설명이다. 괄호 안에 들어갈 적합한 용어는?**

혈액 내 칼슘 농도가 높아지면 (   )에서 칼시토닌을 분비하여 골로부터 칼슘이 혈액 내로 방출되는 것을 억제한다.

① 갑상선 ② 부갑상선
③ 부신 ④ 흉선

20 **뇌하수체는 전엽과 후엽으로 나뉘며 다양한 호르몬이 분비된다. 다음 중 뇌하수체 후엽에서 분비되는 호르몬은?**

① 항이뇨호르몬(ADH: antidiuretic hormone)
② 여포자극호르몬(FSH: follicle stimulating hormone)
③ 성장호르몬(GH: growth hormone)
④ 부신피질자극호르몬(ACTH: adrenocorticotropic hormone)

21 **사람이 심한 불안감 또는 공포 상황에 처하게 되면 생리적 변화가 동반된다. 이러한 변화 중 신경학적 변화에 대한 옳지 않은 설명은?**

① 안정을 위해서는 부교감성 흥분이 요구된다.
② 교감신경성 흥분으로 에피네프린 분비가 감소한다.
③ 교감신경성 흥분으로 심장박동이 강하고 횟수도 증가된다.
④ 교감신경성 흥분으로 소화장기의 운동성이 낮아져 있다.

22 **뇌는 생명 유지와 정신활동을 위해 중요한 장기이다. 뇌세포 기능을 유지하기 위해 직접적으로 작용하는 주된 에너지원은 무엇인가?**

① 단백질(protein)
② 고농도 필수 아미노산(amino acid)
③ 포도당(glucose)
④ 필수 지방산(fatty acid)

23 **콩팥의 기능과 관련된 설명으로 옳지 않은 것은?**

① 땀을 많이 흘린 후 첫 소변이 양도 적고 진하게 나타나는 원인 중 하나는 항이뇨호르몬에 의한 수분의 재흡수 결과이다.

② 콩팥의 세동맥 세포에서 레닌이라는 효소가 분비되는데, 이는 고혈압과 연관성이 높다.

③ 짠 음식을 많이 섭취한 경우 헨레고리(Henle's loop) 내강으로부터 나트륨 재흡수가 증가한다.

④ 콩팥은 나트륨과 수분을 재흡수하고 배설하는 기능이 있다.

24 **티벳과 같은 고산지대에서 생활하는 사람을 저지대에서 생활하는 사람과 비교했을 때, 고산지대 사람에서 뚜렷이 낮게 나타나는 것은?**

① 분당 호흡수

② 적혈구 개수

③ 헤모글로빈의 양

④ 세포 내 미토콘드리아의 개수

25 **일반적으로 항체는 면역글로블린(immunoglobulin) 또는 Ig라고 알려진 다섯 종류가 있고, 각각 특이적 기능을 담당한다. 이 중 장내 기생충이나 병원체 침입이 있을 때 염증을 유도하기도 하고, 항원과 결합하면 히스타민을 방출하게 하는 Ig는?**

① IgA

② IgE

③ IgG

④ IgM

편입문제 2회

01 **세포소기관 퍼옥시좀(peroxisome)에 대한 설명 중 옳지 않은 것은?**

① 단일막에 싸여 있고 내부는 입자형태이다.
② 거의 모든 원핵세포 및 진핵생물에서 세포시기에 따라 발견된다.
③ 화학반응의 부산물인 독성과산화물이 형성된다.
④ 이와 유사한 세포소기관인 글리옥시좀(glyoxysome)은 식물에서 발견된다.

02 **세포막의 구성과 유동성에 관련된 설명 중 옳지 않은 것은?**

① 불포화지방산이 많을수록 막의 유동성이 증가한다.
② 세포막에 있는 콜레스테롤은 지방산의 유동성에 영향을 준다.
③ 지방산 사슬이 짧을수록 막의 유동성이 증가한다.
④ 인지질 이중층에서 안쪽과 바깥쪽 면의 인지질은 서로 이동이 가능하기 때문에 양쪽 면의 인지질은 종류가 비슷하다.

03 **화학결합에너지의 전환경로에 대한 설명 중 옳지 않은 것은?**

① 해당과정 및 시트르산 회로는 미토콘드리아에서 이루어진다.
② 피루브산은 시트르산 회로에 의해 완전히 분해되고, 이 과정에서 생성되는 자유에너지는 NAD, FAD 그리고 ADP에 의해 포획된다.
③ 해당과정에서는 6개의 탄소를 가진 한 분자의 포도당이 3개의 탄소를 가진 피루브산 두 분자로 전환된다.
④ 시트르산 회로에서 생성된 전자는 NAD로 운반되어 전자전달계(ETS)에 전달되는데 ETS의 cytochrome과 같은 coenzyme들은 전자를 산소에 전달한다.

04 **3개의 육각 고리 및 1개의 오각 고리의 구조를 갖는 소수성 물질로 세포막을 안정화시키며 호르몬으로도 작용하는 것은?**

① 인지질
② 트리글리세리드
③ 스테로이드
④ 포스파티딜콜린

05 **포유동물의 난자형성과정에서 나타나는 제1 극체와 핵상이 같은 세포는?**

① 정원세포
② 제1 정모세포
③ 제1 난모세포
④ 제2 난모세포

06 **여성의 생식주기에 관여하는 황체형성호르몬에 대한 설명 중 옳지 않은 것은?**

① 시상하부에서 분비되는 호르몬이다.
② 제2 난모세포의 형성을 촉진한다.
③ 농도가 최고치에 이르면 난포가 파열되고 배란이 촉진된다.
④ 황체의 형성을 촉진한다.

07 **성게 알에서 일어나는 다정자수정방지 기작에 관한 설명 중 옳지 않은 것은?**

① 급속 다정자수정방지 과정에서 수정 후 나트륨이온의 유입에 의한 막전위의 증가가 일어난다.
② 난황막과 원형질막 사이의 공간에 물이 채워져 수정막이 형성된다.
③ 세포질의 칼슘이 소포체로 급속하게 저장된다.
④ 수정막 표면의 정자 결합 수용체가 제거된다.

08 개구리 알이 수정된 후 일어나는 세포질 재배열에 대한 설명 중 옳지 않은 것은?

① 피층의 회전 결과 정자 진입점의 반대편에 회색신월환이 나타난다.
② 회색신월환 부위는 등쪽(dorsal)이 된다.
③ 피층 회전의 주원인은 액틴 필라멘트의 재배열이다.
④ 피층 회전의 결과로 초기 배의 등쪽 세포에는 β-catenin 농도가 높다.

09 포유류에서 수정 후 9일 이후에 배가 둘로 나뉘어져 일란성 쌍생아가 발생하는 경우, 배를 건조와 충격으로부터 보호하는 배외막을 공유하게 되어 신체의 부위가 붙어서 발생할 가능성이 높아진다. 밑줄 친 배외막은 무엇인가?

① 장막
② 요막
③ 난황낭막
④ 양막

10 지방에 관한 설명 중 옳지 않은 것은?

① 지방산은 acetyl CoA로부터 acetyl CoA carboxylase에 의해 malonyl CoA로 합성되면서 acyl CoA 형태로 존재하나 미토콘드리아의 내막을 통과할 수 없다.
② 지방은 글리세롤과 지방산으로 구성되어 있다.
③ 버터가 실온에서 고체인 까닭은 탄소와 탄소사이에 이중결합을 포함하는 포화 지방산이기 때문이다.
④ 대부분의 식물성 지방은 불포화 지방이며 실온에서 응고하지 않는다.

11 특이 단백질 항원 혹은 병원성 박테리아 등을 포착하여 세포 내에서 펩티드로 분해 후 T 세포 수용체가 인지할 수 있도록 세포 표면의 조직적합성 분자에 제시해주는 수지상 세포는?

① B cell
② dendritic cell
③ mast cell
④ macrophage

12 **인체의 면역 반응 관련 인자 중 침입한 세포(박테리아 등)의 표면에 구멍을 내어 세포를 죽이는 기능을 하는 것은?**

① 인터페론(interferon)
② 보체(complement)
③ 키닌(kinin)
④ 케라틴(keratin)

13 **대식세포(macrophage)에 대한 설명 중 옳지 않은 것은?**

① 활성화되면 종양세포를 파괴할 수 있다.
② cytokine을 분비하여 염증반응 및 면역반응조절에 관여한다.
③ 미생물을 식균작용으로 파괴하거나, 항체나 보체가 결합된 항원을 제거한다.
④ 감염된 조직세포를 찾아 항원을 인지한 후 감염된 세포를 죽인다.

14 **다음 중 후천적 면역결핍증(acquired immune deficiency syndrome)을 유발하는 바이러스의 특징이 아닌 것은?**

① envelope이 있는 다면체의 캡시드를 가진 바이러스로서 공 모양을 하고 있으며, 한 개의 캡시드 안에 두 개의 single strand RNA를 가지고 있다.
② CD4 세포표면 수용체를 갖는 세포(helper T 세포)의 수용체에 결합하여 감염시킨다.
③ RNA 바이러스로서 helper T 세포의 역전사효소를 이용, 자신의 RNA를 DNA로 바꾼 다음 helper T 세포의 염색체 내로 삽입시킨다.
④ 새로운 바이러스 입자들을 조립한 후 세포를 터트리고 나와 다른 T 세포를 감염시킨다.

15 세포독성 T 림프구(cytolytic T cell)의 특징을 바르게 설명한 것은?

① perforin 등을 분비하여, 바이러스나 병균을 직접 파괴하거나 이들에 감염된 세포 또는 암세포를 파괴한다.

② cytokine을 분비하여 다른 면역 세포들을 분화시키며 일부는 기억세포가 된다.

③ 성숙된 림프구는 이차 림프기관에서 항원과 반응하여 항체를 생산한다.

④ 조직에 존재하며, 세포질 내에 생리활성물질을 갖고 있는 과립(granule)이 많고, 알레르기와 같은 면역반응에서 중요한 역할을 한다.

16 dsRNA(double strand RNA)를 넣어서 특정 유전자의 발현을 억제하는 기법은?

① Antisense RNA 이용법

② Retrovirus 이용법

③ Ti-Plasmid 이용법

④ RNAi 이용법

17 DNA 지문분석법(DNA fingerprinting)에 대한 옳은 설명은?

① 서로 다른 염기의 배열을 갖는 DNA는 DNA gel에서 이동속도가 차이가 나기 때문에 유전자의 염기이상을 전기영동방법으로 확인하여 범죄수사나 친자확인 등에 이용하는 방법이다.

② 염기배열을 인식하는 제한효소를 처리하여 얻은 DNA 조각들을 전기영동방법으로 분리하여 그 다양성을 규명하는 방법이다.

③ DNA에 결합하는 단백질을 반응시키고 DNA가수분해 효소를 처리하고 전기영동하여 단백질이 결합되는 DNA 부위를 탐지하는 방법이다.

④ 이중나선 DNA는 니트로셀룰로스 필터에 잘 결합하지 못하지만 단백질과 결합한 DNA를 필터에서 분석하는 방법이다.

18 **뇌와 신경계에 대한 설명 중 옳지 않은 것은?**

① 청각정보를 받아들이고 처리하는 대뇌의 부위는 측두엽이다.
② 교감신경계는 소화기관의 운동 및 효소의 분비를 억제한다.
③ 변연계는 감정에 관여하며, 단기기억을 장기기억으로 바꿔주는데 필요한 장소이다.
④ 체성감각 정보를 처리하는 뇌의 부위는 신체 면적에 비례한다. 즉 넓은 신체부위의 체성감각 정보를 처리하는 뇌의 부위가 넓다.

19 **뉴런과 신경계에 대한 설명으로 옳지 않은 것은?**

① 수상돌기는 다른 뉴런으로 정보를 전달하는 기능을 담당한다.
② 축삭을 감싸고 있는 수초는 활동전위의 전달 속도를 빠르게 한다.
③ 사람의 뇌에는 뉴런보다 교세포가 더 많다.
④ 자극을 받지 않은 뉴런의 내부는 외부에 비하여 전기적으로 음성이다.

20 **유전자형이 AABB인 개체와 aabb인 개체를 교배하여 유전자형이 AaBb인 F1 세대를 얻었다. 이 개체를 aabb인 개체와 검정교배한 결과 얻어진 유전자형과 개체 수는 각각 AaBb 400 개체, aabb 400 개체, Aabb 100 개체, aaBb 100 개체였다. a와 b의 유전자지도 거리는?**

① 1 cM　　② 2 cM
③ 10 cM　　④ 20 cM

21 **게놈에서 다른 장소로 이동할 수 있는 전이성 인자(transposable element)가 아닌 것은?**

① microsatellite　　② SINE
③ LINE　　④ retrotransposon

22 **다음 중 모두 선구동물(원구동물)인 것은?**

① 연체동물, 환형동물
② 극피동물, 절지동물
③ 척삭동물, 해면동물
④ 해면동물, 연체동물

23 **식물은 병원균 등의 공격을 받으면 이에 대항하는 방어시스템을 가동시킨다. 총체적 획득 방어 (SAR: systemic acquired resistance) 작용을 유발시켜 식물체 내로 병원균이 확산하지 못하게 하는 식물 호르몬은?**

① 지베렐린
② 에틸렌
③ 자스몬산
④ 사이토키닌

24 **식물 뿌리의 부피생장은 주로 어떤 활동의 결과인가?**

① 정단분열조직의 세포분열
② 관다발형성층의 세포분열
③ 뿌리세포의 신장
④ 뿌리세포의 분화

25 **속씨식물의 중복수정에서 정핵과 극핵이 융합하여 만들어지는 것은?**

① 이배체(2n)의 접합자(배)
② 이배체(2n)의 배젖
③ 삼배체(3n)의 접합자(배)
④ 삼배체(3n)의 배젖

유일무이 의치한약수
학교별 기출문제집

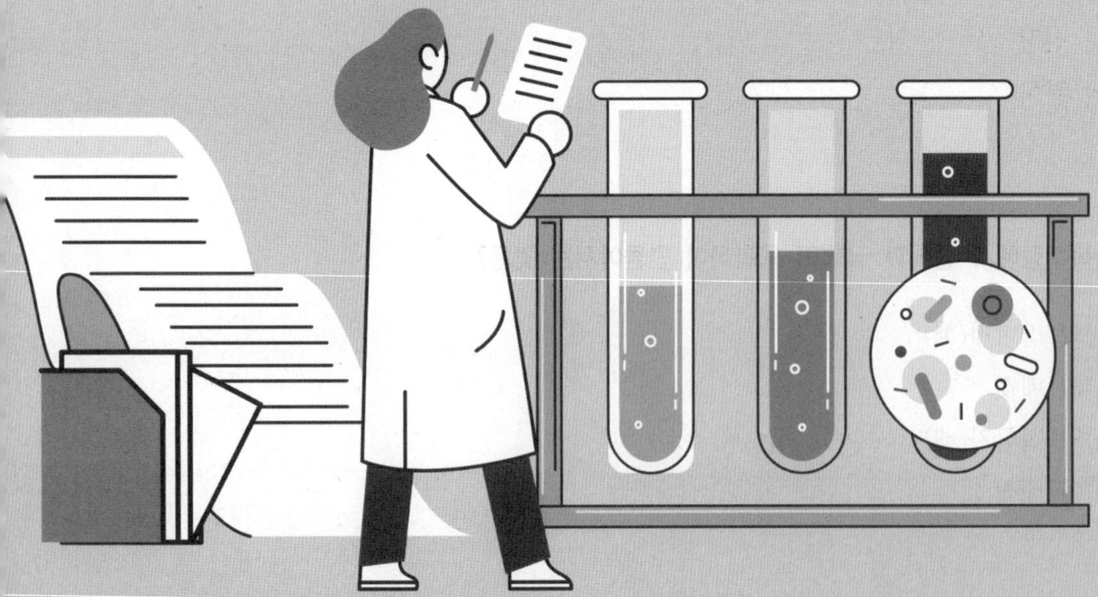

PART 03

경상대학교 약대 · 수의대

편입기출문제 1회

01 **세포소기관을 설명한 것 중 옳지 않은 것은?**

① 미토콘드리아의 내막주름에는 ATP 합성효소가 있다.
② 퍼옥시좀은 과산화지질을 활발하게 분해한다.
③ 엽록체의 틸라코이드에는 명반응에 관여하는 엽록소 분자가 있다.
④ 중앙액포는 식물세포의 신장에 관여한다.

02 **세균의 구조유전자는 보통 몇 개의 염기쌍으로 구성되는가?**

① 10 ② 100
③ 1,000 ④ 10,000

03 **진핵세포의 DNA를 설명한 것 중 옳지 않은 것은?**

① 대부분 오른쪽 회전을 하는 이중나선구조이다.
② 당-인산 축은 서로 반대방향으로 향하며 나선의 안쪽에 위치한다.
③ 핵, 미토콘드리아, 엽록체는 각각의 DNA를 갖는다.
④ 퓨린염기와 피리미딘염기는 상보적인 수소결합을 한다.

04 **DNA 암호화사슬(coding strand)의 염기서열이 5'-CCGATGA-3' 이라면 전사된 mRNA의 염기서열은?**

① 5'-CCGAUGA-3'
② 5'-TCATCGG-3'
③ 3'-CCGATGA-5'
④ 3'-GGCUACU-5'

05 **감수분열과 체세포분열의 특성에 대한 설명 중 옳지 않은 것은?**

① 감수분열로 만들어진 딸세포들은 유전적으로 서로 동일하다.
② 생식소의 모든 세포에서 감수분열이 일어나는 것은 아니다.
③ 체세포분열로 만들어진 딸세포의 염색체 수는 분열 전과 동일하다.
④ 체세포분열은 일생 동안 계속되는 경우가 있다.

06 **예정세포사(apoptosis)에 관한 설명 중 옳지 않은 것은?**

① 유전적, 환경적 요인으로 야기되는 세포의 죽음이다.
② 죽은 세포는 식세포에 의해 섭식된다.
③ 염색질이 응축되며 DNA는 파손된다.
④ 조직에서는 염증이 나타나지 않는다.

07 **사람의 신경계의 구조와 기능에 대한 설명 중 옳지 않은 것은?**

① 신경관이 분화되어 뇌와 척수가 형성된다.
② 도파민이 결핍되면 수전증과 같은 파킨슨병 증상이 나타난다.
③ 척수의 회백질 부위는 신경세포체와 시냅스 등으로 구성되어 있다.
④ 부교감신경은 타액분비를 억제하는 작용을 한다.

08 **한 남자의 염색체에 전좌가 일어나 10번 염색체의 긴 팔이 11번 염색체의 짧은 팔에 옮겨진 경우 염색체 조성을 옳게 표현한 것은?**

① 46, XY, t(10p+ ; 11q-)
② 46, XY, t(10p- ; 11q+)
③ 46, XY, t(10q+ ; 11p-)
④ 46, XY, t(10q- ; 11p+)

09 미생물의 특성을 설명한 것 중 옳은 것은?

① 원핵생물인 남조류와 세균은 종속영양생활을 한다.
② 곰팡이는 진핵생물체로서 셀룰로오스로 이루어진 세포벽을 갖는다.
③ 세균과 곰팡이의 연합체인 지의류는 물과 양분을 상호 공급한다.
④ 대부분의 진정세균은 편모를 갖고 있어 활발한 이동성을 갖는다.

10 진핵세포의 RNA 가공과정(RNA processing)에 포함되지 않은 것은?

① 프로모터의 메틸화
② 3' poly A 꼬리 부가
③ 5' cap 형성
④ 스플라이싱(splicing)

11 단백질의 2차 구조를 설명한 것 중 옳지 않은 것은?

① 펩티드 그룹 사이의 수소결합에 의해 이루어진다.
② 산성 아미노산과 염기성 아미노산 사이의 이온결합으로 이루어진다.
③ α 나선구조는 단단하며, 길고 가느다란 섬유 모양이다.
④ β 병풍구조는 여러 폴리펩티드들로 이루어진 판상의 주름구조이다.

12 **다음 뿌리에 대한 설명 중 옳은 것은?**

① 질소고정 세균은 콩과식물의 뿌리에서만 공생한다.
② 토양의 암모니아화 세균은 NH_4^+를 NO_3^-으로 전환시켜 뿌리에서의 흡수를 가능하게 한다.
③ 뿌리의 내피세포는 카스파리대라는 수분 차단벽을 갖는다.
④ 뿌리의 근단분열조직은 중력을 감지하는 녹말체를 갖는다.

13 **한 남성의 모든 생식세포 형성과정 중 제1 감수분열은 정상적으로 이루어졌지만 제2 감수분열에서 성염색체의 비분리 현상이 일어났다고 가정하자. 이 남성의 정자와 정상 여성의 난자가 결합하여 만들어진 수정란의 성염색체 유전자형으로 가능하지 않은 것은?**

① XO
② XYY
③ XX
④ XXX

14 **특정 유전자가 결손된 생쥐를 만드는 방법에 대한 설명 중 옳은 것은?**

① 특정 유전자를 결손시키는 과정에 상동재조합(homologous recombination)이 이용된다.
② 자외선을 쪼여 자극시킨 줄기세포를 사용한다.
③ 미수정란의 핵에 유전자가 결손된 DNA를 미세주입한 후 수정시킨다.
④ 항생제 저항성을 이용하여 특정 유전자가 결손된 수정란을 선별한다.

15 **염증반응을 설명한 것 중 옳지 않은 것은?**

① 호중구와 단핵구는 식세포작용을 통해 침투한 병균을 죽인다.
② 비만세포는 히스타민을 방출하여 모세혈관을 확장시킨다.
③ 모세혈관의 투과성이 증대되어 조직액이 증가한다.
④ 항혈액응고제인 헤파린의 분비가 촉진되어 혈관이 팽창한다.

16 **식물호르몬에 대한 설명 중 옳지 않은 것은?**

① 지베렐린을 처리함으로써 씨의 휴면상태를 지속시킬 수 있다.
② 뿌리 쪽은 옥신에 대한 사이토키닌 비율이 높기 때문에 뿌리 쪽의 측아는 줄기 끝 쪽의 측아보다 먼저 생장한다.
③ 옥신함량이 감소하고 에틸렌의 함량이 증가하면 낙엽이 촉진된다.
④ 지베렐린과 앱시스산의 비율은 씨의 발아와 휴면상태를 결정한다.

17 **바이러스를 설명한 것 중 옳지 않은 것은?**

① 바이러스 게놈은 3개에서 200개 정도의 유전자를 갖는다.
② 인플루엔자 바이러스와 담배모자이크 바이러스는 RNA 바이러스이다.
③ AIDS 바이러스와 T4 파지는 숙주세포에 침투하는 방법이 같다.
④ 감기 바이러스는 인수공통전염병을 일으킨다.

18 **식물 유관속조직에 대한 설명으로 옳은 것은?**

① 가도관은 도관에 비해서 물의 이동 효율이 낮다.
② 가도관의 끝에는 효소작용에 의한 천공판이 형성된다.
③ 사관절이 핵과 세포질을 소실하면 사관이 형성된다.
④ 동반세포는 사관절과 기원이 다르지만 사관절의 기능을 보조한다.

19 **유전자 발현이 해독(translation) 단계에서 조절되는 예로 옳은 것은?**

① 프로모터의 구조 변형이 일어난다.
② 인핸서에 전사인자가 결합한다.
③ 초파리의 다사염색체(polytene chromosome)에서 퍼프(puff)가 형성된다.
④ 3' 비번역부위 결합단백질이 mRNA로부터 떨어져 나온다.

20 **사람의 발생과정에서 착상과 관계된 설명 중 옳지 않은 것은?**

① 발생 중인 배아가 자궁내막에 묻히는 현상이다.
② 영양세포층(trophoblast)으로부터 단백질 분해효소가 분비되어 배아가 착상된다.
③ 착상 후 내세포괴와 영양세포층이 융합하여 태반이 형성된다.
④ 착상 후 형성된 태반으로부터 호르몬이 분비된다.

21 **조절적 발생(regulative development)에 관한 예가 아닌 것은?**

① 멍게 배아의 할구를 분리하여 발생시키면 동물반구의 할구로부터 외배엽이 형성된다.
② 척추동물의 초기 발생과정에서 배아가 분리되면 일란성 쌍둥이가 만들어진다.
③ 4세포기 성게 배아의 할구를 분리하여 발생시키면 크기는 작지만 형태적으로 정상적인 유생이 발생한다.
④ 도롱뇽의 눈에서 수정체를 제거하면 홍채 세포로부터 새로운 수정체가 형성된다.

22 **고환의 간극세포(Leydig cell)를 자극하여 테스토스테론의 생산을 촉진하는 뇌하수체 전엽 호르몬은 무엇인가?**

① 황체형성호르몬(LH)
② 여포자극호르몬(FSH)
③ 안드로겐(androgen)
④ 생식선 자극호르몬 방출호르몬(GnRH)

23 **아래 그림은 전형적인 활동전위를 나타내는 그래프이다. 재분극이 일어나고 있는 ㉮ 지점의 채널 상태는?**

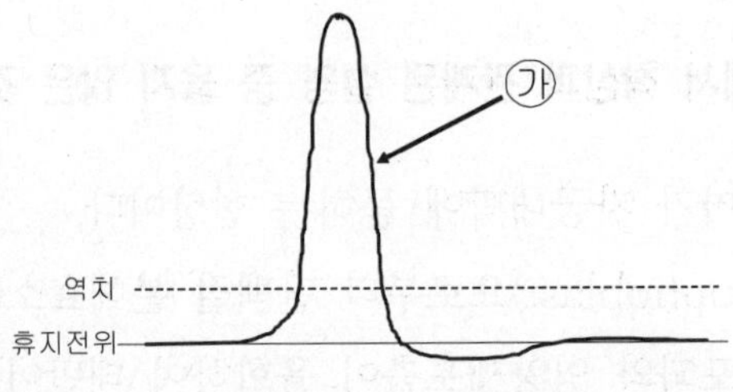

① Na^+ 이온 채널은 열려있고 K^+ 이온 채널은 닫혀있다.
② Na^+ 이온 채널은 닫혀있고 K^+ 이온 채널은 열려있다.
③ Na^+ 이온 채널과 K^+ 이온 채널이 모두 열려있다.
④ Na^+ 이온 채널과 K^+ 이온 채널이 모두 닫혀있다.

24 **기관결정유전자의 하나인 apetala-2 유전자가 결손되면 꽃잎이 발생되어질 부위에 어떤 조직이 발달하는가?**

① 꽃받침
② 심피
③ 수술
④ 화탁

25 **정상 남자의 체세포에는 몇 개의 연관군(linkage group)이 있는가?**

① 23
② 24
③ 46
④ 47

편입기출문제 2회

01 다음 중 동일 유전정보를 가지고 있는 것은?

① 자매 염색분체
② 상동 염색체
③ X와 Y염색체
④ 반수체 세포들
⑤ 상염색체들

02 다음의 설명 중 옳은 것은?

㉮ 미토콘드리아와 엽록체의 공통적 특징은 독자적인 DNA를 가지고 있다. ㉯ 리보솜은 많은 분량의 RNA가 들어있고 단백질 합성의 장소이며 막구조가 아니다. ㉰ 골지체는 관상구조로 되어 있으며 물질의 저장과 분비에 관여하는 세포내 소기관이다. ㉱ 중심체는 주로 동물에 있으며 고등식물 세포에서는 관찰할 수 없다.

① ㉮, ㉯, ㉰
② ㉮, ㉰
③ ㉯, ㉱
④ ㉱
⑤ ㉮, ㉯, ㉰, ㉱

03 광학 현미경을 통하여 분열중인 비둘기의 세포를 관찰하였는데 7개의 염색체가 관찰되었고 그 염색체들은 2개의 염색분체를 가지고 있었다. 세포분열의 어느 시기에 해당 되는가?

① 유사분열의 중기
② 유사분열의 말기
③ 제1 감수분열의 전기
④ 제2 감수분열의 후기
⑤ 제2 감수분열의 말기

04 **북쪽지방으로 갈수록 토끼의 귀는 더 작다고 한다. 이것은 어떤 형상의 하나라고 할 수 있나?**

① 다형화 현상
② 표현형 모사
③ 유전적 부동
④ 형질경사
⑤ 인위적 선발

05 **다음 중 주성의 종류와 양성주성의 보기가 옳게 연결된 것은?**

㉮ 주류성 - 송사리, 고추잠자리	㉯ 주지성 - 지렁이, 조개
㉰ 주열성 - 이, 짚신벌레	㉱ 주화성 - 나방, 어류

① ㉮, ㉯, ㉰
② ㉮, ㉰
③ ㉯, ㉱
④ ㉱
⑤ ㉮, ㉯, ㉰, ㉱

06 **사람의 세포에는 대장균에 비하여 1,000배나 많은 DNA를 가지고 있다. 그러나 유전자의 수에서는 50배 정도가 많을 뿐이다. 그 이유는 무엇인가?**

① 사람의 세포내에서 DNA는 보다 조밀하게 꼬여 있다.
② 사람의 유전자의 대부분은 작동이 정지되어 있다.
③ 대장균의 유전자는 사람의 유전자보다 덜 효율적이다.
④ 사람의 세포는 대장균의 그것보다 퇴화되어 있다.
⑤ 사람의 세포는 보다 많은 암호화 할 수 없는 DNA를 가지고 있다.

07 **해당과정과 크렙스 회로를 거치면서 포도당 분자는 완전히 분해된다. 그러나 두 과정에서 생산되는 ATP는 소수에 불과하다. 세포가 포도당으로부터 얻은 에너지의 대부분은 어디에 있는가?**

① FAD와 NAD^+
② NADH와 $FADH_2$
③ 전자 전달계에 있었던 산소
④ 떨어져 나온 CO_2
⑤ 열로써 손실됨

08 **다음의 설명 중 옳은 것은?**

㉮ 청각은 달팽이관에서 평형감각은 반고리관과 전정기관에서 담당한다. ㉯ 선천성 근시는 태어날 때부터 원추세포의 기능에 이상이 생긴 사람에게서 주로 나타나는 증세이다. ㉰ 황반은 망막의 중앙부에 원추세포가 많이 모여 있는 곳으로 이곳에 맺힌 상은 똑똑히 보인다. ㉱ 전정계는 내이에 있으며 몸이 회전하면 림프가 감각세포의 섬모를 자극하여 회전감각을 느낀다.

① ㉮, ㉯, ㉰ ② ㉮, ㉰
③ ㉯, ㉱ ④ ㉱
⑤ ㉮, ㉯, ㉰, ㉱

09 **다음 중 효소의 종류, 작용 및 보기를 옳게 연결된 것은?**

㉮ 분해효소 - 기질의 분해 - 카탈라아제 ㉯ 전이효소 - 물질의 전환 - 호흡효소 ㉰ 가수분해효소 - 양분의 분해 - 소화효소 ㉱ 산화환원효소 - 이성질체 형성 - 이소머라아제

① ㉮, ㉯, ㉰ ② ㉮, ㉰
③ ㉯, ㉱ ④ ㉱
⑤ ㉮, ㉯, ㉰, ㉱

10 **광합성에 관한 다음의 설명 중 옳은 것은?**

① 광보상점에서는 일시적으로 광합성이 정지된다.
② C_3 식물은 C_4 식물에 비해 광보상점이 낮다.
③ 광, CO_2, 온도 등은 광합성의 제한 요인이 된다.
④ 광호흡은 CO_2에 대한 rubisco(CO_2 고정효소)의 친화도가 낮아 일어난다.
⑤ 광호흡은 대기 중에 O_2의 농도가 낮을 때 많이 일어난다.

11 한 해양학자가 다음과 같은 제안을 하였다. 즉 해양을 비옥화 시킴으로서 해조류의 생장을 증가시키고 이로써 지구의 온실효과를 감소시켜 보자는 것이었다. 이 방법으로 온실 효과를 감소시킬 수 있다고 생각되는 점은 무엇인가?

① 산소를 발생시키고 이것이 태양광선을 대기로 반사시킨다.
② 대기 중에서 열을 가두고 있는 CO_2를 소모시킨다.
③ 지구의 오존층을 회복시킨다.
④ 태양열을 반사하는 해양의 색깔을 변화시킨다.
⑤ 지구를 온난화 시키는 태양열울 거둔다.

12 사람 유전질환의 증후군과 염색체의 구성을 옳게 연결된 것은?

㉮ 터너 증후군 - 44 + XX
㉯ 묘성 증후군 - 44 + XY
㉰ 클라인펠터 증후군 - 44 + X
㉱ 다운 증후군 - 45 + XX

① ㉮, ㉯, ㉰
② ㉮, ㉰
③ ㉯, ㉱
④ ㉱
⑤ ㉮, ㉯, ㉰, ㉱

13 요드가 부족한 개울에 살고 있는 일부 도롱뇽들은 올챙이에서 정상적으로 변태를 하여 성체로 될 수가 없음이 밝혀졌다. 이것은 도롱뇽의 정상적인 발육과정에 필요한 호르몬이 생산을 불가능하게 하기 때문이다. 이 호르몬의 생산에 관여하는 곳은?

① 갑상선
② 뇌하수체
③ 부신피질
④ 송과체
⑤ 췌장

14 다음 호르몬의 특성 중 옳은 것은

> ㉮ 종 특이성이 없으며 항원으로 작용하지 않는다.
> ㉯ 특정 호르몬은 특정 표적세포에만 작용한다.
> ㉰ 미량으로 생리기능을 조절하며 결핍증과 과다증이 나타난다.
> ㉱ 외분비선에서 생성되며 혈액으로 분비된다.

① ㉮, ㉯, ㉰ ② ㉮, ㉰
③ ㉯, ㉱ ④ ㉱
⑤ ㉮, ㉯, ㉰, ㉱

15 다음 식물의 10대 원소 중 흡수상태 및 작용을 옳게 연결된 것은?

> ㉮ Mg – Mg^{+2} – 엽록소분자의 구성 성분
> ㉯ P – H_2PO_4 – 핵산, 인산의 구성 성분
> ㉰ Fe – Fe^{+2} – 시토크롬 등 호흡효소의 구성 성분
> ㉱ N – NO_2 – 아미노산, 핵산 등의 구성 성분

① ㉮, ㉯, ㉰ ② ㉮, ㉰
③ ㉯, ㉱ ④ ㉱
⑤ ㉮, ㉯, ㉰, ㉱

16 여러분이 발목을 삐었다면 뼈들을 결합시키는 조직의 "띠"가 늘어나고 찢겨진 것이다. 어떤 조직이 손상을 입었을까?

① 편평 상피조직 ② 골조직
③ 연골 ④ 섬유성 결합조직
⑤ 지방조직

17 다음의 설명 중 옳은 것은?

> ㉮ 혈소판은 유핵세포로 혈액응고에 관여한다.
> ㉯ 혈구에서 크기의 순서는 백혈구 〉 적혈구 〉 혈소판이다.
> ㉰ 백혈구는 주로 골수, 림프절, 지라에서 생성, 파괴는 지라와 간에서 이루어진다.
> ㉱ 적혈구는 무핵세포로 형태는 가운데가 오목한 원판형이다.

① ㉮, ㉯, ㉰
② ㉮, ㉰
③ ㉯, ㉱
④ ㉱
⑤ ㉮, ㉯, ㉰, ㉱

18 과학자들은 새로운 천연두 virus를 생산해 내었는데 이 virus는 몇 가지 병원성 미생물들이 가지는 유전자를 포함하고 있었다. 과학자들이 이 virus에 대하여 가질 수 있는 기대는 무엇일까?

① 게놈도서관
② 완벽한 우성생식 무기
③ 인간 유전자 요법을 위한 유전자 벡터
④ 몇 가지 질병에 대한 백신
⑤ 다양한 전염병을 진단하는 도구

19 다음의 호흡과 배설의 설명 중 옳은 것은?

> ㉮ 호흡운동의 조절중추는 연수이며 혈중 O_2 농도가 자극원으로 작용한다.
> ㉯ 오줌의 생성과정에서 모세혈관 속에 남아있던 여분의 노폐물이 수동수송에 의하여 세뇨관으로 분비된다.
> ㉰ 호흡운동에서 호기란 늑골은 위로, 횡경막은 아래로 운동하므로서 폐에서 외부로 공기가 이동한다.
> ㉱ 여과된 원뇨에 있는 물질 중 우리 몸에 유용한 포도당, 아미노산 등은 세뇨관에서 모세혈관으로 재흡수 된다.

① ㉮, ㉯, ㉰
② ㉮, ㉰
③ ㉯, ㉱
④ ㉱
⑤ ㉮, ㉯, ㉰, ㉱

20 **생태계에서 다음 중 분해자는 누구인가?**

① 쥐를 먹는 고양이
② 벼잎을 갉아먹는 메뚜기
③ 사람에 기생하는 이
④ 사람을 먹는 식인종
⑤ 죽은 여우를 먹는 독수리

21 **효소에 관한 다음의 설명 중 틀린 것은?**

① 효소는 일종의 단백질이다.
② 생체 촉매로 작용한다.
③ 화학반응의 개시를 위한 에너지를 제공한다.
④ 기질 특이성이 있다.
⑤ 화학반응을 위하여 에너지 장벽을 낮춘다.

22 **경상이는 색맹이다. 그래서 그녀는 옷을 고르는데 어려움이 많다. 어떤 감각구조에 결함이 있는 것일까?**

① 각막 ② 추상체
③ 송과체 ④ 간상체
⑤ 구형낭

23 **다음 중 항상성에 관한 가장 적절한 예는 어느 것인가?**

① 우리 몸에 있는 모든 세포들은 많은 부분에서 동일한 화학적 조성을 가지고 있다.
② 피부의 세포들은 끊임없이 탈락되고 새로운 세포로 대체된다.
③ 세포 속에 CO_2가 증가되면 호흡은 빨라지고 CO_2가 제거된다.
④ 모든 조직은 동일한 4종류의 조직으로 구성된다.
⑤ 매일 같은 것을 먹고 규칙적인 생활을 한다.

24 **다음 설명 중 틀린 것은?**

① 종양유전자는 세포분열을 정상적으로 활성화시킨다.

② Virus가 종양유전자에 이웃하여 삽입되어 이 유전자가 활성화되면 암이 될 수 있다.

③ 암세포는 세포의 분화성이 상실된다.

④ P_{53} 유전자는 종양억제 유전자의 하나이다.

⑤ 암세포는 유전적 변이가 적다.

25 **다음 중 동물의 혈관계에 대한 설명 중 옳은 것은?**

㉮ 어류는 체순환과 폐순환을 구별할 수 없으며 심장에는 정맥혈만이 흐른다. ㉯ 조류는 2심방과 2심실로 이루어져 체순환과 폐순환이 구별된다. ㉰ 해면동물은 몸 표면을 통하여 외부와 직접 물질교환을 한다. ㉱ 양서류는 2개의 심방과 1개의 심실(불완전 2심실)로 이루어져 있다.

① ㉮, ㉯, ㉰

② ㉮, ㉰

③ ㉯, ㉱

④ ㉱

⑤ ㉮, ㉯, ㉰, ㉱

26 식물의 개화는 광주기에 따라 결정된다. 이러한 광주기에는 식물의 다양한 파장의 빛을 흡수하는 물질을 가지고 있기 때문에 나타난다. 일종의 색소 단백질인 이 물질은 무엇인가?

27 신경세포에서의 자극전달은 분극, 탈분극, 재분극 과정을 거치면서 이루어지는데 신경세포막의 분극에 관여하는 이온에는 어떤 것이 있는가?

28 식물의 증산작용은 기공의 개폐에 의해 조절되는데 이 기공을 구성하는 세포의 명칭은?

MEMO

유일무이 의치한약수
학교별 기출문제집

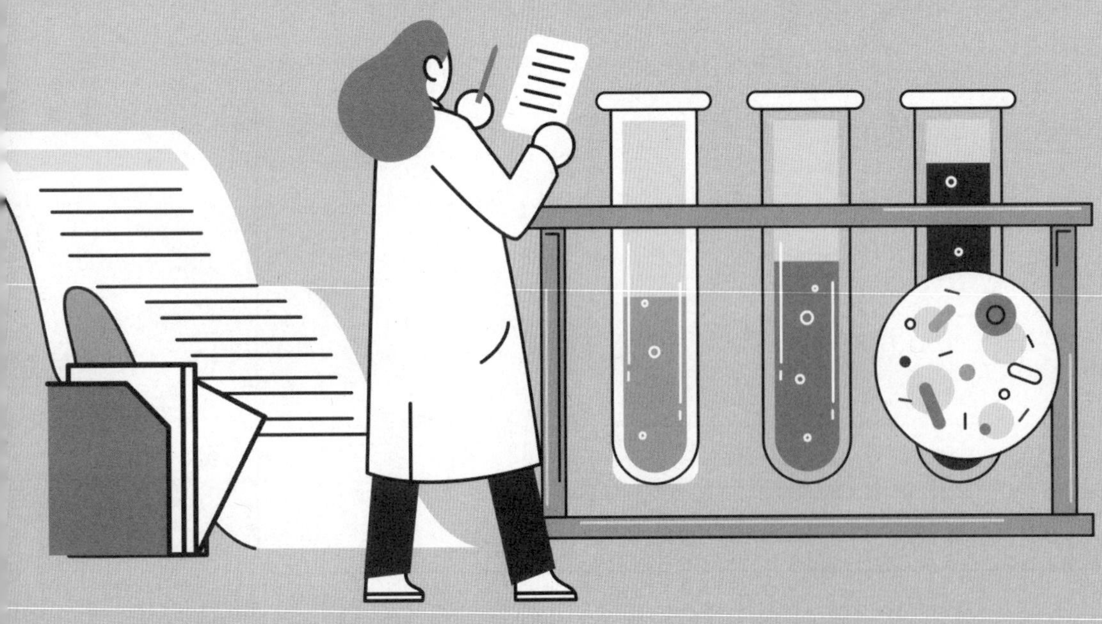

PART 04

대구카톨릭대학교 의약대

편입문제 1회

01 세포의 secretory pathway는 여러 과정을 거치게 되는데 이와 관련성이 적은 것으로 묶여진 것은?

① ER, apoplast
② lysosome, plastid
③ Golgi, ribosome
④ peroxisome, endocytosis
⑤ cytoplasm, apoplast

02 다음 중에서 생명체의 특징을 정확하게 표현하지 않은 것을 묶어 놓은 것은?

〈보기〉

가. organization	나. homeostasis
다. arrangement	라. evolution
마. sexual reproduction	바. adoptation

① 가, 다
② 나, 라
③ 다, 마
④ 라, 바
⑤ 가, 바

03 인체의 골수에서 분화하고 성숙하는 B세포(B림프구)들은 외부항원과 만나기 전에 제한된 숫자의 유전자로부터 수억종 이상의 항체를 생산할 수 있다. 이를 일컬어 항체 다양성(antibody diversity)이라고 한다. 다음 중 항체 다양성이 발현되는 기전으로 볼 수 없는 것은?

① 배선(germ-line) DNA 재정렬
② 체세포 고도변이(somatic hypermutation)
③ VDJ 유전자의 순열 조합식 접합
④ 복수 불변영역(constant region) 유전자의 존재
⑤ 부정확한 VJ 접합부 연결 반응

04 **노화방지용 화장품 등의 재료로 쓰이는 collagen과 관련성이 적은 것을 모아놓은 것은?**

〈보기〉

가. helix	나. hide
다. hydroxylation	라. vitamin C
마. head-to-head	바. cytoplasm
사. dermatosparaxis	

① 가, 사
② 마, 바
③ 다, 라
④ 나, 마
⑤ 라, 바

05 **인체를 비롯한 다세포 생물체에서, 세포 단위의 자기파괴 프로그램인 세포자살(apoptosis; 또는 programmed cell death; cell suicide) 현상이 수시로 일어난다. 다음 중 이 현상과 관련이 없는 것은?**

① 자가면역성 T 세포의 흉선에서의 제거
② *bcl*-2 유전자
③ ICE-like protease
④ 나병환자에서의 신체 말단 부위 손상
⑤ p53 암억제 유전자

06 **인체의 세포는 사람과 유사한 의사교환이나 전달방식을 지닌다. 만약 본인이 파티에 참석하여 사람들과 대화를 나누는 것에 비유한다면, 이와 유사한 세포의 대화방식은 무엇인가?**

① autocrine
② paracrine
③ endocrine
④ synaptic signaling
⑤ cell talking

07 **다음 중 자가면역 질환(autoimmune disease)이 아닌 것은?**

① 다발성 경화증(multiple sclerosis)
② 사구체 신염(glomerulo-nephritis)
③ 제2형 당뇨병(typeⅡ diabetes)
④ 류머티즘 관절염(rheumatoid arthritis)
⑤ 전신 홍반 낭창(systemic lupus erythematosus)

08 **특정 동물세포로부터 추출한 mRNA set를 주형으로 하여 cDNA library를 구축하려고 한다. 그러나 중간 점검결과 다수의 cDNA가 미처 완성되지 않아 전체 길이(full-length)의 cDNA로 합성되지 않은 것을 발견하였다. 이 때 채워지지 않은 cDNA 부분을 완성시키기 위해 사용되는 기술은 다음 중 무엇인가?**

① RT-PCR
② primer extension
③ RACE
④ MALDI-TOF
⑤ RFLP

09 **현대의 일부 감염성 질환(예: 결핵, AIDS 등) 치료에는 한 가지 약물 뿐 아니라 3~4종의 약물을 동시에 투여하는 경우가 많다. 이러한 다제 약물(multiple regimen) 투여의 이론적 근거는 무엇이라고 생각하는가?**

① 강력한 신약의 다중 투여로 감염체의 사멸 확률이 높다.
② 여러 종의 약물을 한꺼번에 투여하면 상승작용(syneristic action)이 기대된다.
③ 각 약물에 대한 내성의 토대가 되는 유전자 차원에서의 변이가 동시다발적으로 일어날 확률이 낮다.
④ 각 약물의 부작용 또는 독성의 상쇄효과가 기대된다.
⑤ 보통 다중 투여되는 약물들의 작용기전은 상호 보완적이다.

10 식물 엽록체에서 일어나는 광합성은 2개의 광계(photosystem ; PS)를 이용한다(PSI, PSII). 이 과정 중 전자 전달이 일어나는데 전자의 원천은 (　　　) 분자이고, 고에너지 수준까지 전달된 전자는 (　　　)의 합성에 사용되며, 이 합성은 (　　　)에서 일어난다. 괄호 안에 들어갈 단어의 조합 중 맞는 것은?

① CO_2, ATP, PSII
② H_2O, NADH, PSI
③ H_2O, NADPH, PSI
④ H_2O, ATP, PSI
⑤ H_2O, NADPH, PSII

11 Mitochondria는 핵과 마찬가지로 유전정보(mtDNA)를 지니는 세포 내 소기관이다. 다음 중 mtDNA가 지닌 stop codon이 아닌 것은?

① TAA
② TGA
③ AGA
④ TAG

12 소백산이나 태백산 정상 부근에 드물게 자생하는 주목나무(*Taxus brevitolia*)에서 추출한 택솔(taxol)은 유방암을 포함한 몇몇 암에 대한 항암제로 효과가 인정되고 있다. 이 약물의 신체 내 목표물과 그 작용기전은?

① 세포주기(cell cycle)관련 MPF(maturation promoting factor)
② 세포골격 중 미세소관(microtubule) 튜불린(tubulin) subunit
③ 성장호르몬(hGH) 수용체
④ 혈관 내피세포의 Na^+-channel
⑤ cyclin-dependent kinase 2(cdc2)

13 **식물 호르몬의 일종인 옥신(Auxin)은 이와 유사 기능의 합성물도 등장시켰다. 그러나 일부 합성물은 인체에 대한 유해도가 매우 큰 것으로 나타났는데 다음 중 가장 유해성이 높은 것으로 짝지워진 것은?**

① PAA, 2, 4-D
② 2, 4-D, IBA
③ 2, 4, 5-T, TCDD
④ PAA, TCDD
⑤ 2, 4, 5-T, IBA

14 **진핵 세포의 전사 활성인자들(eukaryotic transcription activators)에서는 그 단백질 구조 내에 특정 DNA 염기서열과 상호작용하여 결합할 수 있고 공통적으로 나타나는 소위 모티브(motif)가 발견된다. 아래 네모 상자 안의 보기 중 DNA-binding motif의 종류인 것은?**

〈보기〉

가. zinc finger	나. β-barrel
다. leucin zipper(bZIP)	라. helix-loop-helix(bHLH)

① 가, 나
② 가, 나, 라
③ 나, 다, 라
④ 가, 다, 라
⑤ 가, 다

15 **원핵세포(예: 대장균(E. coli)) DNA polymerase에 관한 설명 중 옳지 않은 것은?**

① DNA polymerase I 을 가수분해하면 Klenow 절편이 생성된다.
② DNA polymerase I 은 5'→3' exonuclease 활성이 있어서 교정능력이 있다.
③ DNA polymerase I 은 실험실적으로 DNA 가닥에 방사성동위원소를 도입하는데 사용하는데 사용된다.
④ 실제로 DNA 복제에 참여하는 것은 DNA polymerase Ⅲ이다.
⑤ 일부 내열성 세균 유래의 DNA polymerase는 PCR에 이용된다.

Q 주관식 문제(국문, 영문, 국·영문 혼합 또는 국문영문)으로 답할 것)

01 과실 성숙을 유도하는 물질의 하나로서 ethylene이 잘 알려져 있으며 이의 합성과 관련하여서는 S-adenosyl methionine을 cyclopropane 으로 전환시키는 ACC synthase의 역할이 매우 중요한 것으로 알려져 있다. 이러한 지식을 바탕으로 market에서도 오래 진열할 수 있는 잘 썩지 않는 토마토 품종 개발이 발표된 바 있다. 이는 생명공학 기술에 의한 ACC synthase mRNA발현을 억제한 결과로서 나타난 것인데 이러한 종류의 mRNA발현 억제와 관련된 기작을 핵심단어 3개를 이용하여 다음과 같이 기술할 수 있다.

(   )과/와 (   )의 (   )에 의한 발현억제

02 종종 식물의 잎이 옅은 색 부위가 녹색부위로 둘러싸인 것을 관찰할 수 있는데 그 반대 경우는 (녹색부위가 옅은 색 부위로 둘러싸임) 보이지 않는다. 이러한 현상에 대해 단 한 줄의 문장으로 설명해 보시오.

03 현존하는 천재 물리학자 스티븐 호킹(Steven Hawking) 박사는 ALS(amyotrophic lateral sclerosis)라고 하는 질병을 앓고 있어서 휠체어를 사용하며 언어장애를 포함한 운동실조에 고통받고 있다. 작고한 야구선수 루 게릭 또한 동일한 질병을 앓았기 때문에 그의 이름을 따서 루게릭씨 병으로도 불리는 이 질병은 어떤 효소를 부호화 하는 유전자의 결함으로 인한 것인가? (①   ) 또 이 효소가 정상인의 신체에서 보호하는 부위 또는 물질(= 환자에서 손상받은 부위 또는 물질)은 무엇인가? (②   )

04 프리온(prion) 단백질은 마치 유전정보를 함유하고 있는 복제가능 개체처럼 전염성 질환(transmissible disease)을 일으킨다. 프리온이 원인이 되어 일으킬 수 있는 인간질병 2가지 및 가축질병 2가지의 명칭(가축명칭 포함)을 각각 쓰시오.

05 아미노산이 장전되지 않은 tRNA의 평면구조를 도식적으로 그리고 각 부위의 특징적 명칭을 label 하시오(예: 5'-end, 3'-end, 특정 코돈, 대략적 수소결합, loop 지역 등).

편입문제 2회

01 세포외액에 비하여 세포내액에 더 높은 농도로 존재하는 이온은?

① Na^+ ② K^+
③ Cl^- ④ HCO_3^-

02 식물의 종자는 ________가 성숙한 것이고, 열매는 ________(이)가 성숙된 것이다.

① 씨방, 밑씨
② 밑씨, 씨방
③ 밑씨, 수술
④ 수술, 씨방

03 4-세포기에 배반포(blastocyst)에서 분리한 각각의 분할알갱이(blastomeres)를 시험관에서 배반포 단계까지 배양한 후, 이것을 각각 거짓 임신한 대리모 4명에게 착상시켰다. 다음 중 9개월 후에 예상되는 이론적인 결과는?

① 아기가 한명만 태어난다.
② 유전적으로 다른 아기가 4명 태어난다.
③ 유전적으로 동일한 아기가 4명 태어난다.
④ 태어나는 아기는 없다.

04 도파민성 신경세포의 퇴화와 관련이 있는 것은?

① 정신분열증
② 파킨슨병
③ 중증근무력증
④ 쿠라레 중독

05 뇌하수체 전엽에서 분비되는 호르몬이 아닌 것은?

① 갑상선자극호르몬(TSH) ② 옥시토신(OCT)
③ 프로락틴(PRL) ④ 황체호르몬(LH)
⑤ 부신피질자극호르몬(ACTH)

06 탄소동화작용을 나타내는 Calvin-Benson Cycle의 가장 중심적인 효소의 이름은?

① rubisco ② dinitrogenase
③ carboxysome ④ hexokinase

07 신경-근육 접합부에서 발생되는 현상의 시간적 경과를 옳게 나열한 것은?

〈보기〉

㉮ 운동신경의 활동전위 ㉯ 근종판의 탈분극
㉰ 시냅스전 신경말단으로의 Ca^{2+} 유입 ㉱ 아세틸콜린의 분비
㉲ 근육의 활동전위 ㉳ 근종판으로의 Ca^{2+} 유입
㉴ 근종판에서의 활동전위

① ㉮ → ㉯ → ㉰ ② ㉰ → ㉱ → ㉯
③ ㉱ → ㉮ → ㉲ ④ ㉱ → ㉴ → ㉲

08 자가면역질환(autoimmune disease)의 일종으로, 자신의 백혈구가 척수의 축삭(axon) 주위의 수초(myelin sheath)를 잘못 인식하여 공격함으로써 발생되는 질병은?

① 소아마비(poliomyelitis)
② 다발성 경화증(multiple sclerosis)
③ 전신 홍반성낭창(systemic lupus erythematosus)
④ 낭포성 섬유종(cystic fibrosis)

09 **단클론항체(monoclonal antibody)의 제조과정 중 생기는 hybridoma 세포의 특성 또는 능력 2가지는?**

① 항체생산-불멸성
② 항체생산-HAT 배지에서의 사멸
③ 복수 epitope 인식 항체 생산-HAT 배지에서의 사멸
④ CD4+T 세포 활성화-불멸성

10 **포자충류(sporozoa)로 소분류되는 원충(protozoa)의 일종으로 집고양이나 들고양이를 최종 숙주로 삼으며, 인체에도 감염되어 면역력이 저하된 환자나 임산부의 경우 심각한 증상 및 결과를 초래하는 것은?**

① Toxoplasma
② Chlamydomonas
③ Euglena
④ Volvox
⑤ Trypanosoma

11 **고 치사율의 Amanita 속 독버섯의 독성분인 α-amanitin은 인체 세포의 핵 내에 존재하는 효소 ________를(을) 저해하는 것으로 알려져 있다.**

① DNA polymerase α
② snRNA rybozyme
③ RNA polymerase II
④ histone acetyltransferase

12 **다음 중 reverse transcriptase의 일종으로 볼 수 있는 것은?**

① influenza virus의 neuraminidase
② human telomerase
③ 방선균(Streptomyces)의 RNA polymerase
④ human immunodeficiency virus(HIV)의 protease

13 **인체의 21번 염색체를 3개 가지고 태어난 신생아가 자라서 발병할 가능성이 매우 높은 유전병은 다음 중 무엇인가?**

① 터너 증후군(Turner's Syndrome)
② 클라인펠터 증후군(Kleinfelter's Syndrome)
③ 다운 증후군(Down's Syndrome)
④ 타이삭스 병(Tay-Sachs Disease)

14 **진핵 세포의 mRNA는 전사개시 후 얼마 안되어 그 5'-말단이 7-methyl guanosine (m7G)으로 수식되어 소위 5'-말단 cap이 형성된다. 이러한 5'-말단 cap의 기능이 아닌 것은?**

① mRNA의 RNA polymerase N-말단영역(NTD)과의 작용 증대
② mRNA의 분해 억제(안정성 증대)
③ mRNA의 번역 효율 증대
④ mRNA의 세포질에로의 수송 효율 증대

15 **대장균과 같은 일반 세균의 배양액에 자외선을 일정량 조사(irradiation)시킨 후 다음의 조작을 시행하였을 때 가장 높은 빈도의 변이가 발생할 경우는?**

① 암실에 넣어둔다.
② 고속으로 진탕한다.
③ 백열등을 쪼여준다.
④ 최적생육 온도보다 3-4℃ 높은 곳에서 30분 이상 배양한다.

Q 주관식 문제

01 시각의 영상처리는 신호가 망막을 떠나기 전에 시작된다(그림참조). 시각정보가 망막을 가로지르는 신경경로에 관계되는 구조로서, 축삭이 없는 뉴런으로 척추동물 망막의 내(부)총상층에서 관찰되는 세포를 (①)(이)라 부른다. 이 구조는 (②)와 (③)의 사이를 연결하여 시냅스를 맺는다. 또 (④)는 간상체와 추상체로부터 정보를 수용하여 (②)로 신호를 보낸다. ①~④에 들어갈 단어를 각각 영어로 표기하시오.

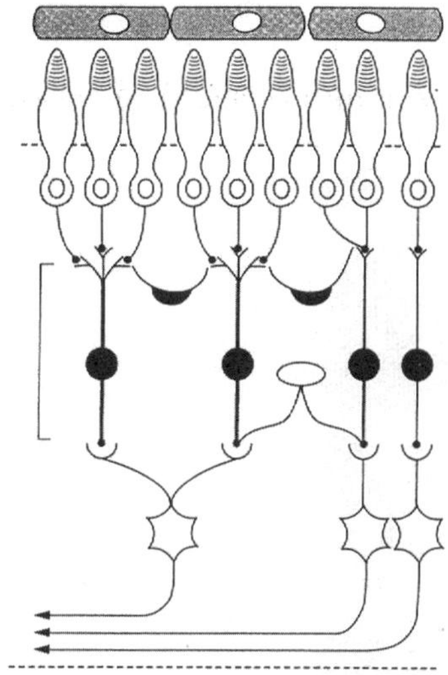

①

②

③

④

02 어떤 남자 환자에서 다음의 소견이 얻어졌다면 이 환자의 심박출량은 분당 몇 리터(L/min) 인가?

• 심박수 : 70회/min	• 폐정맥[O2] = 0.24ml O_2/ml
• 폐동맥[O2] = 0.16ml O_2/ml	• 전신산소소비량 : 500ml/min

03 현재까지 알려진 식물 호르몬 5종의 명칭은?

04 TCA cycle의 구성 중간체들(intermediates) 중 tricarboxylic acid의 명칭을 아는 대로 쓰시오.

05 세포 내에서 직선형 DNA를 복제할 경우 발생되는 문제점은 무엇인가? DNA polymerase의 특성과 연계하여 간략히 설명하시오(1~2줄 이내).

편입문제 3회

01 **다음 중 식물의 진화계통 상 가장 진화된 중심주(stele)는 어느 것인가?**

① 원형중심주　　② 배복중심주
③ 망상중심주　　④ 성상중심주

02 **식물의 유사분열 말기에서 새로운 세포벽을 형성하는 격막형성체는 무엇으로 구성되어 있는가?**

① 미세소관(microtubule)과 소포체낭(ER sac)
② 골지소낭(Golgi vesicle)과 핵막(nuclear membrane)
③ 미세소관(microtubule)과 골지소낭(Golgi vesicle)
④ 골지소낭(Golgi vesicle)과 소포체낭(ER sac)

03 **효모, 인간을 포함하는 진핵세포의 80S ribosome 내에 tRNA에 결합된 상태로 들어온 아미노산 간에 peptide 결합이 일어나게 하는 소위 peptidyl transferase 효소 활성은 다음 중 어느 성분에 존재하는가?**

① 28S rRNA
② 23S rRNA
③ 18S rRNA
④ 60S large subunit의 L4 단백질 subunit
⑤ 40S small subunit의 S16 단백질 subunit

04 **1기 생장의 기본분열조직(ground meristem)에서 분화되는 것은 무엇인가?**

① 표피(epidermis)　　② 피층(cortex)
③ 목부(xylem)　　④ 코르크(cork)

05 **다음 중 빵을 썩게 하는 검은빵곰팡이(*Rhizopus*)는 어디에 속하는가?**

① 불완전균류(*Deuteromycetes*)
② 담자균류(*Basidiomycetes*)
③ 접합균류(*Zygomycetes*)
④ 자낭균류(*Ascomycetes*)
⑤ 난균류(*Oomycetes*)

06 **다음 중 C_4 식물의 특징은 어느 것인가?**

① 광호흡 작용이 높게 일어난다.
② 유관속초세포에 엽록체가 거의 없다.
③ 엽육세포에 PEP carboxylase가 함유되어 있다.
④ 1차 CO_2 수용체는 RuBP이다.

07 **콩과식물(legumes)의 뿌리에서 뿌리혹(root nodule)을 형성하며 공기 중 질소를 암모니아로 환원시키는 소위 뿌리혹박테리아의 일종인 *Rhizobium* 및 *Bradyrhizobium*속 세균에서 이 질소고정 과정을 담당하는 효소의 이름은?**

① urease
② dinitrogenase
③ nitrate reductase
④ ammonium oxidase
⑤ methane monooxygenase

08 ***Helicobacter pylori*와 같이 점막상피조직(mucosal epithelium)을 통하여 침투하는 병원체로부터 보호기능을 가진 항체는 무엇인가?**

① IgA
② IgD
③ IgE
④ IgG
⑤ IgM

09 **다음 중 유전체 크기(염기쌍의 수)가 제일 큰 것은 어느 것인가?**

① 대장균(*Escherichia coli*)
② 초파리(*Drosophila melanogaster*)
③ 애기장대(*Arabidopsis thaliana*)
④ 효모(*Saccharomyces cerevisiae*)
⑤ 예쁜꼬마선충(*Caenorhabditis elegans*)

10 **다음의 신경전달물질 중 구조적으로 monoamine계로 볼 수 없는 것은?**

① dopamine
② norepinephrine
③ acetylcholine
④ serotonin

11 **유전공학적인 변환을 통하여 형질전환 식물체(transgenic plants)를 제조함에 있어서 가장 많이 쓰이는 세균 *Agrobacterium tumefaciens*의 Ti plasmid는 원래 자연계에서 식물에 어떤 질병을 유발하는가?**

① 잎마름병(Phytophthora blight)
② 근두암종병(根頭癌腫病; crown gall disease)
③ 작물용 식물의 냉해(ice nucleation)
④ 붉은별무늬병(赤星病; red-rust)
⑤ 무름병(soft-rot)

12 **요즈음 영화나 TV의 범죄 수사물(예: CSI(Criminal Scene Investigator) Series)에 자주 등장하는 소위 DNA 지문검사법(DNA fingerprinting)과 관련이 깊은 항목을 2개 고르시오.**

① DNA Microarray Technique
② PCR(polymerase chain reaction)
③ Automatic DNA Sequencing
④ Microsatellite DNA Sequences
⑤ Transposable Elements

13 **유전병인 색소성 건피증(色素性 乾皮症; Xeroderma pigmentosum(XP)) 환자들은 일상의 태양광선에 잠시만 노출되어도 피부에 병변이 일어나거나 피부종양이 빈발하게 되는 관계로 두꺼운 의복 착용과 진한 화장을 한 후에야 제한적인 외출이 가능하다. 이들은 다음 어느 계통 관련 유전자에 변이가 일어났다고 생각하는가?**

① DNA 복제(replication) 관련
② RNA 전사(transcription) 관련
③ DNA 복구(repair) 관련
④ 핵단백질의 세포질 내 번역 후 핵 이동 관련
⑤ 피부세포 분화(differentiation) 관련

14 **요즈음 조류독감으로 유명해진 유행성독감 바이러스(influenza virus)에 관한 설명 중 옳지 않은 것은?**

① 8조각의 단일 가닥 RNA genome을 보유한다.
② 한 종류의 숙주에는 단일 virus 종만 감염시키는 숙주 특이성(host specificity)이 있다.
③ 표면항원으로 hemagglutinin과 neuraminidase를 가지고 있다.
④ 다른 동물바이러스와 같이 지질성 외피(lipid envelope)로 둘러싸여 있다.

15 **광우병(Mad Cow Disease; Bovine Spongiform Encephalitis(BSE)), 면양의 scrapie증 및 인간 kuru, CJD(Creutzfeldt-Jakob Disease)의 공통적인 원인 병원체는?**

① Paramyxovirus
② Prion Protein
③ Viroid
④ Nonenveloped Brain Virus
⑤ Amyloid β-protein Plaque

Q 주관식 문제

01 동물세포의 세포주기(cell cycle)의 각 단계에서 중요한 역할을 하는 MPF(mitosis-promoting factor) 단백질은 사실상 (   )과 (   )의 2종류 단백질 subunit로 구성되어 있다. [한글, 영어 또는 국 · 영문 혼용 가능. 단, 약어로만 쓰는 경우 부분 점수를 부과함.]

02 세균의 번역연장과정(translation elongation)에서 ribosome의 mRNA상에서의 이동(translocation)을 돕거나, GTP와의 결합 내지 가수분해를 통하여 에너지를 제공하는 등의 보조적인 역할을 수행하는 소위 연장인자 단백질들의 종류를 나열하시오.

03 아래 그림은 어떤 동물세포의 유전자를 포함하는 DNA를 알칼리로 처리하여 단일가닥(single strand)으로 만들고, 이 유전자에서 발현되어 완성된 messenger RNA의 일부를 사용하여 DNA-RNA 짝지우기(hybridization)를 시킨 것이다. [아래 사진은 SEM 전자현미경사진, 우측은 이를 도식화한 것]

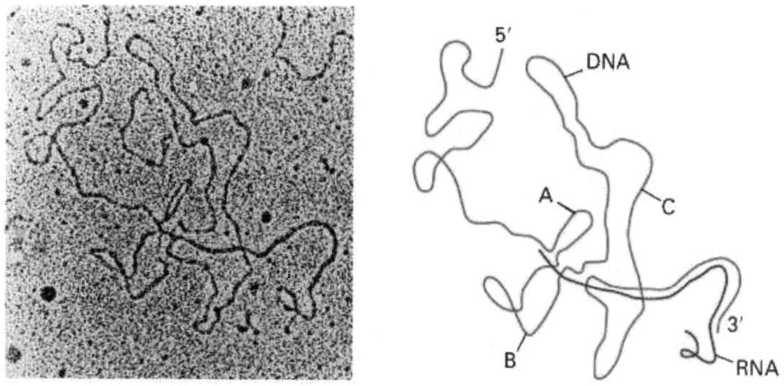

위의 우측 도식 그림에서 A, B, C 지역과 같이 mRNA와 hybrid를 형성하지 못하고 단일 가닥으로 loop를 형성한 부분을 무엇이라고 부르는가?

04 **아래 그림은 동물세포 내에서 호르몬 등의 영향으로 세포내 신호전달이 일어나는 여러 가지 기전 중 세포막 인지질 성분인 phosphatidyl inositol이 활성화되어 phosphatidyl inositol-4, 5-bisphosphate(PIP_2)가 세포 내 calcium ion을 유리시키는 과정을 나타내고 있다. 그림과 아래의 설명문을 참조하여 각 번호에 해당하는 화합물이나 효소의 명칭을 쓰시오.**

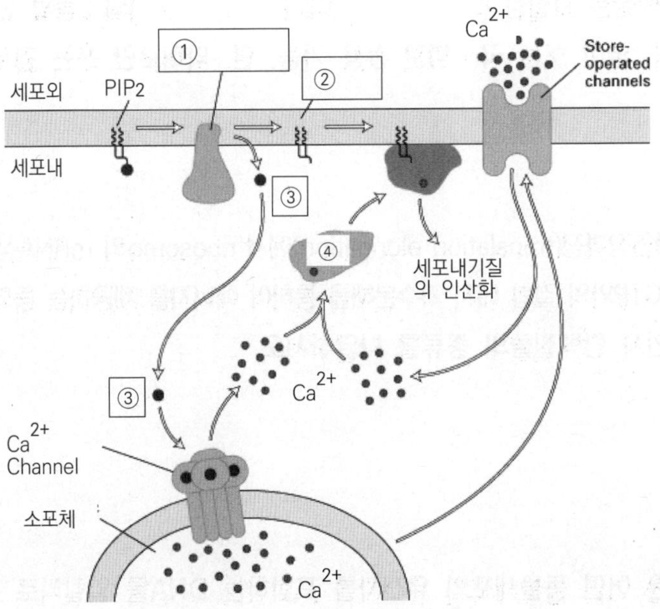

> 먼저 PIP_2는 세포막 단백질인 (　　①　　)에 의하여 (　　②　　) 및 (　　③　　)로 분해된다. 이중 ③은 세포질 내 소포체(endoplasmic reticulum) 등에 격리되어 있던 Ca^{2+}을 유리시키며 결과로서 유리된 Ca^{2+}은 세포질 내에 분포하던 (　　④　　)을 세포막 쪽으로 소집하고 이는 다시 ②에 의하여 활성화된다. 이러한 과정을 거쳐서 활성화된 ④는 세포질 내의 다양한 기질을 연쇄적으로 인산화시킴으로써, 세포 외에서의 호르몬 등의 ligand에 의한 신호를 궁극적으로 핵 내의 유전자까지 전달하는 역할을 하게 된다.
> [① ~ ④ 공히 영문 full name으로 쓰시오. 단, 약어로만 쓰는 경우는 부분 점수를 부과함.]

① 　　　　　　　　　　　　　②

③ 　　　　　　　　　　　　　④

05 다음은 산소호흡을 하는 세포의 mitochondria 내막(inner membrane)에 존재하는 전자전달계(Electron Transport System)를 구성하는 전자전달체들(electron carriers)을 그 산화단계별로 나열한 것이다. 빈 네모 상자에 들어갈 물질의 명칭을 쓰시오.

[FMN; flavoprotein, Fe-S; Fe-S protein]

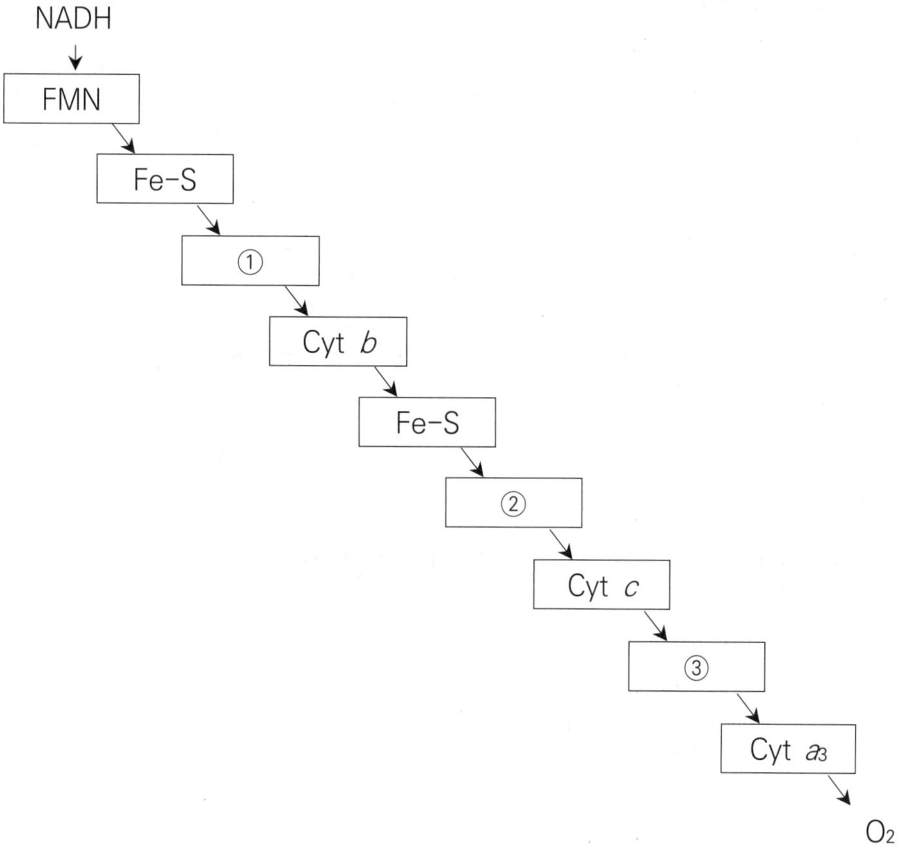

편입문제 4회

01 **진핵 세포(eukaryotic cell)의 핵 내에서 특정 유전자의 전사가 진행되는 동안, DNA와 결합되어 있는 histone 단백질의 운명은?**

① 일단 분해된 다음 전사가 종료된 후, 세포질에서 새로 생합성 된 histone이 다시 핵 내로 수송되어 결합한다.

② Histone 단백질에 acetyl group이 도입되어 DNA로부터 분리되고 RNA polymerase가 그 지역을 통과한 후, 다시 deacetylation되어 DNA와 재결합, 원래의 chromatin 구조를 취한다.

③ DNA와 결합되어 있는 상태 그대로 전사가 진행·완료된다.

④ Histone 8량체(octamer) 구조 중 $(H2A/H2B)_2$ 4량체(tetramer)는 DNA에 결합된 채로 존재하고, $(H3/H4)_2$ tetramer는 전사 시 분리되었다가 전사 종료 후, 원래의 chromatin 구조로 재구성 된다.

02 **DNA 복제 개시점(replication origin)에 관한 설명 중 틀린 것은?**

① 세균의 원형 염색체에는 보통 단 1개의 복제 개시점이 존재한다.

② 동·식물 세포의 직선형 염색체에는 복수의 복제 개시점이 존재한다.

③ 복제 개시점 지역(약 250 bp)에는 염색체 상의 여타 DNA 지역에 비해 GC 염기쌍의 빈도수가 높다.

④ DNA 복제는 복제 개시점으로부터 개시되어 양방향으로 진행된다.

03 **분자생물학, 유전공학, 생물공학 및 광범위한 분야에 일대 혁신을 초래한 PCR(polymerase chain reaction)의 성패를 가늠하는데 가장 중요한 요인은?**

① primer의 제반 특성(예: 길이, GC 함량, 융점(T_m) 등)

② DNA polymerase의 특성

③ 2가 금속 양이온(예: Mg^{2+})의 존재

④ 주형(template) DNA의 순도 및 농도

04 **다음의 포유동물 항체 종류 중 천연 상태에서의 분자량이 가장 큰 것은?**

① IgG ② IgA
③ IgM ④ IgD
⑤ IgE

05 **다음의 RNA 종류 중 전사 된 후 세포 내에서 가공(processing)과 변형(modification)이 가장 많이 되는 것은?**

① 18S rRNA
② tRNA
③ snRNA(small nuclear RNA)
④ hnRNA(heteronuclear RNA)

06 **다음 DNA polymerase의 일반적인 특성 중 옳지 않은 것은?**

① 항상 5′→ 3′의 방향으로만 복제할 수 있다.
② 주형(template) DNA가 존재할 경우만 복제를 수행한다.
③ 복제의 개시에는 3′- OH group의 존재가 필수적이다.
④ 자체 교정(proof-reading) 능력을 보유하여 복제 정밀도(fidelity)가 높다.
⑤ 3′→ 5′exonuclease 활성도 보유할 수 있다.

07 **다음 인간 유전자들 중 종양억제유전자(tumor suppressor gene)가 아닌 것은?**

① *Rb*
② *BRCA2*
③ *c-myc*
④ *p53*
⑤ *APC*

08 생물발광(bioluminescence) 현상을 보이는 반딧불이 유래의 luciferin 및 luciferase를 이용하여 시료 중에 미량 존재 하는 (   )의 양을 측정할 수 있다.

① 수소이온(H^+)
② adenosine triphosphate
③ glucose
④ creatine phosphate

09 어떤 사람이 일일 칼로리 섭취요구량을 훨씬 능가하는 설탕을 다량 섭취하고 나면 설탕이 분해되어 생성되는 여분의 glucose와 fructose는 triacylglycerol을 합성하기 위한 원료인 지방산으로 변환된다. 이와 같은 지방산 생합성에 사용되는 glucose의 대사산물이 아닌 것은?

① acetyl-CoA
② malonyl-CoA
③ NADPH
④ ATP

10 노출된 피부로 해수욕을 오래하면 태양광선 중의 자외선에 의한 악성흑색종(melanoma)과 같은 피부암이 발생하기 쉽다. 이는 어떤 직접적인 원인에 의한 것인가?

① 피부세포의 cell cycle de-regulation
② 고 에너지 자외선에 의한 단백질의 변성
③ DNA 내의 thymine dimer의 축적
④ 세포막 인지질 중의 지방산의 과산화

11 식물에서의 starch 생합성과 세균에서의 glycogen 생합성에의 기질(원료물질)은?

① UDP-glucose
② ADP-glucose
③ cAMP-glucose
④ GDP-glucose

12 다음 중 mRNA, 30S ribosomal subunit와 함께 ternary translation initiation complex를 구성하는 것은?

① Phe-tRNA^{phe}
② Met-tRNA^{met}
③ *N*-formyl-Met tRNA$N^{formyl-met}$
④ initiation factor-2

13 고정행동양식(FAP)을 유발하지 않는 것은 다음의 어느 것인가?

① 운동프로그램
② 신호자극
③ 해발인
④ 1, 2, 3 모두

14 오렌지는 아래의 어떤 타입에 속하는 과일인가?

① 장과(액과)
② 핵과(석과)
③ 이상과(이과)
④ 영과(곡과)

15 진정한 분비선이 아닌 것은 아래의 어느 것인가?

① 타액선(salivary gland)
② 한선(sweat gland)
③ 서혜임파선(inguinal gland)
④ 피지선(sebaceous gland)

Q 주관식 문제

01 해당작용(glycolysis)으로 생성된 pyruvic acid는 효소인 (　　　　　)에 의하여 acetyl-CoA로 변환되고, 이 효소 복합체의 중심적인 조효소는 각기병(脚氣病; beriberi) 환자에서 결핍된 비타민의 유도체인 (　　　　　)이다.

02 동물의 간이나 근육에는 에너지원이자 탄소원인 glucose가 polymer인 glycogen의 형태로 생합성되어 저장되었다가 필요시 monomer인 glucose로 재분해하여 사용하게 된다. 이와 같은 glycogen 대사(생합성 및 분해)에 중심적으로 참여하는 효소의 이름을 2개 쓰시오.

03 대표적인 항 결핵제인 Rifampin이 저해하는 결핵균(*Mycobacterium tuberculosis*) 내의 목표 효소의 이름은?

편입문제 5회

01 전형적인 섬모와 진핵세포의 편모 주변 및 중심 미세소관의 배열양식은?

① 9 + 1 pattern
② 9 + 2 pattern
③ 8 + 2 pattern
④ 8 + 1 pattern

02 다음에서 맞게 표현된 것은?

① 찌르레기는 독수리보다 더 r-selected이다.
② 곰은 고요테보다 덜 k-selected이다.
③ 선인장은 사막의 1년생 식물보다 덜 k-selected이다.
④ 사람은 개보다 더 r-selected이다.

03 Sample은 다음의 어느 것에서 추출하는가?

① individuals
② community
③ population
④ statistics

04 실험자료를 정리할 때 시간이나 나이 등과 같은 연속변수에 사용할 수 없는 도수분포도는?

① 막대그라프
② 히스토그램
③ 도수다각형
④ 도수곡선

05 어떤 사람이 특정 어린이의 친부인지를 확인하려고 할 때 사용하는 방법은?

① reverse transcription
② RFLP analysis
③ genetic engineering
④ polymerase chain reaction(PCR)

06 Recombinant DNA technology에 의해 생산된 첫 번째 human hormone은?

① estrogen ② testosterone
③ thyroxin ④ insulin

07 개미 및 꿀벌 수컷의 염색체는 다음의 어느 것에 해당하는가?

① 반수체 ② 배수체
③ X/X ④ X/O

08 사람 귀의 근육을 움직이는 두 종류의 근육은 다음의 어느 구조에 해당하는가?

① 상사구조 ② 상동구조
③ 흔적구조 ④ 계통구조

09 진화의 단위는?

① individual
② social group
③ population
④ species

10 **알레르기 반응을 초래하는 주된 항체는?**

① IgG group　　② IgM group
③ IgA group　　④ IgE group

11 **운동뉴런과 근육세포간의 신경전달물질은 다음의 어느 것인가?**

① serotonin　　② endorphin
③ dopamine　　④ acetylcholine

12 **아래의 기관 중 어느 것이 가장 먼저 발생되는가?**

① liver　　② heart
③ notochord　　④ kidney

13 **곤충 유충의 탈피와 탈피 사이의 단계를 무엇이라고 하는가?**

① pupae　　② instar
③ grubs　　④ caterpillars

14 **다음의 어느 동물에서 헨레고리가 가장 발달되어 있는가?**

① 담수어　　② 도롱뇽
③ 사막의 도마뱀　　④ 포유류

15 **인체게놈(human genome)의 base pair 수는?**

① 3.2 thousand　　② 3.2 hundred thousand
③ 3.2 million　　④ 3.2 billion

Q 주관식 문제(국문, 영문, 국 · 영문 혼합 또는 국문(영문)으로 답할 것)

01 **경쟁배타의 원리에 대하여 다음에 답하시오.**

① 누구의 원리라고도 하는가?

② 이 실험에 사용한 재료를 구체적으로 모두 정확한 표현법으로 표기하시오.

③ 괄호 안에 가장 적당한 단어를 넣으시오.

둘 이상의 (　　　　)이 동일한 (　　　　)에서 동일한 (　　　　)를 동시에 (　　　　) 차지할/가질 수 없다.

02 **괄호 안에 나열된 것 중에서 정답을 찾아 적으시오.**

세포막 구성 성분 중 가장 많은 것은 (glycoproteins, amino acids, nucleic acids, carbohydrates, phospholipids)인데, 이들 대표성분을 합성하는 주 세포소기관은(golgi body, chloroplast, mitochondrion, central vacuole, nucleus, endoplasmic reticulum, ribosome)이다.

03 **생물다양성 집중지역(biodiversity hot spot)에 대한 다음의 물음에 답하시오.**

① 어떤 지역인지에 대하여 30자 내외로 정의하시오.

② 이 지역에서 서식하는 종을 무엇이라고 하는가?

③ 이 지역은 전 지구의 (8%, 6%, 4.5%, 3%, 1.5%) 면적에 전 지구의 (1/6, 1/5, 1/4, 1/3, 1/2)에 해당하는 동물/식물종이 서식하는 것이 특징이다. (정답을 찾아 적으시오.)

04 **어느 특정 국가에서는 신생아 10,000명 중 25명이 치명적인 열성상태(recessive condition)로 태어난다.**

① 이러한 경우 동형접합의 열성개체(homozygous recessive individuals)와 열성 대립유전자(recessive allele)의 빈도(frequency)는 각각 얼마인가?

② 이 나라에서는 1,000명 중 몇 명이 열성 대립유전자를 지니고 있을까?

편입문제 6회

01 세포내 소기관 중에서 호기성 박테리아가 공생적 회합을 한 것은 무엇인가?

① peroxisome
② ribosome
③ mitochondria
④ nucleus

02 헤모글로빈에 대해 바르게 설명한 것은 무엇인가?

① HbF의 사슬 구성은 $\alpha_2\delta_2$이다.
② HbA는 태아에서 일찍부터 나타난다.
③ HbA의 사슬 구성은 $\alpha_2\beta_2$이다.
④ HbS는 HbA의 β 사슬 9번의 Val이 Glu로 치환된 것이다.

03 사람과 원숭이에서 다른 것은 무엇인가?

① 뉴클레오티드(Nucleotide) 형이 다르다.
② A+G / T+C 가 다르다.
③ 단백질들이 다르다.
④ 유전 코드(genetic code)가 다르다.

04 다음의 진핵세포의 염색체에 대한 설명 중에서 틀린 것은 무엇인가?

① 반복서열(repetitive sequence)이 존재한다.
② centromere가 있다.
③ intron이 있다.
④ 구형(circular) DNA로만 존재한다.

05 유동 모자이크 모델(fluid mosaic model)에 대한 설명 중에서 맞는 조합은 무엇인가?

〈보기〉

ㄱ. 단백질은 외재성 및 내재성 단백질이 있다.
ㄴ. 단백질의 flip-flop은 항상 활발하게 일어난다.
ㄷ. 단백질이 막을 통과하는 영역에는 많은 소수성 아미노산이 있다.
ㄹ. 단백질은 막에 대칭적으로 분포한다.

① ㄱ, ㄴ ② ㄱ, ㄷ
③ ㄴ, ㄷ ④ ㄷ, ㄹ

06 케톤체에 대한 설명 중에서 맞는 조합은 무엇인가?

〈보기〉

ㄱ. acetone, acetoacetic acid와 β-hydroxybutylic acid이다.
ㄴ. 기아 상태에서는 생성되지 않는다.
ㄷ. 주로 간장에서 만들어지며, 뇌, 골격근 등의 말초조직의 에너지원으로 사용된다.
ㄹ. 당뇨병에서 당대사 장해로 지방산이 현저하게 동원됐을 때 혈중농도가 높아지는 경우가 많다.

① ㄱ, ㄴ, ㄷ ② ㄱ, ㄷ, ㄹ
③ ㄴ, ㄹ ④ ㄱ, ㄴ

07 선천성인 유전자변이(생성되는 효소 이상)와 나타나는 증상이 틀리게 짝지어진 것은 무엇인가?

① PKU - phenylalanine hydroxylase
② Leber's heditary optic neuropathy(LHON) - 미토콘드리아 DNA의 변이
③ albinism - arginase
④ 사탕단풍 시럽뇨증 - branched chain α-keto acid dehydrogenase complex

08 **적혈구에서 원형질막과 스펙트린-액틴 망상체를 연결하는 단백질은 무엇인가?**

① band 3
② protein 4.1
③ ankyrin
④ glycophorin

09 **형태학적으로 인(nucleolus)은 여러 가지 영역으로 구성되어 있는데, rRNA 유전자는 어느 영역에 위치하는가?**

① dense center
② fibrillar center
③ dense fibrillar component
④ granular component

10 **유관속조직을 둘러싸고 있는 얇은 막으로 구성된 조직세포에서는 엽록체를 많이 볼 수 있는데, 이에 관해서 틀린 것은 무엇인가?**

① 유관속초라 한다.
② C_3 식물에서 흔히 볼 수 있다.
③ C_4 식물에서 흔히 볼 수 있다.
④ 벼과 식물에서 흔히 볼 수 있다.

11 **곤충이 아닌 것은 무엇인가?**

① 거미
② 초파리
③ 귀뚜라미
④ 나비

12 **동물의 세포주기에서 S기에 영향을 미치는 것은 무엇인가?**

① Cdk4/cyclin D
② Cdk6/cyclin D
③ Cdk2/cyclin A
④ Cdk4/cyclin A

13 **호흡기관으로 허파(lung)를 가지고 있지 않는 동물은 무엇인가?**

① 파충류
② 양서류
③ 어류
④ 조류

14 **동물세포의 원형질막에서 내층에 있고, 세포내 신경전달과정에 주요한 역할을 하는 것은 무엇인가?**

① phosphatidylcholine
② phosphatidylethanolamine
③ phosphatidylserine
④ phosphatidylinositol

15 **미세소관결합단백질(microtubule associated proteins, MAPs) 중에서 척추동물의 비신경세포에 존재하는 것은 무엇인가?**

① MAP-1
② MAP-2
③ MAP-3
④ MAP-4

Q 주관식 문제(국문, 영문, 국 · 영문 혼합 또는 국문(영문)으로 답할 것)

01 포유류의 식세포작용에는 어떤 유형이 있는가? (2종류)

02 식물 목부(목질부, xylem)를 구성하는 조직은 어떤 유형이 있는가? (3종류)

03 많은 단백질들이 280㎚의 자외선을 강하게 흡수한다. 그러나 gelatin(주로 Gly 35%, Ala 11%, Pro 또는 Hyp 21%로 된 collagen으로 되어 있다.)은 다른 성질을 나타낸다. 그 이유를 설명하시오.

04 대부분의 코돈에 있어서 3번째 염기는 그의 역코돈의 대응하는 염기와 비교적 약하게 쌍을 이루는 것을 (①) 가설이라고 하며, (②)에 의해 제안 되었다.

05 ( ) 안에 적당한 말을 기입하시오.

① ATP synthase는 (㉠)과 (㉡) 두 부분으로 되어 있으며, ㉠은 6개의 subunit로 되어 있고, ATP 합성을 위한 촉매 부위를 포함해서 몇 개의 ATP와 ADP 결합 부위를 가지고 있다. ㉡는 ( )에 대한 감수성에 관계되는 부분이며, 막에 박혀 있어 proton을 통과시킨다.

② 호흡사슬을 따라서 전자가 전달되면, 프로톤이 미토콘드리아 내막을 가로질러 바깥쪽으로 퍼내지고, 그 결과, 막 안팎에 프로톤 농도의 차 즉, pH의 차가 생겨 전하의 기울기로 인해서 생긴 전기화학적 에너지 즉, 프로톤 추진력이 산화 에너지의 보존부분이 된다는 P.Michell의 학설을 ( )라고 한다.

편입문제 7회

01 **다음은 효소와 그 효소의 보조효소 (coenzyme)를 짝지어 놓은 것이다. 다음 〈보기〉 중에서 효소와 보조효소의 짝이 맞게 연결된 것을 모두 고르시오.**

〈보기〉

효소	보조효소
ㄱ. Pyruvate dehydrogenase	NAD
ㄴ. Pyruvate carboxylase	Biotin
ㄷ. α-ketoglutarate dehydrogenase complex	Thiamine pyrophosphate
ㄹ. Transaminase	S-adenosyl methionine (SAM)

① ㄱ, ㄴ
② ㄴ, ㄷ
③ ㄷ, ㄹ
④ ㄱ, ㄴ, ㄷ
⑤ ㄴ, ㄷ, ㄹ

02 **생체물질에 관한 설명 중 〈보기〉에서 옳지 않은 것을 모두 고르시오.**

〈보기〉

ㄱ. 동물과 식물의 대표적 탄수화물 (carbohydrates)인 glycogen과 cellulose의 단위체는 α-1, 4-glycosidic 결합으로 연결되어 있다.
ㄴ. 고등 동물의 단백질을 이루는 아미노산 (amino acid)의 이성질체는 L-형으로 만 되어있다.
ㄷ. 단백질의 3차 구조를 안정화 시키는 비공유결합 중 수소결합이 가장 강력한 결합력이다.
ㄹ. 중성지방의 가수분해는 hormone sensitive lipase에 의해서만 일어난다.

① ㄱ, ㄴ
② ㄷ, ㄹ
③ ㄱ, ㄴ, ㄷ
④ ㄴ, ㄷ, ㄹ
⑤ ㄱ, ㄷ, ㄹ

03 **다음은 단백질의 2차 구조인 α-나선구조 (α-helix)에 관한 설명이다. 〈보기〉에서 옳지 않은 것을 모두 고르시오.**

〈보기〉

ㄱ. 내부수소결합(intra-structural hydrogen bond)이 α-helix의 구조를 안정화 시키는 공유결합이다.
ㄴ. Collagen은 α-helix 구조로 된 단백질이다.
ㄷ. Keratin은 α-helix 구조로 된 단백질이다.
ㄹ. Tropomyosin과 myosin은 α-helix로 이루어진 단백질이다.

① ㄱ, ㄴ
② ㄷ, ㄹ
③ ㄱ, ㄴ, ㄷ
④ ㄴ, ㄷ, ㄹ
⑤ ㄱ, ㄷ, ㄹ

04 **다음 〈보기〉에서 *Mycoplasma* 속 미생물에 대한 설명으로 옳은 것을 모두 고르시오.**

〈보기〉

ㄱ. 세포벽이 결핍되어 있고 독립적으로 생장할 수 있는 가장 작은 미생물의 일종이다.
ㄴ. 세포막에 sterol과 lipoglycan이 있어 세포막을 안정화하여 삼투적 용해에 잘 견딘다.
ㄷ. 그람염색 (gram stain)에서 양성으로 염색된다.
ㄹ. 페니실린 (penicillin)에 대해 감수성을 가진다.

① ㄱ, ㄴ
② ㄱ, ㄴ, ㄷ
③ ㄱ, ㄷ, ㄹ
④ ㄴ, ㄷ, ㄹ
⑤ ㄱ, ㄴ, ㄷ, ㄹ

05 **그람염색(gram stain)에 대한 설명으로 옳지 않은 것을 〈보기〉에서 모두 고르시오.**

〈보기〉

ㄱ. 그람양성 세균은 두꺼운 세포벽을 가지며, 그람음성 세균은 외막 (outer membrane)을 포함하는 얇은 세포벽을 가진다.
ㄴ. 대장균은 분홍색 (또는 붉은색)으로 염색되고, *Pseudomonas*는 보라색으로 염색된다.
ㄷ. 그람양성 세균은 에탄올 처리가 과도할 경우 사프라닌으로 염색되기도 한다.
ㄹ. 리케치아 (*Rickettsia*)는 그람양성으로 염색된다.

① ㄴ
② ㄱ, ㄴ
③ ㄱ, ㄹ
④ ㄴ, ㄷ
⑤ ㄴ, ㄷ, ㄹ

06 **다음 보기 중 페니실린 (penicillin)에 대한 설명으로 옳은 것을 모두 고르시오.**

〈보기〉

ㄱ. 푸른곰팡이 (*Penicillium notatum*)에서 처음 발견되었고, β-lactamase를 만드는 미생물은 페니실린에 저항성을 가진다.
ㄴ. 일반적으로 그람음성 세균이 그람양성 세균보다 페니실린의 영향을 더 많이 받는다.
ㄷ. 그람양성 세균 보다 고세균 (Archaea)이 페니실린에 대해 내성을 가진다.
ㄹ. Transpeptidase를 억제하여 펩타이도글라이칸 (peptidoglycan)의 합성을 저해한다.

① ㄱ, ㄴ
② ㄱ, ㄷ
③ ㄱ, ㄷ, ㄹ
④ ㄱ, ㄴ, ㄹ
⑤ ㄴ, ㄷ, ㄹ

07 **다음은 극한 환경에서 생활하는 생물에 관한 내용이다. 다음 〈보기〉에서 옳은 것을 모두 고르시오.**

〈보기〉

ㄱ. 저온에서 활성을 갖는 효소는 β-sheet 구조보다 α-helix 구조가 많고, 극성 아미노산이 더 많은 경향이 있다.
ㄴ. 저온 생물에는 세포막에 포화지방산이 많이 함유되어있다.
ㄷ. 초고온균 (hyperthermophile)은 중온세균보다 일반적으로 생장 속도가 빠르다.
ㄹ. 호염균(halophile)은 물에 잘 용해되는 삼투화합성 용질(compatible solutes)을 많이 가진다.

① ㄱ, ㄴ
② ㄷ, ㄹ
③ ㄱ, ㄷ, ㄹ
④ ㄴ, ㄷ, ㄹ
⑤ ㄱ, ㄴ, ㄷ, ㄹ

08 **고세균 (Archaea)에 대한 설명 중 다음 〈보기〉에서 옳지 않은 것을 모두 고르시오.**

〈보기〉

ㄱ. 핵막, 막성 세포소기관 없고, 80S 리보솜을 가진다.
ㄴ. 환상 DNA를 가지며, RNA 중합효소가 3종류이며, 전사와 번역이 동시에 일어난다.
ㄷ. 인트론과 히스톤이 있으며, 고온에 저항성을 가진다.
ㄹ. 세포막은 주로 peptidoglycan이나 paracrystaline surface layer로 구성된다.
ㅁ. 유전자의 구조는 폴리시스트론이며, 리보솜이 Shine-Dalgarno 서열을 인식한다.

① ㄱ, ㄴ, ㄹ
② ㄱ, ㄴ, ㅁ
③ ㄴ, ㄷ, ㅁ
④ ㄴ, ㄹ, ㅁ
⑤ ㄷ, ㄹ, ㅁ

09 근육의 수축에 관한 내용 중 옳지 않은 것은?

① 근육의 수축은 신경세포의 synapsis에서 분비되는 Acetyl choline에 의해 시작된다.
② 신경전달 물질이 근육세포의 존재하는 수용체를 자극하면 세포질의 Ca^{2+} 농도가 높아진다.
③ 근육 수축이 일어날 때 myosin의 길이는 변화 없다.
④ 신경전달 물질은 근육세포막의 전위를 분극화(polarization) 시킨다.
⑤ Myosin에는 ATP 가수분해 효소(ATP'ase) 활성이 있다.

10 쿠싱증후군 (Cushing's syndrome)의 설명 중 옳지 않은 것을 고르시오.

① 뇌하수체에서 발생하는 선종에 의해 과분비되는 ACTH가 원인이 된다.
② 혈중 포도당 농도가 증가는 현상이 생겨 당뇨병의 원인이 될 수 있다.
③ 쿠싱증후군을 일으키는 최종 호르몬은 부신수질에서 분비되는 glucocorticoid이다.
④ 면역 계통이 억제되어 질병이 잘 걸린다.
⑤ 근육 위축 증상이 나타날 수 있다.

11 브로콜리나 시금치에 많이 존재하는 α-lipoic acid (ALA)는 항산화물질로 잘 알려져 있다. 이 ALA는 뇌질환, 심장질환, 염증질환

치료제 효능이 있는 것으로 알려져 있어 multi-vitamin제를 만들 때 첨가물로 넣어준다. 최근에 ALA를 직접 뇌의 ventricle에 넣어 주었더니 고지방 식이를 한 mice의 체중 감소효과가 나타났고, 당뇨 치료효과가 있는 것으로 알려졌다. ALA가 뇌의 어느 부위에 작용을 해서 체중 감소효과를 보일 가능성이 있는 곳을 고르시오.

① 시상하부(Hypothalamus)
② 연수(Medulla)
③ 시상(Thalamus)
④ 뇌하수체(Pituitary gland)
⑤ 대뇌변연계(Limbic system)

12 **다음 〈보기〉 중 바이러스 감염에 의한 질병을 모두 고르시오.**

〈보기〉

ㄱ. 광견병	ㄴ. 구족병
ㄷ. 대상포진	ㄹ. 히스토플라스마증
ㅁ. 풍진	ㅂ. 백일해
ㅅ. 탄저병	ㅇ. 파상풍
ㅈ. 웨스트 나일열	ㅊ. 서교열 (rat bite fever)

① ㄱ, ㄷ, ㅅ, ㅇ

② ㄴ, ㄷ, ㅂ, ㅈ, ㅊ

③ ㄴ, ㅂ, ㅅ, ㅇ, ㅊ

④ ㄴ, ㄷ, ㄹ, ㅈ, ㅊ

⑤ ㄱ, ㄴ, ㄷ, ㅁ, ㅈ

13 **1mol의 glucose가 CO_2 + H_2O로 분해될 때, 근육에서는 36mol의 ATP가 생산되고, 심장과 간에서는 38mol의 ATP가 생산된다. 그 이유를 설명하는 〈보기〉 중에서 잘못된 설명을 모두 고르시오.**

〈보기〉

ㄱ. 차이가 나는 이유는 세포질에서 생성된 NADH가 ATP 생산이 되는 전자전달계에 전달되는 방식의 차이 때문이다.
ㄴ. 근육세포에는 malate-aspartate shuttle을 이용하여 NADH를 전달한다.
ㄷ. 간과 심장 세포는 glycerol-3-phosphate shuttle을 이용하여 NADH를 전달한다.
ㄹ. 근육세포에서 이용되는 방식의 효율이 나쁜 이유는 세포질에서 생성된 NADH가 직접 mitochondria로 전달되기 때문이다.

① ㄱ, ㄴ

② ㄷ, ㄹ

③ ㄱ, ㄴ, ㄷ

④ ㄴ, ㄷ, ㄹ

⑤ ㄱ, ㄴ, ㄹ

14 **심장박동을 조절하는 전기신호의 발생과 전달과정에 관여하는 심장에 존재하는 소기관이다. 심장박동 전기신호가 흐르는 순서가 정확한 것을 고르시오.**

ㄱ. 방실결절 (atrioventricular node)
ㄴ. 동방결절 (sinoatrial node)
ㄷ. 퍼킨지 파이버 (Purkinje fiber)
ㄹ. 방실다발 (atrioventricular bundle)

① ㄴ → ㄱ → ㄹ → ㄷ

② ㄷ → ㄱ → ㄹ → ㄴ

③ ㄱ → ㄴ → ㄷ → ㄹ

④ ㄷ → ㄱ → ㄴ → ㄹ

⑤ ㄱ → ㄴ → ㄹ → ㄷ

15 **다음은 단백질 합성을 저해하는 저해제와 그 작용기전을 설명한 것이다. 다음 〈보기〉에서 저해제와 작용기전이 옳지 않은 것을 모두 고르시오.**

〈보기〉

ㄱ. Chloramphenicol: 진핵세포의 60S의 peptidyl transferase 저해
ㄴ. Puromycin: 원핵/진핵 세포의 큰 소단위체 peptidyl transferase 저해
ㄷ. Diptheria toxin: 진핵세포의 eIF-2 저해
ㄹ. Cyclohexamide: 원핵세포의 peptidyl transferase 저해

① ㄱ, ㄴ

② ㄴ, ㄷ

③ ㄱ, ㄴ, ㄷ

④ ㄴ, ㄷ, ㄹ

⑤ ㄱ, ㄷ, ㄹ

Q 주관식 문제

01 다음 그림은 지구상에 존재하는 생물체의 분기도이다. 현재 생물의 분류체계는 3영역 (domain)-6계 (system)로 이루어져 있다. 아래 그림의 빈칸에 적합한 분류학상 용어(영역과 계)를 적으시오.

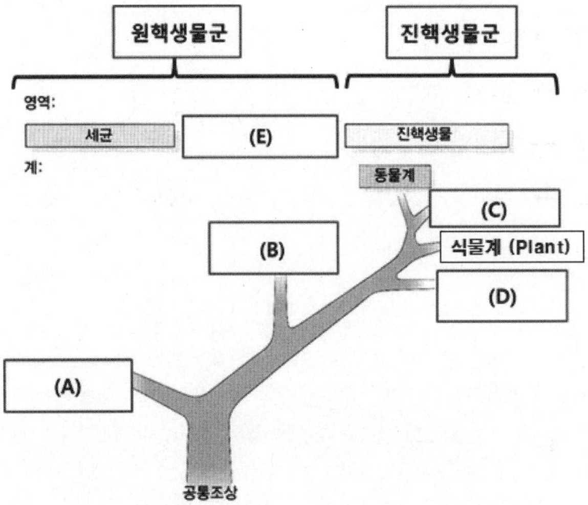

A:　　　　　　　　B:

C:　　　　　　　　D:

E:

02 단백질은 단위체인 아미노산이 peptide 결합을 통해 연결된 고분자 생체물질이다. 아래 그림과 같이 peptide bond에서 C-N 결합은 회전이 불가능하다고 알려져 있다. 왜 회전이 안 되는지 이유를 설명하고, 그 타당한 증거를 제시하시오.

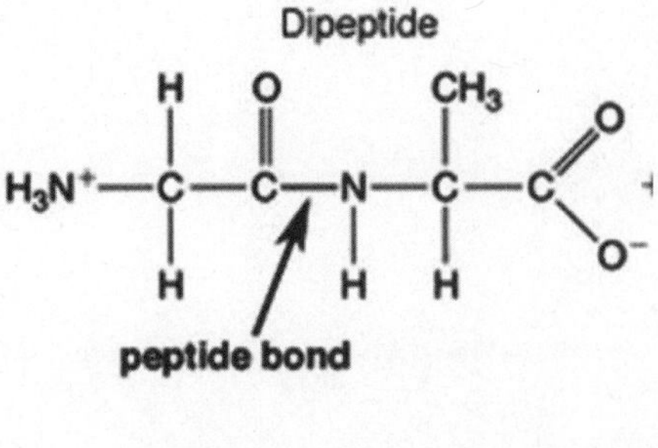

03 **다음 〈보기〉의 약제가 가지는 기능과 관계된 것끼리 줄 긋기를 하시오(하나의 약제에 하나의 기능을 연결할 것).**

〈보기〉

	① 핵산의 합성단계를 억제
1) 테트라사이클린(tetracycline)	② 바이러스와 숙주세포의 융합 방해
	③ 그람양성균의 세포벽 합성을 방해
2) 폴리믹신(polymyxins)	④ 세포막 사이에 끼어들어 세포막 파괴
	⑤ 역전사 효소 억제제
3) 바시트라신(bacitracin)	⑥ 리보솜(ribosome)에 tRNA 결합을 차단해서 단백질 합성저해
4) 아지도티미드(azidothymide)	⑦ 리보솜의 자리바꿈을 방해해서 단백질 합성을 저해

1)
2)
3)
4)

04 **인간의 어떤 염색체 위에 A, B, C, D, E의 5개의 유전자가 존재한다. 다음 〈보기〉의 정보를 가지고, 각 유전자의 순서를 결정하고, 각 유전자 간의 거리를 계산하여라.**

〈보기〉

① 모든 유전자는 이 염색체의 q arm에 존재한다.
② Centromere에 가장 가까운 유전자는 C이다.
③ 유전자 B와 D사이의 교차율이 10%이다.
④ 유전자 A와 C사이의 거리는 13 cM이다.
⑤ 유전자 D와 E사이의 교차율은 14%이고, 유전자 B와 E사이는 4%이다.
⑥ 유전자 A와 B사이의 교차율은 2%이고, A와 E사이는 6%이다.
⑦ 유전자 E와 C사이의 거리는 19 cM이다.

유일무이 의치한약수

학교별 기출문제집

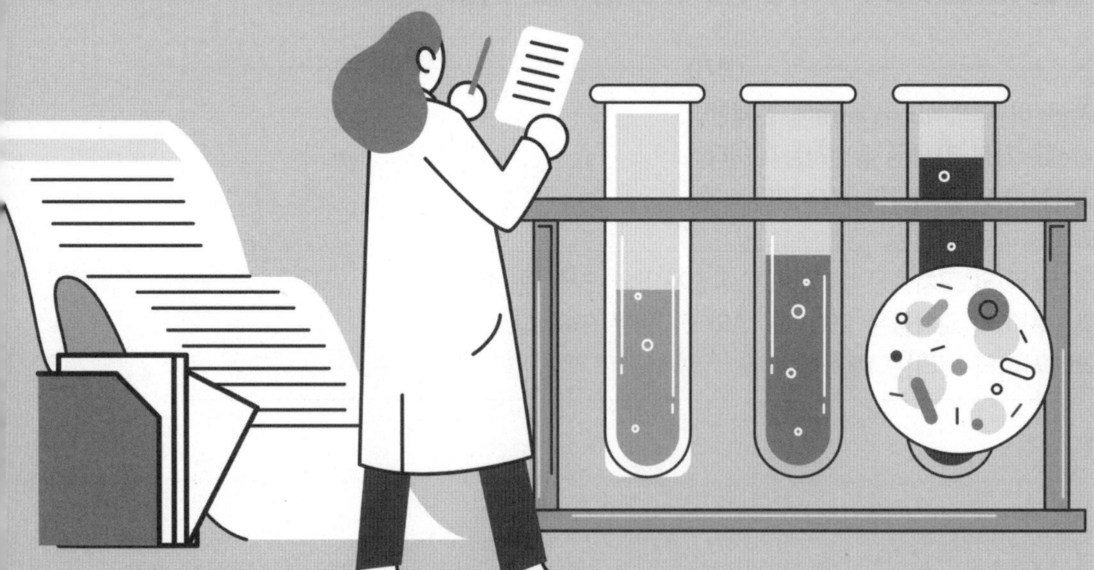

PART 05

계명대학교 약대

편입문제 1회

01 **세포내 조면 소포체의 가장 중요한 기능은?**

① 호흡
② 단백질 합성
③ 광합성
④ DNA 전사

02 **원핵세포(procaryotic cell)에 대한 설명으로 가장 적합한 것은?**

① 핵이 없다.
② 진핵세포에 비해 많은 부분이 원시적이다.
③ 박테리아의 세포도 예가 될 수 있다.
④ ①, ②, ③ 모두에 해당 된다.

03 **다음 세포의 구성 요소 중 편모와 섬모와 가장 관련 깊은 것은?**

① 미세소관(microtubule)
② 미토콘드리아(mitochondria)
③ 골지체(Golgi apparatus)
④ 잡색체(chromoplast)

04 **다음 중 이중막 구조로 되어 있지 않은 세포내 소기관은?**

① 리보솜
② 핵
③ 엽록체
④ 소포체

05 **대부분의 mRNA를 구성하는 가닥의 수는?**

① 1
② 2
③ 3
④ 4

06 **가스교환이 일어나는 장소는?**

① 기관(Trachea)
② 폐포(Alveoli)
③ 기관지(Bronchi)
④ 세기관지(Bronchioles)

07 **혈액을 원심분리하면 가장 아래층에 있게 되는 것은?**

① 백혈구(Leukocytes)
② 혈소판(Platelets)
③ 적혈구(Erythrocytes)
④ 혈장(Plasma)

08 **우유를 먹었을 때 복통이나 설사를 일으키는 경우가 있다. 그 이유는?**

① 우유 중의 젖당을 분해하는 효소가 부족하기 때문이다.
② 우유 중의 단백질을 분해하는 효소가 부족하기 때문이다.
③ 우유 중의 지방을 분해하는 효소가 부족하기 때문이다.
④ 우유 중의 핵산을 분해하는 효소가 부족하기 때문이다.

09 ***Helicobacter pylori*에 대한 설명이다. 틀린 것은?**

① 산을 중화시키는 화학물질이 이 세균을 싸고 있어 위산에 저항한다.
② 이 균이 생장한 곳에는 점액 분비가 촉진되므로 위벽이 손상을 받기 쉽게 한다.
③ 전 세계 인구의 약 50%가 이 세균에 감염되어 있다고 추정된다.
④ 위궤양, 위염, 위암 등의 원인으로 추정되고 있다.

10 **박테리아와 남조류의 차이점은?**

① 핵(nucleus)의 유무
② 리보솜(ribosome)의 유무
③ 엽록소(chlorophyll)의 유무
④ 미토콘드리아(mitochondria)의 유무

11 **다세포 생물에서만 발견되며 세포모양을 일정하게 유지시키고 경우에 따라서는 인접한 세포를 결집시키는 역할을 하는 것은?**

① 액포(vacuole)
② 중간섬유(intermediate filament)
③ 미소체(microbody)
④ 골지체(Golgi apparatus)

12 **염색체 이상에 의한 우성 유전질환은?**

① 겸상 적혈구증(sickle cell disease)
② 헌팅턴 병(Huntington's disease)
③ 백화현상(albinism)
④ ①, ②, ③ 모두

13 **표현형 수준의 자연선택과 가장 관련성이 적은 것은?**

① 방향성
② 상대성
③ 안정성
④ 분단성

14 **생물체에 존재하는 가장 기본적인 이중나선 구조는?**

① A형 ② Z형
③ B형 ④ C형

15 **다음 중 효소반응에서 반응 전 과정 중 효소와 결합상태를 유지하고 있는 것은?**

① 보조인자 ② 보조기질
③ 조효소 ④ 보결분자단

16 **스캔 전자 현미경(scanning electron microscope)의 장점이라고 할 수 없는 것은?**

① 세포의 내부구조를 정확히 관찰할 수 있다.
② 세포의 표면구조를 관찰하는데 편리하다.
③ 살아있는 세포나 조직을 관찰하는데 유리하다.
④ ①, ②, ③ 모두 해당되지 않는다.

17 **세포분열 과정 중 Tubulin 단백질이 합성되는 시기는?**

① G_1기 ② G_2기
③ 중기(metaphase) ④ 후기(anaphase)

18 **다음 중 중배엽에서 형성되는 것은?**

① 신경기관 ② 소화기관
③ 호흡기관 ④ 순환기관

19 **다음의 소화효소 중 소장에서 분비되는 것이 아닌 것은?**

① 아미노 펩티다아제
② 디펩티다아제
③ 락타아제
④ 리파아제

20 **다음 중 씨(seed)의 휴면을 깨울 수 있는 방법으로 제시될 수 있는 것은?**

① 열처리
② 냉각처리
③ 광선처리
④ ①, ②, ③ 모두

21 **위의 소화 기능을 틀리게 설명한 것은?**

① 위벽에서 gastrin을 분비한다.
② Mucin 이라는 불용성 mucoprotein이 존재한다.
③ 주세포에서는 펩신을 분비한다.
④ 벽세포에서는 염산을 분비한다.

22 **Nephron에서의 뇨 생성단계를 맞게 배열한 것은?**

① 보우만주머니 - 근위세뇨관 - 헨리고리 - 원위세뇨관 - 집합관
② 근위세뇨관 - 보우만주머니 - 원위세뇨관 - 집합관 - 헨리고리
③ 보우만주머니 - 헨리고리 - 근위세뇨관 - 원위세뇨관 - 집합관
④ 근위세뇨관 - 헨리고리 - 원위세뇨관 - 집합관 - 보우만주머니

23 **신장은 무엇의 균형을 조절함으로써 혈액의 산-염기 평형을 조절하는가?**

① OH^-
② H^+
③ HCO_3^-
④ H^+과 HCO_3^-

24 「Second messenger」가 아닌 것은?

① IP_3 ② cAMP
③ cGMP ④ Adenyl cyclase

25 환경호르몬에 대한 설명이다. 틀린 것은?

① PCB, DDT, 다이옥신 등이 환경호르몬에 속한다.
② 대부분 지용성 물질이므로 체내에 축적되며 배출이 어렵다.
③ 정자의 활동성을 과다하게 촉진시켜 사멸하게 한다.
④ 암컷에 수컷의 생식기가 생기기도 한다.

26 결합조직(connective tissue)의 특성에 대하여 바르게 설명한 것은?

① 내부기관을 둘러싸고 있어 보호 기능을 수행하는 조직
② 정보전달을 위해 특별하게 분화된 다양한 해부학적 구조
③ 다른 조직을 서로 연결하며 세포외의 기질이 풍부한 조직
④ 자극을 감지하고 결정하여 곧바로 반응을 보내는 기능을 수행하는 조직

27 뇌하수체 후엽에서 분비되는 호르몬은?

① 부신피질자극 호르몬(ACTH) ② 항이뇨 호르몬(ADH)
③ 여포자극 호르몬(FSH) ④ 갑상선자극 호르몬(TSH)

28 부교감 신경의 기능은?

① 심장박동을 촉진시키고 혈압을 높인다.
② 소화기관의 운동을 촉진하고 심장박동을 저하시킨다.
③ 간의 글리코겐을 포도당으로 전환시키는 것을 촉진한다.
④ 「Fight or Flight」events

29 **호르몬과 표적세포에 대한 설명으로 옳은 것은?**

① 호르몬들은 체내에서 널리 순환하므로 모든 세포에서 반응을 유발한다.
② 표적세포는 특정 호르몬 분자하고만 결합할 수 있는 매우 특이적인 수용체 부위를 갖고 있다.
③ 호르몬은 대개 체내에서 쉽게 파괴되지 않는다.
④ 모든 호르몬 분비는 positive feedback에 의해 조절된다.

30 **Acetylcholine이 심박수에 미치는 영향은?**

① 증가시킨다.
② 감소시킨다.
③ 증가시킬 때도 있고 감소시킬 때도 있다.
④ 아무런 영향을 미치지 않는다.

31 **알로스테릭 반응(allosteric reaction)에 대한 설명으로 틀린 것은?**

① 활성제와 억제제가 모두 결합할 수 있는 하나의 조절부위를 갖고 있다.
② 대사 과정의 초기에 나타나는 경우가 많다.
③ 효소의 활성자리에는 영향을 미치지 않는다.
④ Phosphofructokinase의 반응도 해당 예가 될 수 있다.

32 **염색체 이상에 의한 우성 유전질환은?**

① 겸상 적혈구증(sickle cell disease)
② 헌팅턴 병(Huntington's disease)
③ 백화현상(albinism)
④ ①, ②, ③ 모두

33 **DNA 초나선 구조를 생성시키거나 푸는 효소는?**

① topoisomerase
② peptidyl transferase
③ polymerase
④ primase

34 **원핵생물의 DNA 전사과정에 있어서 진핵생물과 가장 같은 점은?**

① 개개의 유전자가 프로모터를 가지고 있다.
② RNA polymerase의 종류의 숫자가 같다.
③ 한 단계 반응으로 mRNA합성과정이 완성 된다.
④ 모든 과정이 진핵생물과 같고, 차이점이 없다.

35 **대부분의 식물에서 광합성 된 당은 다음 중 어떤 물질의 상태로 만들어져서 저장기관으로 운반되는가?**

① fructose
② sucrose
③ starch
④ glucose

36 **HIV 바이러스가 helper T 세포에 침투할 때, 흡착하는 막 단백질은 무엇인가?**

① CD4
② CD8
③ MHC class I
④ MHC class II

37 **Protein Kinase의 역할을 바르게 설명한 것은?**

① cGMP를 만드는 효소이다.
② Kinase의 기질분자이다.
③ Phosphorylation을 일으키는 효소이다.
④ cAMP를 만드는 효소이다.

38 **활동 전위(action potential)의 초기에 탈분극(depolarization)이 일어나는 까닭은 무엇인가?**

① Sodium channel이 열려서 Na^+ion이 순식간에 유입되기 때문이다.
② 음전하를 띤 단백질이 세포 밖으로 나가기 때문이다.
③ K^+ion이 potassium channel을 통해 세포 밖으로 나가기 때문이다.
④ Sodium potassium pump의 작용에 의해 K^+ion이 세포 내부로 들어오기 때문이다.

39 **근 수축(muscle contraction)시 일어나는 일이 아닌 것은?**

① I band가 감소한다.
② A band의 폭은 변치 않고 일정하게 남아있게 된다.
③ Z line들 사이의 거리가 멀어진다.
④ Sarcomere가 짧아진다.

40 **초기의 자극에는 매우 민감하게 반응하지만 반복되는 동일자극에는 반응하지 않게 되는 학습 형태는?**

① 모방(imitation)
② 길들이기(habituation)
③ 추론(innovation)
④ 각인현상(imprinting)

편입문제 2회

01 씨의 휴면과 발아를 조절하는 식물호르몬으로 짝지어진 것은?

① 옥신(auxin)과 시토키닌(cytokinin)
② 앱시스산(abscisic acid)과 지베렐린(gibberellin)
③ 옥신(auxin)과 에틸렌(ethylene)
④ 앱시스산(abscisic acid)과 에틸렌(ethylene)

02 개체군의 성장을 제한하는 요인으로 잘못 설명한 것은?

① 제한된 식량원은 자연개체군의 성장률을 감소시킨다.
② 개체군의 밀도가 높으면 식물의 꽃의 수나 과일 씨의 수가 적어진다.
③ 개체군의 밀도가 높으면 암컷에게 식량을 추가로 공급하여도 출생률이 감소한다.
④ 동물 개체군의 밀도가 높으면 질병의 전파가 빠르고 독성물의 축적도 증가하여 사망률이 증가한다.

03 세포막의 구성 성분인 인지질(phospholipid)에 대한 다음 설명 중 옳은 것은?

〈보기〉

가. 글리세롤의 알콜성 수산기(-OH)의 하나가 지방산이 아닌 인산과 에스테르 결합을 하고 있다.
나. 인지질 분자에서 지방산이 결합된 부위는 수소성(hydrophobic)이고 인산기 및 질소화합물이 결합된 부위는 친수성(hydrophilic)으로 작용한다.
다. 인지질 분자의 극성부위는 물과 접촉하고 비극성부위는 물과 접촉하지 못하는 성질을 갖고 있다.
라. 지방산에 콜린(cholin)이 결합된 인지질은 세팔린(cephalin)이다.

① 가　　② 가, 나
③ 가, 나, 다　　④ 가, 나, 다, 라

04 **효소(enzyme)의 작용을 이용하여 만들 수 있는 것으로 옳은 것은?**

〈보기〉

가. 미백화장품	나. 인공감미료 aspartam
다. 방향제	라. 친환경 에너지 gasohol

① 가, 나　　② 나, 다
③ 나, 다, 라　　④ 가, 나, 다, 라

05 **식물세포에서 세포막에 존재하는 양성자펌프(proton pump)를 이용하여 수소이온을 수송한 후, 이를 통해 당분(예:sucrose)을 세포 밖에서 세포 안쪽으로 이동시키는 기전은 무엇인가?**

① 확산(diffusion)
② 촉진확산(facilitated diffusion)
③ ~~공동수송~~(cotransport)
④ 트랜스시토시스(transcytosis)

06 **한 분자의 포도당이 산소가 부족한 상태에서 해당과정을 통하여 생성되는 ATP 수와 최종산물은?**

① 2ATP, pyruvate　　② 2ATP, lactate
③ 4ATP, pyruvate　　④ 4ATP, lactate

07 **덥고 건조한 열대지방에서 사는 식물에서 일어나는 광합성의 설명 중 틀린 것은?**

① 밤에 탄소를 사용하기 위하여 낮에 탄소를 고정시켜 광호흡률을 감소시킨다.
② C_4 식물은 엽육세포에서 주로 명반응이, 유관속초세포에서는 캘빈회로가 일어나며 옥수수, 사탕수수 등이 해당된다.
③ 사막에 사는 CAM 식물은 온도가 높을 때 캘빈회로가 주로 작동한다.
④ 이런 식물의 경우 광호흡이 일어나지 않도록 도와주는 독특한 생화학 경로를 갖고 있다.

08 **사람에게 꼭 필요한 필수 아미노산이 아닌 것은?**

① lysine　　② methionine
③ tryptophane　　④ glycine

09 **탄수화물을 과량 섭취할 때 체지방을 합성하는 시발자(primer)로 사용되는 당질대사의 중간산물은?**

① pyruvate　　② citrate
③ acetyl-CoA　　④ malonyl-CoA

10 **해당과정(glycolysis)에서 첫 번째로 생성되는 3탄당은?**

① phosphoglyceraldehyde
② phosphoenolpyruvate
③ 3-phosphoglyceric acid
④ 2-phosphoglyceric acid

11 **생명체의 세포를 연구하는데 이용되는 현미경을 옳게 설명한 것은?**

① 공초점현미경(confocal microscope)은 물체에 대한 렌즈와 작은 구멍에 레이저 광을 통과시켜 분해능을 향상시킨 전자현미경의 일종이다.
② 광학현미경(light microscope)의 집광렌즈는 표본을 통과하는 빛을 초점에 모으고 대물렌즈는 표본을 통과하는 빛을 수용하여 확대한 상을 생성한다.
③ 주사전자현미경(SEM)은 전자기장을 사용하여 표본을 통과하는 전자빔을 보냄으로써 입체적으로 관찰할 수 있으나 표본을 죽여야 하는 단점이 있다.
④ 투과전자현미경(TEM)은 시료 표면에 전자선을 투과하여 살아있는 생물 상태에서 입체적으로 관찰하는 것이 가능하다.

12 세포주기(cell cycle)에 대한 다음 설명 중 옳은 것은?

〈보기〉

(가) 간기(interphase)는 세포의 일생에서 가장 활동적인 기간으로 유전물질이 복제되는 시기이다.

(나) 첫 공백기(gap phase, G_1 phase)에는 제한검문지점(restriction check points)이 있어서 세포가 분열할지, 손상된 DNA를 치유하기 위해 멈추어야 할지를 결정한다.

(다) G_0기(G_0 phase)는 무활동기로 DNA를 복제하지 않으며 분열하지도 않는다.

(라) G_2기(G_2 phase)에서 세포는 미세소관(microtubules)을 형성시키는 튜불린을 풍부하게 합성한다.

① (가)
② (가), (나)
③ (가), (나), (다)
④ (가), (나), (다), (라)

13 생체시계로 작용하는 텔로미어(telomere)에 대한 다음 설명 중 틀린 것은?

① telomere는 염색체 끝에 존재하며 6개의 염기 TTAGGG 서열의 반복으로 이루어져 있다.
② 암세포는 telomere를 분해하는 효소인 telomerase가 없어서 telomere의 길이가 짧아진다.
③ telomerase를 이용하면 세포노화를 억제할 수 있다.
④ 정자생산세포와 혈액세포는 telomerase를 생산한다.

14 다음 중 성염색체 이수체(aneuploid)로 인한 증후군이 아닌 것은?

① Downs' syndrome
② Turner's syndrome
③ Klinefelter's syndrome
④ Triplo-X syndrome

15 **다음 중 인간의 유전물질이 DNA라는 사실을 증명한 실험이 아닌 것은?**

① Griffith의 쥐를 이용한 폐렴쌍구균 실험
② Avery와 McCarty 등의 폐렴쌍구균의 DNA 분해효소 처리 실험
③ Hershey와 Chase의 대장균 파지 T4 실험
④ Meselson과 Stahl의 방사성 질소를 이용한 대장균 실험

16 **DNA 복제 과정에 작용하는 효소에 대한 다음 설명 중 틀린 것은?**

① helicase는 DNA 두 가닥의 염기쌍 사이의 수소결합을 끊는다.
② primase는 주형 DNA와 상보적인 RNA 시발자를 만든다.
③ restriction enzyme은 복제하는 동안 잘못 삽입된 염기를 잘라낸다.
④ ligase는 불연속적으로 형성된 오카자키 절편들을 연결시킨다.

17 **유전자의 수평적 전달방법이 아닌 것은?**

① 이분법(binary fission)　② 형질전환(transformation)
③ 형질도입(transduction)　④ 접합(conjugation)

18 **미량의 혈액이나 정액 등으로 범인을 검거하는데 사용되는 중합효소연쇄반응(polymerase chain reaction)에 필요한 것은?**

(가) 표적 DNA	(나) 시발자 DNA
(다) 4종류의 DNA 뉴클레오티드분자	(라) DNA 중합효소

① (가)　② (가), (나)
③ (가), (나), (다)　④ (가), (나), (다), (라)

19 **mRNA와 결합할 수 있는 상보적인 염기서열을 갖는 RNA를 이용해 단백질 합성을 억제함으로써 인간이나 식물의 질병을 치료하는 기술은?**

① PCR 기술 ② antisense 기술
③ RNA microarray 기술 ④ 유전자 치료(gene therapy)

20 **유전자 돌연변이(mutation)에 대한 설명으로 옳은 것은?**

〈보기〉

가. 겸상적혈구성 빈혈은 정상 헤모글로빈 구조의 glutamic acid가 valine으로 치환되어서 발생하는 치명적인 유전자 돌연변이다.
나. 미스센스 돌연변이(missense mutation)는 염기 하나의 돌연변이로 아미노산을 지정하는 코돈을 종결코돈으로 바꿔 짧은 단백질을 생성한다.
다. 퇴화코돈(degeneration codon)이 존재하면 침묵 돌연변이가 유발되며 이것은 돌연변이에 대한 자연적인 방어이다.
라. 틀이동 돌연변이(frameshift mutation)로 인한 질환으로 헌팅턴병(Huntington`s disease)과 X염색체 약화증(fragile X syndrome)이 있다.

① 가, 나 ② 가, 다
③ 나, 다 ④ 나, 라

21 **insulin은 혈액으로부터 세포내로 glucose의 수송을 촉진시키는 역할을 한다. insulin의 유리는 혈액 내 glucose의 농도와 insulin 유리세포사이의 negative feedback system에 의해 조절된다. 이와 관련하여 다음 중 옳게 설명한 것은?**

① 혈액 내 glucose 농도가 떨어지면 insulin 유리를 촉진시키고 이것은 혈액 내 glucose 농도를 더욱 저하시킨다.
② 혈액 내 glucose 농도가 증가되면 insulin 유리를 촉진시키고 이것은 다시 혈액 내 glucose 농도를 저하시킨다.
③ 혈액 내 glucose 농도가 떨어지면 insulin 유리를 촉진시키고 이것은 다시 혈액 내 glucose 농도를 증가시킨다.
④ 혈액 내 glucose 농도가 증가되면 insulin 유리를 촉진시키고 이것은 혈액 내 glucose 농도를 더욱 증가시킨다.

22 활동전위(action potential)의 특징에 대한 다음 설명 중 옳은 것은?

〈보기〉

가. 탈분극이 역치전압에 이르면 일어난다.
나. 실무율(all-or-none law)이 적용된다.
다. 불응기(refractory period)를 가지고 있다.
라. 올라가는 단계(rising phase)에서는 세포막에 대한 K^+ 투과도(permeability)가 Na^+보다 크다.

① 가, 나, 다
② 나, 라
③ 라
④ 가, 나, 다, 라

23 활동전위가 시냅스 전(presynaptic) 신경세포의 축삭말단(axon terminal)에 도착했을 때 첫 번째로 일어나는 일은 무엇인가?

① exocytosis에 의하여 신경전달물질이 유리된다.
② 세포막을 통하여 Ca^{2+}이 세포 내로 들어간다.
③ 신경전달물질이 수용체 단백질과 결합한다.
④ 시냅스 후(postsynaptic) 신경세포의 투과도가 변한다.

24 시상하부(hypothalamus)의 기능으로 옳은 것은?

가. 갈증과 오줌의 배출을 조절한다.
나. 체온을 조절한다.
다. 감정 및 행동양식과 관련이 깊다.
라. 호흡계와 순환계의 기능을 조절한다.

① 가, 나, 다
② 나, 라
③ 라
④ 가, 나, 다, 라

25 **높은 주파수와 낮은 주파수의 소리를 구별하는 기전으로 옳은 것은?**

① 낮은 주파수의 소리는 고막을 더 강하게 진동시킨다.
② 높은 주파수의 소리는 더 큰 활동전위를 일으킨다.
③ 중이뼈(middle ear bone)는 낮은 주파수의 소리에 의해 더 강하게 진동된다.
④ 낮은 주파수의 소리는 난형창(oval window)으로부터 더 먼 거리에서 기저막(basilar membrane)을 편향(deflecting)시킨다.

26 **교감신경계에 대한 설명으로 옳은 것은?**

〈보기〉

가. 체성신경계에 속한다.
나. 콜린성 신경절전섬유(cholinergic preganglionic fiber)와 아드레날린성 신경절후섬유(adrenergic postganglionic fiber)를 가지고 있다.
다. 말초신경계의 구심성(afferent division)에 속한다.
라. 척수의 흉추와 요추 영역에서 시작된다.

① 가, 나, 다
② 나, 라
③ 라
④ 가, 나, 다, 라

27 **이완기말 체적(end-diastolic volume)이 일정하게 유지될 때 1회 심박출량(stroke volume)을 증가시키는 것은?**

① 동맥압을 증가시킨다.
② 심장에 대한 부교감신경의 작용을 증가시킨다.
③ 심장에 대한 교감신경의 작용을 증가시킨다.
④ 수축력(contractility)을 감소시킨다.

28 **어떤 사람이 연필을 들 때보다 무거운 책을 들려고 하면 더 강한 근육의 수축이 필요하다. 다음 중 이 작용이 일어나게 하는 기전으로 옳은 것은?**

① 불응기를 감소시킨다.

② 근수축이 더 오랫동안 일어나도록 자극의 빈도를 감소시킨다.

③ 더 많은 운동신경단위(motor unit)를 자극한다.

④ acetylcholine이 오래 작용하도록 근신경 접합부(neuromuscular junction)에서 acetylcholinesterase를 억제한다.

29 **평활근(smooth muscle)의 설명으로 옳은 것은?**

〈보기〉

가. troponin과 tropomyosin이 없다.
나. 골격근(skeletal muscle)에 비해 적은 ATP를 소모하여 장력(tension)을 유지할 수 있다.
다. 평활근이 흥분했을 때 세포내에 증가된 Ca^{2+}은 calmodulin과 결합한다.
라. 평활근 세포는 방추(spindle) 모양이다.

① 가, 나, 다

② 나, 라

③ 라

④ 가, 나, 다, 라

30 **조직에서 모세혈관 쪽으로 체액을 이동시키는 두 가지 압력으로 짝지어진 것은?**

① 간질액 정수압(hydrostatic pressure)/모세혈관 정수압

② 간질액 정수압/혈액 삼투압(osmotic pressure)

③ 간질액 삼투압/혈액 삼투압

④ 간질액 삼투압/모세혈관 정수압

31 **출혈에 대한 신체의 보상기전으로 옳은 것은?**

가. 간질액이 혈장으로 이동한다.
나. 오줌의 배출이 감소한다.
다. 심박출량(cardiac output)이 증가한다.
라. 모세혈관의 투과도가 증가한다.

① 가, 나, 다
② 나, 라
③ 라
④ 가, 나, 다, 라

32 **혈소판(platelets)에 대한 설명으로 틀린 것은?**

① 혈소판이 응집되면 혈소판으로부터 ADP가 유리되어 다른 혈소판을 끈끈하게 하여 혈소판 plug에 달라붙게 만든다.
② 혈소판은 골수에서 생성된다.
③ 혈소판은 정상적인 혈관 표면에는 달라붙지 않는다.
④ 혈소판은 직접적으로 fibrinogen을 fibrin으로 변환시킨다.

33 **보체(complement)에 대한 설명으로 옳은 것은?**

가. 항체에 의해 활성화되어 외부의 세포를 죽인다.
나. 간에서 합성된 단백질들로 이루어져 있으며 보통 때는 혈액에서 비활성화 된 상태로 순환한다.
다. opsonin으로 작용한다.
라. 막공격 복합체(membrane-attack complex)를 형성한다.

① 가, 나, 다
② 나, 라
③ 라
④ 가, 나, 다, 라

34 **폐의 한 부분에서 혈액의 흐름은 줄어들었으나 공기의 흐름은 정상적일 때 일어나지 않는 반응은?**

① 이 부분에서 CO_2의 농도는 줄어든다.

② CO_2의 농도 변화는 국소적으로 기관지 평활근의 이완을 초래한다.

③ CO_2의 농도 변화는 국소적으로 기관지의 저항을 증가시킨다.

④ O_2의 농도 변화는 국소적으로 혈관을 확장시킨다.

35 **신장에서 일어나는 물의 재흡수에 대한 다음 설명 중 옳은 것은?**

① vasopressin은 원위세뇨관과 집합관에서는 물의 재흡수를 방해한다.

② vasopressin은 네프론(nephron)의 전 길이에 모두 작용한다.

③ 헨리고리(loop of Henle)의 상행각(ascending limb)에서는 물은 투과되지 않는다.

④ 근위세뇨관에서는 여과된 물의 15%가 Na^+과 다른 용질을 따라(삼투압에 의해) 재흡수 된다.

36 **산-염기 평형에 대한 설명 중 옳은 것은?**

〈보기〉

가. 호흡성 산증(respiratory acidosis)이 발생하면 신장에서 H^+의 배설을 감소시킨다.
나. 호흡성 산증이 발생하면 신장의 세뇨관에서 HCO_3^-의 재흡수가 수동적 확산에 의해 일어난다.
다. 대사성 알칼리증(metabolic alkalosis)이 발생하면 호흡이 촉진된다.
라. 심한 설사는 대사성 산증의 원인이 된다.

① 가, 나, 다

② 나, 라

③ 라

④ 가, 나, 다, 라

37 **위장에서 위산(HCl)의 분비에 대한 다음 설명 중 옳은 것은?**

① 위점막의 주세포(chief cells)에서 분비된다.

② 교감신경의 흥분으로 위산분비가 촉진된다.

③ 항콜린성(anticholinergic) 물질은 위산분비를 촉진시킨다.

④ 히스타민(histamine)은 위산분비를 촉진한다.

38 **어떤 환자에서 혈장 Na^+ 농도는 높은 반면 K^+ 농도는 낮았다. 다음 중 이 환자의 원인으로 옳은 것은?**

① 혈장 aldosterone 농도의 상승

② 혈장 aldosterone 농도의 저하

③ 혈장 parathyroid hormone 농도의 상승

④ 혈장 parathyroid hormone 농도의 저하

39 **당뇨병에 대한 다음 설명 중 옳은 것은?**

〈보기〉

가. 당뇨병을 치료하지 않으면 혈당치가 높아 중추신경계의 활성이 급격히 저하되어 실신(coma)을 일으킬 수 있다.
나. 비정상적인 지방대사로 인하여 케토산증(ketoacidosis)을 일으킬 수 있다.
다. 제 2형 당뇨병 환자는 모두 insulin의 부족을 보인다.
라. 다음, 다갈, 다뇨의 증상을 보인다.

① 가, 나, 다 ② 나, 라

③ 라 ④ 가, 나, 다, 라

40 **사람 융모성선자극호르몬(human chorionic gonadotropin)에 대한 다음 설명 중 틀린 것은?**

① 임산부의 황체(corpus luteum)에서 유리된다.

② 임산부의 황체(corpus luteum)를 유지시킨다.

③ 임신 후 첫 10주 동안 주로 유리된다.

④ 오줌에 이 호르몬의 유무를 조사하여 임신여부를 진단하는 기초로 삼는다.

MEMO

유일무이 의치한약수
학교별 기출문제집

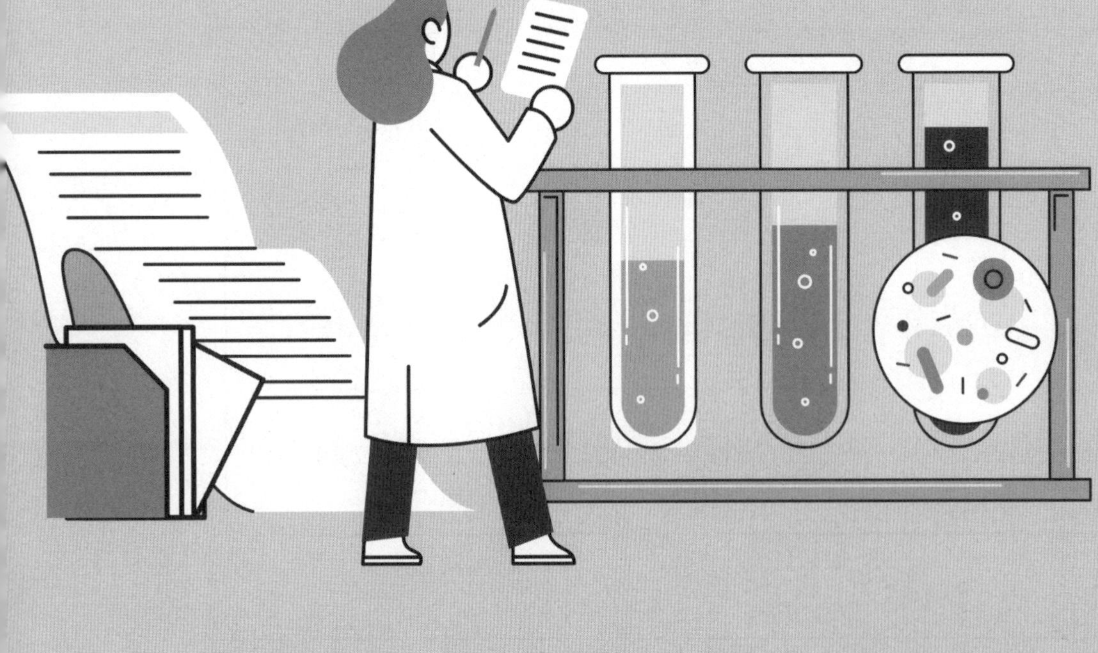

PART 06

고신대학교 의대

편입문제 1회

01 다음은 유전자 전사에 관한 설명이다. 이들 설명 중 옳지 않은 것은 무엇인가?

① 프로모터(promoter)는 RNA 중합효소가 부착하여 전사를 개시하는 DNA 서열이며 DNA 나선의 두 가닥 중 어느 가닥이 주형으로 이용되는지를 결정한다.

② 원핵세포에서는 RNA 중합효소 스스로 프로모터에 특이적으로 인지하고 부착하나 진핵세포에서는 전사인자라고 하는 단백질이 부착과 전사의 개시를 중개한다.

③ 하나의 유전자는 동시에 여러 개의 RNA 중합효소에 의해 전사될 수 있으며 이는 세포가 많은 양의 단백질을 만드는데 도움을 준다.

④ mRNA 전구체 스플라이싱(splicing)을 지시하는 신호는 엑손(exon)의 양 끝에 있는 짧은 뉴클레오티드 서열이다.

02 다음은 오페론(operon)에 관한 설명이다. 이들 설명 중 옳지 않은 것은 무엇인가?

① Lac 오페론의 경우 유도자는 락토오스(젖당)분자이며 젖당이 없으면 Lac 억제자는 활성화된 상태로 Lac 오페론 발현을 억제하는 유도형 오페론이다.

② Trp 오페론의 경우 트립토판은 공동억제자(corepressor)로서 작용하여 억제단백질이 오페론 작동을 끄는 것을 도와주는 분자이며 억제형 오페론이다.

③ 주변 환경에 아미노산이 부족하여 대장균 세포가 스스로 트립토판을 합성해야 하는 상황이 되면 트립토판 합성에 필요한 효소가 한꺼번에 합성되는데 이를 가능하게 하는 DNA 염기서열을 조절유전자라고 한다.

④ Lac 오페론 및 Trp 오페론의 조절 과정은 활성화된 억제단백질에 의해 오페론의 발현이 억제되므로 유전자의 음성조절(negative regulation)이라 한다.

03 **다음은 감수분열에 관한 설명이다. 이들 설명 중 옳지 않은 것은 무엇인가?**

가. 제1 감수분열 중기의 적도판에 배열되는 것은 상동염색체 쌍인 4가염색체이다.
나. 제2 감수분열 중기의 적도판에 배열되는 것은 짝을 이루지 않은 복제된 염색체이다.
다. 교차는 비자매염색분체 사이에서 일어나며 감수분열에서 상동염색체가 분리되는 시기는 제2 감수분열의 후기이다.
라. 배우자에 각 종류의 염색체가 하나씩 들어있는 까닭은 상동염색체가 감수분열과정에서 분리되기 때문이다.

① 가, 나 ② 가, 다
③ 나, 다 ④ 다, 라

04 **다음은 염색체 수에 관한 설명이다. 이들 설명 중 옳지 않은 것으로만 짝지어진 것은 무엇인가?**

〈보기〉

가. 난자형성과정중 제1 감수분열에서 비분리현상이 일어나면 정상염색체의 수와 다르게 된다.
나. 결실과 중복은 역위를 지니는 염색체가 시냅스를 형성하는 과정에서 자주 발생한다.
다. 클라인펠터증후군은 일염색체성으로 고환이 제대로 발달되지 않고 유방이 발달하는 남성이다.
라. 색맹과 같은 대부분의 X연관 열성 형질은 감각기관의 변화를 일으킨다.
마. 이형접합자 간의 교배로 자손의 표현형 비율이 3:1로 나온 것은 연관군 때문이다.

① 가, 나 ② 나, 다
③ 다, 라 ④ 라, 마

05 **다음은 생명공학에 관한 설명이다. 이들 설명 중 옳지 않은 것으로만 짝지어진 것은 무엇인가?**

〈보기〉

가. 생명공학제품으로 예상되는 것은 백신, 단백질 호르몬, 스테로이드 호르몬 등이 있다.
나. 세균세포가 사람의 유전자를 발현하기 위해서는 재조합 DNA는 인트론을 포함하고 있지 않아야 한다.
다. 중합효소연쇄반응(PCR)은 온도에 민감하지 않은 RNA중합효소를 사용한다.
라. 유전자 치료시 레트로바이러스 벡터를 사용할 경우 다른 바이러스에 의한 감염을 막아준다는 장점이 있다.

① 가, 나 ② 가, 다
③ 나, 라 ④ 가, 라

06 **동물의 소화계통에 관한 다음의 서술 중 옳지 않은 것은?**

① 지방세포에서 분비되는 렙틴(leptin)은 식욕을 촉진한다.
② 글리코겐으로 저장되고 남은 과잉의 탄수화물은 지방조직에서 지방으로 저장된다.
③ 탄수화물과 지방은 단백질보다 먼저 에너지원으로 사용된다.
④ 고밀도 지질단백질은 혈액의 콜레스테롤을 낮추는데 도움이 된다.

07 **다음은 원생생물에 대한 설명이다. 이 설명 중 옳지 않은 것은 무엇인가?**

① 유글레나와 와편모충류(dinoflagellates)를 포함한, 광합성을 하는 단세포성 원생생물은 대부분 수중생활을 하는 식물성 플랑크톤이다.
② 대부분의 물곰팡이류(water molds)는 수중서식처에서 화학합성을 하는 분해자이며 이들의 세포벽은 주로 셀룰로오스로 되어 있다.
③ 아이스크림과 푸딩, 샐러드드레싱, 치약, 크림치즈 등에 첨가하여 부드럽게 하는데 널리 사용되고 있는 알진(algin)은 갈조류에서 만든 것이다.
④ 진균류는 그의 생활사에서 아메바세포가 서로 집합하여 이동할 수 있는 덩어리를 형성한 다음 분화하여 생식구조를 만들고 포자 또는 배우자를 만든다.

08 **다음은 생태계의 에너지 흐름과 물질순환에 관한 설명이다. 이들 설명 중 옳지 않은 것은 무엇인가?**

① 분해자는 모든 영양단계에서 마지막으로 죽은 생물체를 소비하며, 유기화합물을 이용 가능한 무기화합물로 재순환시키는 세균과 균류 등이 해당한다.
② 물은 태양에너지의 작용으로 강우, 증발, 증산작용 등을 통하여 순환하고, 탄소는 광합성에 의해 대기로부터 유입되어 유기물을 만드는데 사용되며 광호흡에 의하여 대기로 돌아간다.
③ 생산자가 태양에너지를 화학에너지로 전환하는 속도를 1차 생산력이라 하며, 에너지는 지속적으로 공급되지만 물질은 공급되지 않으므로 생물은 화학물질의 순환에 의존해야 한다.
④ 에너지는 생산자, 1차 소비자, 2차 소비자로 이동되면서 뚜렷하게 감소되어 피라미드 모양을 이루며 이런 에너지 감소는 열역학 제2 법칙으로 설명된다.

09 **ATP가 생성되는 과정이 순서대로 정렬된 것은?**

① 해당과정-아세틸 CoA-피루브산-크렙스회로-전자전달계
② 해당과정-피루브산-아세틸 CoA-크렙스회로-전자전달계
③ 해당과정-피루브산-크렙스회로-아세틸 CoA-전자전달계
④ 해당과정-크렙스회로-아세틸 CoA-피루브산--전자전달계
⑤ 해당과정-크렙스회로-피루브산-아세틸 CoA-전자전달계

10 **다음은 예쁜꼬마선충의 세포 계보 분석에 의해 밝혀진 예정세포사(programmed cell death) 또는 아폽토시스(apotosis) 등을 포함한 동물 발생에 관한 설명이다. 이들 설명 중 옳지 않은 것은 무엇인가?**

① 발생중인 배아에서, 연속적인 유도가 기관형성을 이끌며 유도자는 성체세포에서 작용하는 것과 유사한 신호전달경로를 통해 효과를 나타낸다.
② 아폽토시스는 죽기로 결정된 세포에서 자살 단백질의 단계적인 활성화를 유도하는 신호에 의해 시작되며 세포와 핵은 부풀며 DNA가 분절화 된다.
③ 예쁜꼬마선충의 정상적인 발생과정중 선충의 세포 계보에서 정확히 같은 지점들에서 정확히 131회의 시기적절한 세포자살이 일어난다.
④ 세포가 사멸 신호를 받았을 때, 아폽토시스 경로는 세포의 단백질과 DNA를 자르는 단백질 가수분해효소와 핵산가수분해효소를 활성화시킨다.

11 **같은 부피의 pH 5인 용액 A와 pH 7인 용액 B가 있다. 이 용액들에 관한 다음의 서술 중 옳은 것은?**

① 용액 A에는 용액 B보다 수소이온이 2배 더 많다.
② 용액 A에는 용액 B보다 수소이온이 100배 더 많다.
③ 용액 B에는 용액 A보다 수소이온이 2배 더 많다.
④ 용액 B에는 용액 A보다 수소이온이 100배 더 많다.

12 **다음의 그래프는 뉴런에 가해진 자극에 의하여 활동전위가 생성되는 과정을 기록한 것이다. 이 그래프와 관련된 서술로서 옳지 않은 것은?**

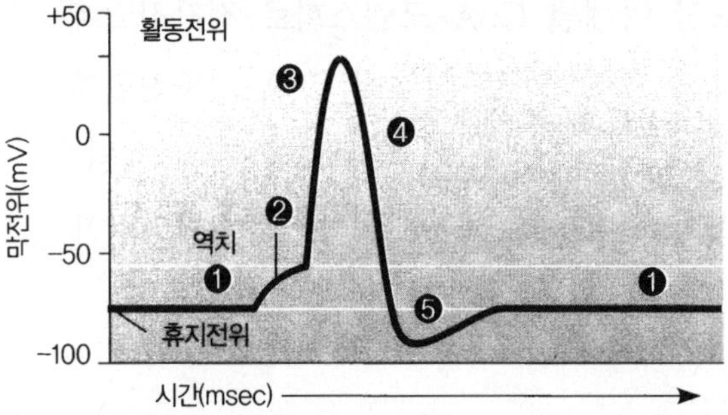

① 과정 ①에서 뉴런막의 나트륨 투과성은 칼륨 투과성보다 크다.
② 과정 ③에서 뉴런막의 나트륨 투과성은 칼륨 투과성보다 크다.
③ 과정 ④에서 전압의존성 나트륨 통로가 닫힌다.
④ 과정 ⑤에서 전압의존성 칼륨통로가 닫힌다.

13 **일산화탄소(CO)는 전자전달계의 특정 효소에 결합하여 전자전달을 억제한다. 세포배양액에 일산화탄소를 첨가하면 배양 중인 세포의 해당작용과 크렙스회로가 작동하지 않는데, 그 이유로서 가장 적합한 것은?**

① NAD^+와 FAD^+가 고갈되기 때문에
② 전자전달계에 의한 전자 공급이 중단되기 때문에
③ ATP가 합성되지 않아 ATP가 고갈되기 때문에
④ 소비되지 않고 남는 과잉의 산소 독성 때문에

14 **사구체 여과액이 헨레고리를 흐르면서 여과액의 염류가 제거되어 콩팥속질의 세포사이액에 농축된다. 이것에 의하여 네프론이 할 수 있는 기능을 가장 잘 설명한 것은?**

① 혈액의 노폐물을 효과적으로 배설한다.
② 여과액에 포함된 유익한 성분을 재흡수한다.
③ 사구체 여과율을 조절한다.
④ 오줌을 농축시킨다.

15 **요오드를 충분히 섭취하지 못했을 경우에 내분비계통에서 생기는 사건으로서 적합하지 않은 것은?**

① 티록신(T3, T4)이 합성되지 않는다.

② 갑상샘기능항진증이 생긴다.

③ 시상하부에서 갑상샘자극호르몬 방출호르몬의 분비가 촉진된다.

④ 뇌하수체전엽에서 갑상샘자극호르몬의 분비가 촉진된다.

16 **다음의 그래프는 여성의 난소주기와 자궁주기 동안에 일어나는 호르몬의 변화를 나타낸 것이다. 이 그래프와 관련된 서술로서 옳지 않은 것은?**

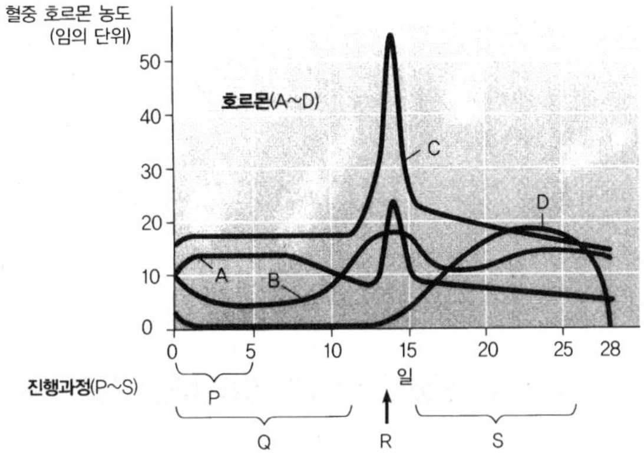

① 호르몬 A에 의하여 난포가 성숙한다.

② 호르몬 B에 의하여 자궁내막이 유지된다.

③ 호르몬 C는 배란을 유발한다.

④ 진행과정 S에서 황체가 발달한다.

17 **밤에만 기공(stoma)을 열어서 이산화탄소(CO_2)를 흡수한 후 낮에 광합성을 하는 식물은 어느 항목인가?**

① CAM 식물

② C_3 식물과 남조류

③ CAM 식물과 C_4 식물

④ 남조류와 C_4 식물

18 **암반응(Calvin Cycle)에 필요한 에너지원(energy source)은 어느 것인가?**

① NADH
② H_2O
③ NADPH와 ATP(adenosine triphosphate)
④ NAD^+

19 **사부유액(phloem sap)의 이동에 관한 연구 중 학자들에게 가장 지지를 받고 있는 주장은 어느 항목인가?**

① 모관현상 및 부착력(adhesion)
② 증산(transpiration)-응집(cohesion)-장력 기작이론
③ 증산작용(transpiration)
④ 압력유동 기작이론(= 압류설 = pressure-flow mechanism)

20 **식물에서 광호흡(photorespiration) 반응이 일어나는 가장 큰 이유는 무엇인가?**

① 산소(O_2)의 농도가 너무 높아서
② 이산화탄소(CO_2)가 완전히 고갈되어서
③ Rubisco의 산소고정에 의해서
④ 명반응(light reaction)의 ATP 공급이 부족해서

21 **Rubisco(ribulose bisphosphate carboxylase)의 주요 기능은 어느 것인가?**

① 이산화탄소(CO_2)와 RuBP를 결합시켜 PGA(phosphoglyceric acid) 생성에 관여한다.
② PGA(phosphoglyceric acid)로부터 BPGA(bisphosphoglyceric acid) 생성단계에 관여한다.
③ PGAL(phosphoglyceraldehyde)로부터 당류의 합성에 관여한다.
④ BPGA로부터 PGAL로의 전환반응에 관여한다.

22 **간기(interphase) 동안은 염색체(chromosomes)가 개별적으로 구분되지 않는데 그 이유는 무엇인가?**

① 응축되지 않은 길고 가느다란 염색질(chromatin) 형태이므로
② DNA가 복제되지 않았기 때문에
③ 핵(nucleus)에서 이동하여 세포의 다른 부위에 분산되어 있으므로
④ 상동염색체(homologous chromosomes)가 아직 짝을 이루지 않았으므로

23 **ATP에 대한 다음 설명 중 잘못된 것은?**

① 일종의 뉴클레오티드이다.
② 두 인산 결합이 분해될 때 다량의 에너지가 방출된다.
③ 전자전달계가 있어야 생성된다.
④ 동화반응과 이화반응의 연결자 역할을 한다.

24 **동맥혈의 산소분압이 감소한 경우에 적혈구의 생성을 자극하는 erythropoietin을 분비하는 기관은?**

① 신장
② 간
③ 골수
④ 폐

25 **신경세포(nerve cell)의 구성분인 니슬 소체(Nissl bodies)의 주요구성 성분은?**

① DNA(deoxyribonucleic acid)
② RNA(ribonucleic acid)
③ 리보솜(ribosome)
④ 미토콘드리아(mitochondria)

편입문제 2회

01 다음은 생태계에서 물질의 순환에 관한 설명이다. 이들 설명 중 옳지 않은 것은 무엇인가?

① 대기 중의 CO_2가 식물, 조류 등에 의해 유기물로 전환되고 이들 유기물중의 일부가 1차 소비자에게 섭취된다.

② 질소의 저장소는 토양이며 콩과식물은 공생하는 질소고정세균에 의해 대기 중의 질소를 암모니아로 전환시켜 사용한다.

③ 인의 저장소는 암석이며 인의 순환은 암석의 풍화작용에 의해서 일어난다.

④ 토양의 용해성 인은 매우 적으므로 인의 농도에 의해 식물체의 성장이 제한된다.

02 다음은 배설계의 기능에 관한 설명이다. 이들 설명 중 옳지 않은 것은 무엇인가?

① 재흡수과정에서 네프론은 과량의 H^+이온이나 다른 이온을 혈액에서 제거하여 여과액에 더해 준다. 콩팥세관은 중요한 용질, 즉 포도당 등을 여과액에서 다시 흡수한다.

② 콩팥세관 일부에서 염분과 요소가 수동수송 됨으로서 세포간 액을 고농도로 농축시켜 물의 삼투적 재흡수를 증가시킨다.

③ 콩팥세관의 H^+분비와 HCO_3^-이온의 재흡수는 혈액의 pH조절을 돕는다.

④ 분비는 암모니아와 같은 독성물질과 약물의 능동수송과정을 포함하며 재분비 과정의 산물이 소변으로 배설된다.

03 다음은 DNA 수선(repair)에 관한 설명이다. 이들 설명 중 옳지 않은 것은 무엇인가?

① DNA 복제는 100,000 염기들에 하나의 잘못된 염기가 들어갈 정도로 정확하다. DNA 보조효소들이 복제실수를 최소화한다.

② DNA 손상은 자외선 방사로도 일어날 수 있다. 자외선 방사는 같은 가닥의 인접한 퓨린 염기간에 부가적인 공유결합을 형성하여 DNA를 손상시킨다.

③ 광복원화(photoreactivation)라는 보수과정에서는 photolyase라는 효소가 가시광선의 푸른 영역에서 에너지를 흡수하여 잘못된 염기의 결합을 깬다.

④ 절제수선 또는 절단복구(excision repair)라는 자가보수형태는 데옥시리보오스와 염기들 간의 결합을 잘라 잘못된 염기들을 제거하고 DNA 중합효소가 노출된 주형을 따라 정확한 뉴클레오티드를 채운다.

04 **다음은 진핵생물에서 전사와 mRNA의 구조에 대한 설명이다. 이들 설명 중 옳지 않은 것은 무엇인가?**

① 단백질합성에 주형으로서 사용되는 mRNA는 보통 1차 전사체의 1/10정도의 크기이다.
② 모든 mRNA분자는 폴리시스트로닉(polycistronic)하며 5'말단과 3'말단이 변형된다.
③ 세포에는 3종류의 핵 RNA중합효소가 있으며 각각의 중합효소는 다른 종류의 RNA합성에 관여한다.
④ 1차 전사체에는 인트론(intron)이라는 해독되지 않는 부위가 포함되어 있으나 mRNA 가공과정(mRNA processing)동안에 잘려나간다.

05 **다음은 생태계의 에너지 흐름에 대한 설명이다. 이들 설명 중 옳지 않은 것은 무엇인가?**

① 생산자가 태양에너지를 화학에너지로 전환하는 속도를 1차 생산력이라 한다. 에너지의 감소는 열역학 법칙으로 설명된다.
② 에너지는 생산자, 1차 소비자, 2차 소비자로 이동되면서 현저히 감소되어 피라미드 모양을 이룬다. 따라서 가장 상위의 소비자가 이용 가능한 에너지의 양은 가장 많게 된다.
③ 에너지는 창조되거나 소멸되지 않는다는 것을 열역학 제1법칙이라 하며 모든 에너지 전환과정에서 에너지가 손실된다는 것이 열역학 제2법칙이다.
④ 한 영양단계에서 다음 영양단계로 이동되는 에너지는 대략 10%이다. 따라서 인류가 곡물을 먹는 소의 고기를 먹는 것보다 곡물을 직접 섭취하면 10배 정도 많은 사용 가능한 에너지를 얻게 된다.

06 **줄기세포에 관한 다음의 서술 중 옳은 것은?**

① 배아 줄기세포만이 모든 종류의 세포가 될 수 있다.
② 성체 줄기세포만이 분화될 수 있다.
③ 배아 줄기세포만이 성체의 모든 조직에 존재한다.
④ 배아 줄기세포만이 불멸성을 갖는다.

07 **세포의 미세필라멘트의 형성을 억제하는 물질이 투여된 경우에 영향을 받게 되는 현상은?**

① mRNA의 합성
② 세포분열에서의 방추사 형성
③ 상동염색체의 교차
④ 수정란의 난할

08 **다음 물질들 중 세포가 ATP를 가장 많이 얻어낼 수 있는 것은?**

① 포도당 1분자　② 피루브산 2분자
③ acetyl CoA 3분자　④ NADH 4분자

09 **다음의 혈장 단백질 중 생산되는 장소가 다른 것은?**

① α-globulin　② immunoglobulin
③ albumin　④ fibrinogen

10 **여성의 생식주기에 관여하는 다음의 호르몬들 중 서로 관련성이 가장 작은 것은?**

① 에스트로겐　② 프로게스테론
③ 황체형성호르몬(LH)　④ 난포자극호르몬(FSH)

11 **다음의 호르몬 중 구강으로 투여할 수 있는 것은?**

① 스테로이드 호르몬　② 펩티드 호르몬
③ 카테콜아민　④ 당단백질 호르몬

12 **막전위(resting membrane potential)에 관한 다음의 서술 중 옳지 않은 것은?**

① 세포 내부의 전하는 세포 외부에 비하여 음성이다.
② 세포 내에 세포막을 투과하지 못하는 음이온이 존재하기 때문에 형성된다.
③ 막전위의 크기는 K^+의 평형전위와 같다.
④ Na^+의 막 투과성이 K^+의 막 투과성보다 크기 때문에 형성된다.

13 **에너지 대사에 관한 다음의 서술 중 옳지 않은 것은?**

① 해당과정은 세포질(cytosol)에서 일어난다.
② 인체의 모든 조직은 산소가 부족한 경우에 발효로 에너지를 생산한다.
③ 젖산발효에서 ATP는 추가로 생산되지 않는다.
④ 유기호흡은 세포의 미토콘드리아에서 이루어진다.

14 **식물이 광합성을 하는데 필수 색소인 엽록소의 구성에 관여하지 않는 원소는?**

① 철　　② 질소
③ 마그네슘　　④ 수소

15 **생물막에 대한 다음 설명 중 틀린 것은?**

① 유동모자이크 모델로 설명된다.
② 물질의 수송에 관계하는 통로를 가지고 있다.
③ 원핵세포는 세포막이 없다.
④ 세포소기관은 인지질이중층에 단백질이 들어 있는 구조로 경계되어진다.

16 **다음 중 서로 가장 관련이 없는 것은?**

① 캘빈회로　　② 크렙스회로
③ 시트르산회로　　④ 옥살아세트산

17 **다음 중 진핵생물에 속하지 않는 것은?**

① 유글레나 ② 이끼류
③ 효모 ④ 남조류

18 **다음 중 틀린 것은 어느 것인가?**

① 콩과식물의 질소고정 박테리아는 대부분 Rhizobium 속에 속한다.
② 대기 중의 질소(N_2)는 먼저 질산화세균에 의해서 고정된다.
③ 질소고정 세균을 포함하는 식물세포 균체조직을 뿌리혹(nodule)이라 한다.
④ 식물은 대기 중의 질소(N_2)를 직접 이용하지 못한다.

19 **다음 중 탈수소(dehydrogenase)의 조효소(coenzyme)로 작용하는 물질은 어느 것인가?**

① NADP ② Ca
③ Vitamin B_1 ④ Fe

20 **C_3 와 C_4 식물은 환경의 영향에 적응된 하나의 형태이다. 가장 주된 환경 요인은?**

① 토양의 성질과 영양원 ② 빛의 세기
③ 대기농도 ④ 온도 및 습도

21 **녹색식물(green Plant)의 광합성(photosynthesis)과 세균의 광합성을 비교하였을 때 가장 큰 차이점은 무엇인가?**

① 수소(hydrogen) 공급원
② 탄소(carbon) 공급원
③ 에너지(energy) 공급원
④ 광합성 산물(photosynthate)

편입문제 3회

01 **DNA 복제과정에 대한 설명이다. 바르게 설명된 것을 고르시오.**

〈보기〉

(가) DNA 복제는 이성질체효소(topoisomerase)가 염기쌍을 연결하는 수소결합을 깨면서 시작한다.
(나) DNA 중합효소는 교정 능력이 있어 잘못 결합된 염기들을 자르고 정확한 염기를 붙인다.
(다 RNA primer에 DNA 중합효소가 붙어 어버이 가닥에 노출된 염기에 상보적인 DNA 뉴클레오티드들을 가져온다.

① (가)와 (나)가 맞다.
② (가)와 (다)가 맞다.
③ (나)와 (다)가 맞다.
④ (가), (나) 및 (다) 모두 맞다.

02 **다음의 원생생물에 대한 설명 중 가장 적절한 것을 고르시오.**

① 리보솜이 포유류 세포와 매우 유사하기 때문에 유사한 기능성 단백질 생성에 활용한다.
② 진균류는 그의 생활사에서 아메바세포가 서로 집합하여 이동할 수 있는 덩어리를 형성한 다음, 분화하여 생식구조를 만들고 포자 또는 배우자를 만든다.
③ 유글레나와 와편모충류(dinoflagellates)를 포함한, 광합성을 하는 단세포성 원생생물은 대부분 수중생활을 하는 식물성 플랑크톤이다.
④ 대부분의 물곰팡이류(water molds)는 수중서식처에서 플랑크톤의 먹이를 생성하여 플랑크톤의 증식을 촉진함으로써 수질을 정화시킨다.

03 **제한효소 단편분석법(RFLP)을 통하여 알 수 있는 사항과 가장 거리가 먼 것은?**

① 개체간의 DNA 염기서열의 같은 점과 다른 점
② 보인 유전자를 가진 이형 집합 검색
③ DNA 단편의 크기와 수
④ 유전자 질환과 유전자 기능

04 **출혈에 의해 혈압이 하강하는 경우 발생되는 현상으로 가장 적절한 것은?**

① 우심실 혈액의 혈중 산소함량이 증가한다.
② 좌심실 이완기 말 용적이 증가한다.
③ 혈중 항이뇨호르몬(Vasopressin) 농도가 증가한다.
④ 대동맥궁의 압수용체에서 상행성 신경 흥분이 증가한다.

05 **자가면역성 질환이 일어나는 이유로 가장 적절한 것을 고르시오.**

① T 세포나 B 세포가 약화되었기 때문이다.
② 한번 침입한 세균에 대한 항체를 만들지 못했기 때문이다.
③ 항체나 T 세포가 자체 내의 분자 또는 물질을 제대로 인식하지 못하기 때문이다.
④ B 세포가 없어서 면역반응이 없기 때문이다.

06 **생태계에서 물질순환에 관한 설명이다. 바르게 설명된 것을 고르시오.**

〈보기〉

(가) 물질은 공급되지만, 에너지는 공급되지 않으므로 생물체는 화학물질의 순환에 의존해야한다.
(나) 물은 태양 에너지의 작용으로 강우, 증발, 식물의 증산 작용을 통하여 대기, 바다, 토양에서 순환한다.
(다) 대기에서 물의 증발이 가속화되면, 강우량이 증가하여 균형이 파괴되고 지하수는 고갈된다.

① (가)와 (나)가 맞다.
② (가)와 (다)가 맞다.
③ (나)와 (다)가 맞다.
④ (가), (나) 및 (다) 모두 맞다.

07 **에피네프린(Epinephrine)에 의해 발현되는 생리반응으로 가장 적절한 것은?**

① 담즙배설 촉진
② 골격근 혈관 수축에 따른 말초저항 증가에 의한 급격한 혈압 상승
③ 심근의 음성 탄성작용
④ 동공산대근의 수축과 방수 생성 증가

08 잡종불임에 대해 가장 적절하게 설명한 것을 고르시오.

① 잡종 접합자가 발생도중이나 생식력을 갖기 전에 죽는다.
② 잡종 개체가 수정 가능한 배우자를 생산하지 못한다.
③ 생식기의 구조가 서로 달라 교미나 수분이 적절하게 이루어지지 않는다.
④ 잡종 개체가 매우 허약하거나 잡종 세대가 거듭될 경우 생식력이 없어진다.

09 뼈의 성장 또는 복구와 관련성이 가장 적은 인자를 고르시오.

① 흉선
② 갑상선
③ 부갑상선
④ 생식샘

10 정상 세포에서 Tubulin 분자의 polymerization에 가장 필요한 물질을 고르시오.

① ATP
② GTP
③ Ca^{++}
④ cAMP

11 막 수송 단백을 필요로 하는 경우와 가장 거리가 먼 것을 고르시오.

① 막을 통한 아미노산 수송
② 지방산의 림프내로 이동
③ 포도당의 촉진적 확산
④ Na^{+} 이온의 세포 밖 배출

12 자율신경계에 관한 설명으로 옳은 것은?

〈보기〉

(가) 자율신경은 평활근, 심근, 외분비선 등에 주로 영향을 미치며 교감신경과 부교감신경은 효과기에 대해 서로 다른 작용을 일으킨다.
(나) 교감신경은 부교감신경에 비해 절전섬유가 짧고 절후 섬유가 길며, 절전섬유에 비해 많은 수의 절후섬유를 가지고 있다.
(다) 절전신경섬유는 모두 유수신경이며 신경말단으로부터 아세틸콜린(acetylcholine)을 방출하여 니코틴(nicotine) 수용체를 활성화함으로써 신경절 뉴런을 탈분극 시킨다.

① (가)와 (나)가 맞다.
② (가)와 (다)가 맞다.
③ (나)와 (다)가 맞다.
④ (가), (나) 및 (다) 모두 맞다.

13 폐쇄 혈관계(closed circulatory system)를 가지고 있는 것은?

〈보기〉

(가) 지렁이 (나) 두꺼비 (다) 연어

① (가)와 (나)가 맞다.
② (가)와 (다)가 맞다.
③ (나)와 (다)가 맞다.
④ (가), (나) 및 (다) 모두 맞다.

14 박테리아의 감염에 대항하여 가장 효과적으로 작용하는 면역글로불린을 고르시오.

① IgG
② IgA
③ IgM
④ IgE

15 **미토콘드리아에서 ATP 합성속도에 가장 크게 영향을 미치는 인자를 고르시오.**

① 포도당 농도
② 산소 분압
③ pyruvate 농도/lactate 농도
④ ADP 농도/ATP 농도

16 **당단백이 합성분비되는 경로와 순서가 가장 바르게 연결된 것을 고르시오.**

① 골지체 ⇒ 분비과립 ⇒ 조면소포체 ⇒ 활면소포체 ⇒ 수송낭
② 활면소포체 ⇒ 조면소포체 ⇒ 분비과립 ⇒ 골지체 ⇒ 수송낭
③ 조면소포체 ⇒ 활면소포체 ⇒ 수송낭 ⇒ 골지체 ⇒ 분비과립
④ 활면소포체 ⇒ 조면소포체 ⇒ 분비과립 ⇒ 수송낭 ⇒ 골지체

17 **Hybridoma에 대해 가장 적절하게 설명한 것을 고르시오.**

① 민감화된 T 세포이다.
② 세포독성을 가진 T 세포이다.
③ Monoclonal 항체(antibody)를 생성한다.
④ Phagocytosis를 촉진한다.

18 **대립유전자의 정의를 가장 적절하게 기술한 것은?**

① 유전자의 변형본이다.
② 기능을 하지 않는 유전이다.
③ 유전자 여분의 복사본이다.
④ 유전자의 표현형이다.

19 **체세포분열에 관한 다음의 서술 중 가장 부적절한 것을 고르시오.**

① 세포의 크기는 세포분열의 조절과 관련되어 있다.
② 분열 중기에 염색체들은 2개의 자매염색분체로 구성되어 세포의 적도면에 배열한다.
③ 46개의 염색체를 가진 세포가 체세포분열을 하여 생긴 딸세포의 염색체 수는 46개이다.
④ 핵분열이 완성된 후에 세포질분열이 시작된다.

20 **세포간 연접의 형태와 기능을 설명한 것이다. 가장 부적절하게 설명된 것을 고르시오.**

① 밀착연접(tight junction) - 세포사이의 틈으로 물질의 출입을 방지함
② 원형질연락사(plasmodesmata) - 이웃 세포와 경계면을 형성하여 분리시킴
③ 부착연접(adhering junction) - 세포를 서로 묶음
④ 간격연접(gap junction) - 이웃 세포간의 물질 이동

21 **DNA 지문을 만드는 과정에 대한 설명이다. 가장 거리가 먼 것은?**

① DNA를 제한효소로 처리한다.
② DNA를 크기에 따라 분리한다.
③ 지문을 나타내는 유전자를 세균에 클로닝 한다.
④ DNA를 분리하기 위해 전류를 사용한다.

22 **다음의 그림은 반성열성유전인 혈우병(hemophilia) 유전의 가계도이다. II세대의 D의 유전형으로 가장 적절한 것은?**

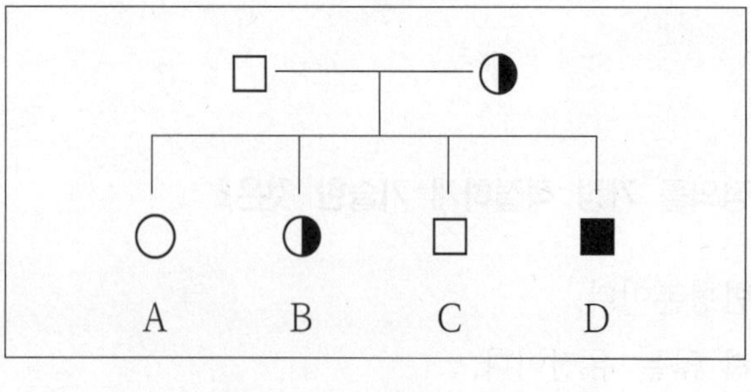

① X^H
② X^hX^h
③ X^HY
④ X^hY

23 **면역계는 이미 노출되었던 바이러스가 다시 신체내로 침투해 들어가면 쉽게 인식한다. 바이러스를 쉽게 인식하는 이유로서 가장 적합한 것은?**

① 신체가 여러 해 동안 바이러스를 가지고 있기 때문에
② 모든 종류의 바이러스와 대항하는 유전자를 가지고 있기 때문에
③ 바이러스에 노출되었을 때 바이러스에 대한 수용체를 만드는 세포가 증식하여 기억세포를 만들어 두었기 때문에
④ 바이러스의 유전체가 기억세포로 들어가기 때문에

24 **다음 중 먹이사슬이 의미하는 것으로 가장 적합한 것은?**

① 살아있는 개체들간의 진화적인 관계
② 생태계에서 종들간의 관계
③ 유전적 변이의 복잡한 본성
④ 부모로부터 자식으로의 유전정보 전달

25 **무기질 비료가 물에 씻겨 나감으로써 발생되는 현상과 가장 거리가 먼 것은?**

① 물의 부영양화가 일어난다. ② 조류가 물 표면에 급증한다.
③ 물이 오염되어 식수로 사용할 수 없다. ④ 분해자가 감소한다.

26 **신경전달물질의 작용에 관해 가장 적절하게 서술된 것을 고르시오.**

① 신경전달물질은 미토콘드리아나 핵에서 합성된다.
② 신경전달물질은 소낭에 저장되었다가 활동전압 발생시 세포 밖으로 칼슘 배출과 함께 분비된다.
③ 분비된 신경전달물질은 수용체와 결합하여 2차 전달계를 자극하거나 이온통로를 변화시켜 생리반응을 일으킨다.
④ 시냅스 틈으로 방출된 신경전달물질은 효소에 의해 재 섭취되거나 간에서 대사된다.

27 **DNA 절편을 전기영동 할 때 젤을 따라 움직이는 거리를 결정하는 요인으로 가장 적절한 것은?**

① DNA의 염기서열 크기

② DNA의 인산기의 전하

③ DNA 염기쌍 간의 수소결합

④ DNA 2중 나선의 모양

28 **두 번의 감수분열 결과 얻어지는 세포를 고르시오.**

① 2개의 이배체(2n) 세포

② 2개의 반수체(n) 세포

③ 4개의 이배체(2n) 세포

④ 4개의 반수체(n) 세포

29 **식물에서 광호흡(photorespiration)이 일어나는 가장 큰 이유는 무엇인가?**

① 산소의 농도가 너무 높아서

② 이산화탄소가 완전히 고갈되어서

③ 루비스코(Rubisco)의 산소고정에 의해서

④ 명반응에서 ATP 공급이 부족해서

30 **다음 중 육상 고등식물이 가지고 있는 광합성 색소와 가장 거리가 먼 것은?**

① Chlorophyll a(엽록소 a)

② Chlorophyll b(엽록소 b)

③ Chlorophyll c(엽록소 c)

④ Xanthophyll(크산토필)과 carotene 색소

MEMO

유일무이 의치한약수
학교별 기출문제집

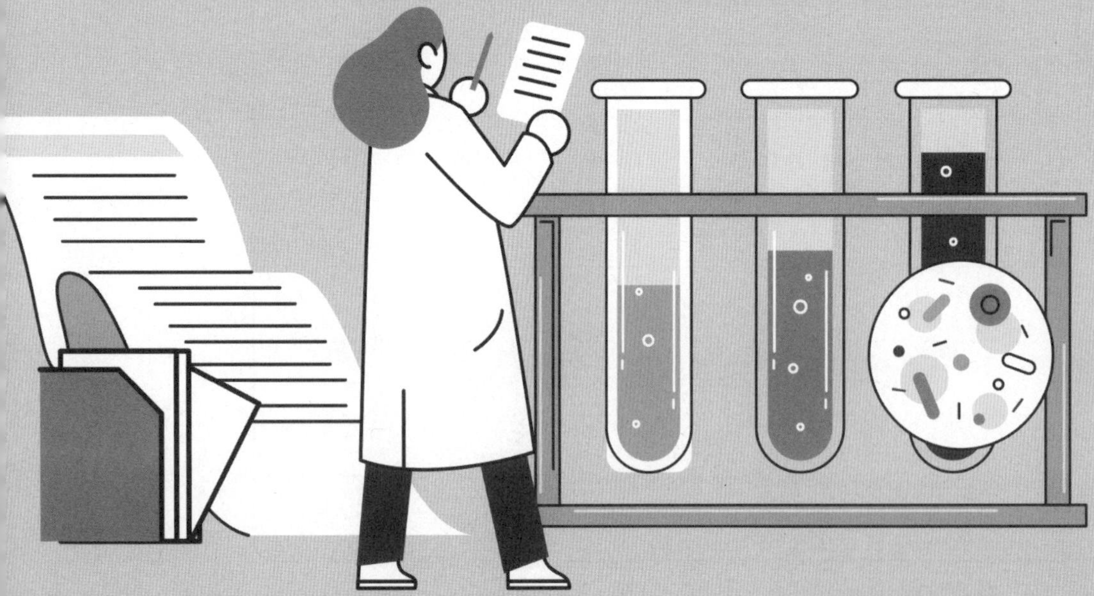

PART 07

원광대학교 의대 · 치대 · 한의대

편입문제 1회

01 **다음 중 물의 특징을 설명하는 내용으로 틀린 것은?**

① 생명체를 구성하는 물질 중에서 약 70% 정도를 차지한다.
② 물은 극성을 띠고 있으므로 이온 및 극성 화합물을 잘 끌어당긴다.
③ 물은 비열이 커서 많은 잠열을 포함하고 있다.
④ 얼음은 액체인 물보다 밀도가 낮다.
⑤ 물은 강한 공유결합을 갖고 있으므로 응집력이 높다.

02 **단백질의 구조에 관련된 내용으로 가장 적절치 않은 것은?**

① 1차 구조를 결정짓는 가장 중요한 요소는 DNA 염기서열이다.
② 비극성인 아미노산은 주로 단백질 안쪽에 위치한다.
③ 2차 구조인 α-helix를 형성하는데 수소결합이 중요한 역할을 한다.
④ 열충격단백질(heat-shock protein)은 단백질 변성(denaturation)에 관련되어 있다.
⑤ 전사요소(transcription factor)와 DNA의 결합은 도메인(domain)으로 설명할 수 있다.

03 **핵산에 대한 설명으로 옳지 않은 것은?**

① DNA의 골격(backbone)은 5탄당과 인산으로만 이루어진다.
② DNA 염기(base) 사이의 결합은 항상 퓨린(purine)계열과 피리미딘(pyrimidine)계열 사이에서만 이루어진다.
③ 기존의 DNA에 새로운 뉴클레오티드(nucleotide)가 첨가될 때 항상 5'에서 3' 방향으로만 만들어진다.
④ RNA는 단일 가닥으로만 존재하여 입체적 구조를 갖지 못한다.
⑤ DNA는 리보오스(ribose) 2번 탄소의 OH기가 변형되어 있다.

04 **다음 중 원핵세포와 진핵세포를 구별하는 기준으로 적합하지 않은 것은?**

① 리보솜(ribosome)의 구성 성분
② 히스톤(histone)의 존재 유무
③ 세포분열(cell division) 방식의 차이
④ 미세소관(microtubule)의 존재 유무
⑤ exocytosis와 endocytosis 존재 유무

05 **다음 그림은 진핵세포를 모식적으로 나타낸 것이다. 이에 대한 설명으로 옳은 것은?**

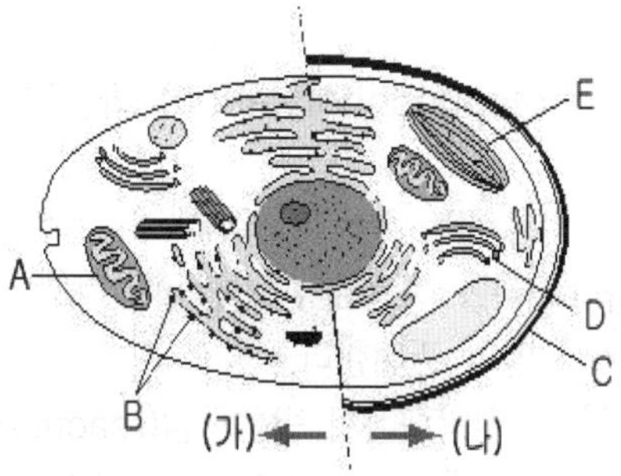

① A는 산소 소모량이 많은 기관으로 캘빈(Calvin)회로와 관련이 있다.
② B는 단백질과 핵산으로 구성되어 있고 활면소포체의 구성성분이다.
③ C는 전투과성 막이며 유동성을 가지고 있다.
④ D는 인지질 이중층으로 구성되어 있고 당단백질 합성과 관련되어 있다.
⑤ E는 이중막으로 구성되어 있으며 ATP와 NADH를 만들어낸다.

06 **생체막의 유동성에 대한 설명 중에서 옳은 것을 모두 고르면?**

〈보기〉

ㄱ. 지방산이 짧을수록 유동성이 증가한다.
ㄴ. 막단백질의 유동성은 세포골격(cytoskeleton)에 의해 제한된다.
ㄷ. 콜레스테롤은 세포막의 안정화에 기여한다.
ㄹ. flippase에 의해 인지질이 이중층의 외층과 내층을 왕래함으로 외층과 내층의 구성 성분 비율은 같다.

① ㄱ, ㄴ, ㄷ
② ㄱ, ㄴ, ㄹ
③ ㄱ, ㄷ, ㄹ
④ ㄴ, ㄷ, ㄹ
⑤ ㄱ, ㄴ, ㄷ, ㄹ

07 **촉진확산(facilitated diffusion)에 대한 설명 중에서 틀린 것은?**

① 농도구배나 전기화학(electrochemical)구배에 의해 일어난다.
② 채널 단백질(ion channel)이 관여한다.
③ 효소-기질 반응과 같은 saturation kinetics를 나타낸다.
④ 항상 같은 방향성(directionality)을 가진다.
⑤ 효소-기질 반응과 같은 경쟁적 억제(competitive inhibition)를 나타낸다.

08 **순환적 광인산화(cyclic photophosphorylation) 과정에 대한 설명 중 옳은 것은?**

〈보기〉

ㄱ. 화학삼투(chemiosmosis)를 이용해 ATP만을 만들어내기 위한 과정이다.
ㄴ. 광계(photosystem) I 만이 관여한다.
ㄷ. 빛에너지를 받은 전자가 집광체에서 반응중심(reaction center)으로 흘러간다.

① ㄱ
② ㄱ, ㄴ
③ ㄴ, ㄷ
④ ㄱ, ㄷ
⑤ ㄱ, ㄴ, ㄷ

09 **C_4 식물에 대한 설명 중 틀린 것은?**

① 광호흡(photorespiration) 문제를 해결하기 위해 생겨났다.
② 루비스코(Rubisco) 효소가 산소와 결합하여 생기는 문제를 해결한다.
③ 이산화탄소를 최초로 고정시킨 물질은 Oxaloacetate이다.
④ 밤에 기공을 열어 이산화탄소를 받아들이고 낮에 광합성을 한다.
⑤ 건조한 기후에 있는 식물들에게서 볼 수 있다.

10 **다음은 세포호흡과 관련된 사항이다. 옳은 것은?**

① 해당과정에서 생성된 FADH2 1분자는 2ATP만을 생산한다.
② 미토콘드리아에서 최종적으로 전자를 받는 물질은 산소이다.
③ TCA 회로는 세포질에서 일어난다.
④ 전자는 산화력이 높은 물질에서 낮은 물질로 이동한다.
⑤ 미토콘드리아의 기질의 pH는 막간 공간(intermembrane space)보다 낮다.

11 **효소의 특성을 설명한 내용으로 적절치 않은 것은?**

① 활성화 에너지를 낮추어 준다.
② 기질과 효소 사이의 결합은 주로 수소 결합이다.
③ 반응 평형농도를 변화시킴으로써 반응 속도를 빠르게 한다.
④ 온도나 pH에 민감한 이유는 단백질로 되어 있기 때문이다.
⑤ RNA도 효소로서 작용할 수 있다.

12 **다음 단백질 중 세포주기 조절과 가장 관련이 적은 것은?**

① cyclin
② Bcl-2
③ APC
④ p21
⑤ Cdk

13 **감수 제1 분열 전기에서 볼 수 없는 현상은?**

① 상동염색체의 접합
② 인의 소실
③ synaptonemal complex의 소실
④ chiasmata 형성
⑤ sister chromatids 사이의 교차

14 **DNA 복제(replication)에 관한 설명으로 틀린 것은?**

① E. coli의 복제개시점(replication origin)은 단 하나이다.
② telomerase는 DNA의 3'말단 부위가 짧아지는 것을 방지한다.
③ DNA polymerase는 반드시 primer를 필요로 한다.
④ primase는 primer를 제거하기 위해서 존재한다.
⑤ 3'→5' exonuclease는 proofreading activity에 관여한다.

15 **진핵세포에서 RNA processing에 관련된 내용 중 잘못 짝지어진 것은?**

① splicing - intron 제거
② 5' capping - methylation
③ alternative splicing - 다양한 항체의 생성
④ poly(A) tail - mRNA 안정화
⑤ Cap binding protein - ribosome과 결합

16 **4개의 tRNA에서 anti-codon이 AUA, GAA, CCG, UCU 순서대로 ribosome에 결합할 때, mRNA의 염기서열은? (단, anti-codon의 염기서열은 5'→3'방향으로 나타냈다.)**

① 5'AUA GAA CCG UCU3'
② 5'UAU CUU GGC AGA3'
③ 5'AGA CGG UUC UAU3'
④ 5'UAU UUC CGG AGA3'
⑤ 5'AGA CGG TTC TAT3'

17 **원핵생물에서 lac operon에 의한 유전자 조절을 설명한 것 중 틀린 것은?**

① lac operon은 작동(operator)유전자, 구조(structural)유전자, 조절(regulator)유전자로 구성된다.
② repressor는 lactose와 결합하면 더 이상 operator에 붙지 못한다.
③ CAP(catabolite activator protein)는 cAMP에 의해 조절된다.
④ CAP는 promoter 바로 위쪽의 염기서열(enhancer)과 결합한다.
⑤ lac operon은 lactose가 있고, glucose가 없을 때만 작동할 수 있다.

18 **다음 개체는 유전자형이 AaBbDd이며, 염색체 상의 유전자 배열이 다음과 같다. 각각의 조건이 아래와 같을 때, 다음 설명 중 옳은 것을 모두 고르면?**

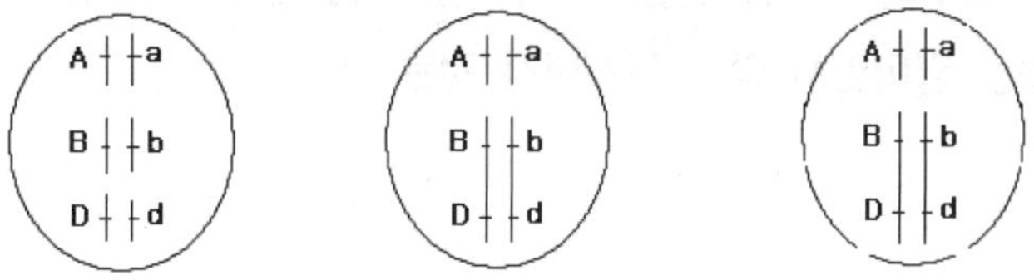

〈가〉 A, B, D독립　〈나〉 A독립, B-D 20%교차　〈다〉 A독립, B-D 0%교차

〈보기〉

ㄱ. 〈가〉에서 만들어지는 생식세포는 8종류이다.
ㄴ. 〈나〉의 생식세포 비는 ABD : ABd : AbD : Abd : aBD : aBd : abD : abd = 4 : 1 : 1 : 4 : 4 : 1 : 1 : 4이다.
ㄷ. 〈나〉와 〈다〉의 교배에서 유전자형이 AaBBdd가 나올 확률은 0이다.

① ㄱ　② ㄴ
③ ㄱ, ㄴ　④ ㄱ, ㄷ
⑤ ㄱ, ㄴ, ㄷ

19 **다음 설명에 해당하는 가장 적절한 진화의 요인을 2가지 고르시오.**

〈보기〉

ㄱ. 말라리아가 주된 사망 원인인 아프리카 지역에는 겸형적혈구 빈혈증 환자가 다른 지역 보다 많이 발견된다.
ㄴ. 페니실린을 섞지 않은 배지에서 키운 대장균을 페니실린을 섞은 배지에서 길렀더니 대부분은 죽었으나 살아남은 균이 발견되었다.

① 자연선택　② 유전자 흐름
③ 격리　④ 돌연변이
⑤ 유전적 부동(gene drift)

20 식물원에 있는 어떤 식물의 유전자형을 조사하였더니 AA의 유전자형이 100그루, Aa를 갖는 개체가 100그루, aa를 갖는 개체가 200그루였다. 이들을 멘델집단이라고 가정하고 교배시켜 다음 대(F1)에 640그루의 개체를 얻었다. 이 식물 집단에서 유전자 A의 빈도(p)와 F1중에서 Aa를 갖는 개체(H)는 얼마인지 맞게 짝지어진 것은?

① p=1/2, H=320그루
② p=1/2, H=150그루
③ p=3/8, H=300그루
④ p=3/8, H=150그루
⑤ p=1/4, H=240그루

21 다음 중 속씨식물과 겉씨식물을 판단하는 기준으로 적절치 않은 것은?

① 번식 방법의 차이
② 중복수정의 유무
③ 배젖의 형성시기
④ 씨방의 유무
⑤ 배젖의 핵상

22 다음은 어떤 동물을 설명한 것인가?

〈보기〉

ㄱ. 원중배엽 세포로부터 중배엽이 생긴다.	ㄴ. 진체강을 가진다.
ㄷ. 사다리꼴 신경계와 개방혈관계를 가진다.	ㄹ. 배설기로 말피기관을 갖는다.

① 극피동물
② 절지동물
③ 환형동물
④ 연체동물
⑤ 척색동물

23 사람의 혈관에 대한 다음의 설명 중 가장 맞는 것은?

〈보기〉

ㄱ. 모세혈관에는 평활근 층이 존재하지 않는다.
ㄴ. 혈장 단백질로 인한 삼투압은 모세혈관에서 조직 쪽으로 물을 이동시킨다.
ㄷ. 동맥은 혈관내피세포의 내층으로 싸여있다.
ㄹ. 정맥의 혈류 속도가 혈관 중 가장 느리다.
ㅁ. 모세혈관에는 교감신경의 수용체가 넓게 분포한다.

① ㄱ, ㄷ

② ㄴ, ㄹ

③ ㄱ, ㄷ, ㅁ

④ ㄴ, ㄹ, ㅁ

⑤ ㄱ, ㄴ, ㄷ, ㄹ

24 사람의 순환계에 대한 다음 설명 중 가장 맞는 것은?

〈보기〉

ㄱ. 전신순환은 폐순환보다 압력이 더 높다.
ㄴ. Superior vena cava와 심방이 연결되는 사이에는 판막(valve)이 없다.
ㄷ. 혈압이 증가하면 연수의 심장박동 조절중추에서 심장으로 향하는 교감신경을 억제한다.
ㄹ. 혈압이 감소하면 교감신경에 의해 분비된 노르에피네프린이 세동맥을 수축시킨다.
ㅁ. 폐동맥은 산소 농도가 가장 높은 혈관이다.

① ㄱ, ㄷ

② ㄴ, ㄹ

③ ㄱ, ㄷ, ㅁ

④ ㄴ, ㄹ, ㅁ

⑤ ㄱ, ㄴ, ㄷ, ㄹ

25 다음은 어느 집안의 유전병 가계도를 나타낸 것이다. 적합한 설명을 고르면?

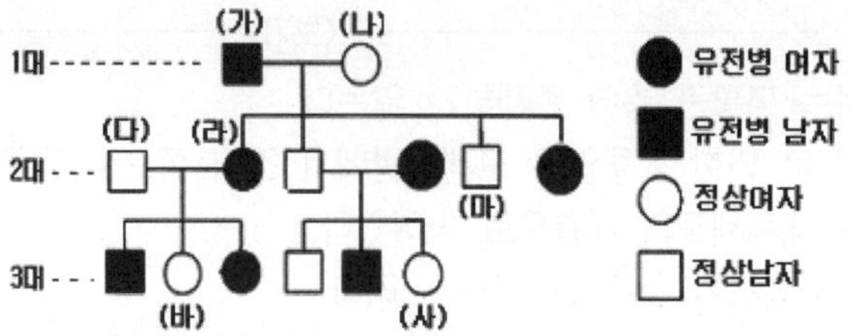

〈보기〉

ㄱ. 유전병 유전자는 정상에 대해 열성이다.
ㄴ. 유전병 유전자는 상염색체에 존재한다.
ㄷ. (나), (바)와 (사)는 유전병 유전자를 가지고 있다.
ㄹ. 아버지가 유전병이면 딸은 모두 유전병이다.

① ㄴ
② ㄷ
③ ㄹ
④ ㄴ, ㄷ
⑤ ㄱ, ㄴ

26 다음은 지능에 대한 유전과 환경의 영향을 나타낸 표이다. 이러한 연구에서 지능에 영향을 미치는 요소로 유전, 자궁 내 환경, 출생 후의 가정환경의 3가지를 꼽을 수 있는데 최근 들어 출생후 환경의 중요성이 새롭게 대두되고 있다. 그렇다면 다음 중에서 이러한 출생후 환경의 중요성을 비교할 수 있는 실험군으로 가장 타당한 것을 고르면? (표의 숫자는 유의도이고 유의도가 100%는 완전히 일치, 0%는 둘 사이의 상관성이 없는 것을 나타낸다)

가	같은 사람이 두 번 테스트한 결과	87
나	일란성쌍둥이가 같이 양육된 경우	86
다	일란성쌍둥이가 떨어져 양육된 경우	76
라	이란성쌍둥이가 같이 양육된 경우	55
마	같은 부모에게서 태어나 같이 양육된 형제	47
바	같이 사는 편모와 아이들	35
사	떨어져 사는 부모와 아이들	31
아	같이 사는 입양아	0
자	떨어져 사는 상관없는 사람	0

① 나 - 다
② 다 - 라
③ 라 - 마
④ 라 - 아
⑤ 다 - 바

27 **사람의 신경-근 접합부위에서 흥분전달과 골격근 수축에 대한 설명으로 가장 맞는 것은?**

〈보기〉

ㄱ. 신경의 흥분 결과 뉴런 말단에서 아세틸콜린이 분비된다.
ㄴ. 분비된 신경전달물질이 수용체에 작용한 결과 근막의 탈분극이 유도된다.
ㄷ. 근소포체에서 방출된 칼슘의 작용으로 트로포미오신에 의해 차단되어 있던 액틴 상의 미오신 결합 부위가 노출된다.
ㄹ. H-zone의 길이가 짧아진다.
ㅁ. A-band의 길이가 짧아진다.

① ㄱ, ㄷ
② ㄴ, ㄹ
③ ㄱ, ㄷ, ㅁ
④ ㄴ, ㄹ, ㅁ
⑤ ㄱ, ㄴ, ㄷ, ㄹ

28 **다음 중 면역반응에 관여하는 세포에 대한 설명으로 틀린 것은?**

〈보기〉

ㄱ. 세포독성 T 세포는 class II 주조직 적합성 복합체(MHC)와 결합하는 수용체를 가진다.
ㄴ. 바이러스에 감염된 체세포는 항원을 MHC에 부착하여 제시하고 이는 세포독성 T세포에 의해 인식된다.
ㄷ. 보조 T세포는 CD8 수용체를 통해 침입자를 삼킨 대식세포를 인식하여 활성화된다.
ㄹ. 활성화된 보조 T세포는 interleukin-2를 분비하여 세포독성 T세포를 자극한다.
ㅁ. 세포독성 T세포는 전체 T세포 수의 80% 정도를 차지한다.

① ㄱ, ㄷ
② ㄴ, ㄹ
③ ㄱ, ㄷ, ㅁ
④ ㄴ, ㄹ, ㅁ
⑤ ㄱ, ㄴ, ㄷ, ㄹ

29 다음 중 interferon에 대한 설명으로 틀린 것은?

〈보기〉

ㄱ. 세균의 세포막을 공격하는 complex를 형성하여 세균을 파괴한다.
ㄴ. 바이러스에 감염된 세포에서 유리된다.
ㄷ. 바이러스에 감염된 체세포에 의해 활성화된 보조 T세포에서 유리된다.
ㄹ. 비특이적으로 바이러스에 대항하는 면역 시스템이다.
ㅁ. 감염되지 않은 주변 세포들이 바이러스에 대항할 수 있는 단백질을 합성하도록 유도한다.

① ㄱ, ㄷ
② ㄴ, ㄹ
③ ㄱ, ㄷ, ㅁ
④ ㄴ, ㄹ, ㅁ
⑤ ㄱ, ㄴ, ㄷ, ㄹ

30 사람의 호흡에 대한 다음 설명 중 가장 옳은 것은?

〈보기〉

ㄱ. 헤모글로빈의 산소결합 비율은 CO_2 분압이 높을수록 증가한다.
ㄴ. 헤모글로빈에 대해 가장 높은 친화성을 가진 기체는 CO이다.
ㄷ. 중추 chemoreceptor는 혈액 내 PO_2의 감소에 반응하여 호흡을 증가시킨다.
ㄹ. CO_2가 혈액 내에서 수송되는 가장 주된 방법은 bicarbonate 상태이다.
ㅁ. 체온이 증가하면 산소-헤모글로빈 해리곡선은 오른쪽으로 이동한다.

① ㄱ, ㄷ
② ㄴ, ㄹ
③ ㄱ, ㄷ, ㅁ
④ ㄴ, ㄹ, ㅁ
⑤ ㄱ, ㄴ, ㄷ, ㄹ

31 다음 설명 중 틀린 것은?

① 인슐린은 이자의 베타세포에서 분비되는 혈당강하 호르몬이다.
② 인슐린의 분비는 혈중 지방산 농도를 감소시킨다.
③ 인슐린의 분비는 세포 내에서 단백질 합성을 촉진한다.
④ Type 2 당뇨는 인슐린 생성의 감소가 원인이므로 인슐린 주사가 유일한 치료방법이다.
⑤ Type 1 당뇨는 일반적으로 20세 이전에 나타나 소아당뇨병으로 불린다.

32 사람의 신장과 그 기능에 대한 설명으로 다음 중 가장 맞는 것은?

〈보기〉

ㄱ. 정상인에서 총 심박출량(cardiac output)의 5% 정도가 신장의 사구체를 통하여 여과된다.
ㄴ. 실혈(hemorrhage) 상태에서 혈압이 감소하면 교감신경이 활성화 되어 afferent arteriole을 수축시킨다.
ㄷ. 혈장 콜로이드 삼투압은 사구체여과를 촉진시킨다.
ㄹ. 방사구체 장치(Juxtaglomerular apparatus)는 혈관 수축을 조절하는 물질을 분비하여 사구체여과율을 자가조절한다.
ㅁ. 동맥압 저하에 대해 사구체 여과율을 감소시키는 신장의 자가조절은 즉각적인 혈압조절을 이끄는 보상기전이다.

① ㄱ, ㄷ
② ㄴ, ㄹ
③ ㄱ, ㄷ, ㅁ
④ ㄴ, ㄹ, ㅁ
⑤ ㄱ, ㄴ, ㄷ, ㄹ

33 사람의 신장에서 Na^+의 재흡수에 대한 다음의 설명 중 틀린 것은?

〈보기〉

ㄱ. 근위세뇨관(proximal tubule)은 사구체에서 여과된 물의 65% 정도를 재흡수한다.
ㄴ. Vasopressin은 수집관(collecting tubule)에서 Na^+의 재흡수를 촉진하여 요를 농축한다.
ㄷ. Aldosterone은 원위세뇨관(distal tubule) 및 집합관에 Na^+-K^+ ATPase의 합성을 증가시켜 Na^+을 재흡수한다.
ㄹ. Renin은 혈중의 angiotensinogen을 angiotensin I으로 변환시키며 생성된 angiotensin I은 부신피질에서 aldosterone의 분비를 자극한다.
ㅁ. Renin은 사구체의 afferent arteriole 내의 혈압 강하 및 동맥압 강하에 모두 반응하여 분비된다.

① ㄱ, ㄷ
② ㄴ, ㄹ
③ ㄱ, ㄷ, ㅁ
④ ㄴ, ㄹ, ㅁ
⑤ ㄱ, ㄴ, ㄷ, ㄹ

34 다음 막전위에 대한 설명 중 가장 맞는 것은?

〈보기〉

ㄱ. 휴지 막전위(resting membrane potential)는 K^+의 equilibrium potential과 유사하다.
ㄴ. 휴지 막전위는 Na^+의 equilibrium potential과 유사하다.
ㄷ. 일반 신경세포가 가지는 휴지 막전위는 −70 mV 정도이다.
ㄹ. 활동전위의 생성은 실무율에 따르며, 자극이 강할수록 생성되는 활동전위의 크기가 증가한다.
ㅁ. 활동전위의 정상(peak)에서는 전압의존성 K^+ 채널의 개폐구(gate)가 열려 K^+이 세포밖으로 나가기 시작한다.

① ㄱ, ㄷ
② ㄴ, ㄹ
③ ㄱ, ㄷ, ㅁ
④ ㄴ, ㄹ, ㅁ
⑤ ㄱ, ㄴ, ㄷ, ㄹ

35 다음 중 뇌하수체 호르몬에 대한 설명으로 틀린 것은?

〈보기〉

ㄱ. 음식물 중 요오드의 섭취가 부족하면 feedback 조절에 의해 갑상선자극호르몬(TSH)이 과다 분비되어 갑상선종을 유발할 수 있다.
ㄴ. 뇌하수체 후엽은 부신피질로부터 feedback 조절을 받는다.
ㄷ. 시상하부는 뇌하수체 전엽 호르몬의 분비를 자극하기 위해 CRH, TRH 등을 전엽으로 연결된 모세혈관으로 분비한다.
ㄹ. 시상하부는 somatostatin을 방출하여 뇌하수체 전엽에서 vasopressin의 분비를 억제한다.
ㅁ. 뇌하수체 후엽은 시상하부와 축색에 의해 직접 연결되어 있으며 vasopressin을 분비한다.

① ㄱ, ㄷ
② ㄴ, ㄹ
③ ㄱ, ㄷ, ㅁ
④ ㄴ, ㄹ, ㅁ
⑤ ㄱ, ㄴ, ㄷ, ㄹ

36 **시냅스에서의 흥분전달에 대한 설명 중 적합하지 않은 것은?**

① 흥분성 시냅스(excitatory synapse)에서 시냅스 전 뉴런(presynaptic neuron)의 활동전위는 Ca^{++} 채널을 열고 신경전달 물질을 방출하게 한다.
② 흥분성 시냅스에서 시냅스 후 뉴런 막은 Na^{+}에 대한 투과성이 증가한다.
③ 억제성 시냅스(inhibitory synapse)에서 시냅스 전 뉴런의 활동전위는 시냅스 후 뉴런이 Cl^{-}에 대해 낮은 투과성을 가지도록하여 막전위를 감소시킨다.
④ 글루탐산은 보통 시냅스 후 뉴런 막전위를 증가시키는 흥분성 전달물질로 작용한다.
⑤ 글리신은 시냅스 후 뉴런 막전위를 감소시키는 억제성 전달물질로 작용한다.

37 **다음 중 주로 신장에서의 재흡수-배설과정을 통해 체내 양이 조절되는 혈중 성분이 아닌 것은?**

① Glucose
② Na^{+}
③ H^{+}
④ Phosphate
⑤ K^{+}

38 **사람의 심장 동방결절(SA node)에서 발생된 전기적 흥분은 방실결절(AV node)에서 전도가 지연된다. 심전도 상에서 전기적 신호가 방실결절을 지나고 있는 동안에 해당하는 상태는?**

① P파와 QRS파 사이
② P파 동안
③ QRS파 동안
④ QRS파와 T파의 사이
⑤ T파 동안

39 **다음 중 second messenger 시스템에 대한 설명으로 맞는 것은?**

① 아세틸콜린과 막수용체의 결합은 adenylate cyclase를 활성화시키고, 이 활성화된 효소는 G protein을 활성화시킨다.
② 평활근 세포에서 아세틸콜린과 수용체의 결합은 adenylate cyclase을 활성화시켜 세포내에 cAMP 농도를 증가시킨다.
③ cAMP는 phospholipase C에 의해 생성되며, protein kinase A 활성을 조절한다.
④ 아드레날린 수용체를 통해 활성화된 G protein은 phospholipase C를 통해 inositol triphosphate(IP_3)를 생성하고 세포내 K^+ 농도를 증가시킨다.
⑤ 아세틸콜린에 의한 혈관이완에 관여하는 second messenger는 IP_3이다.

40 **다음의 신경전달물질 중 약물중독(drug addiction)과 가장 관련이 깊은 신경전달물질은?**

① 세로토닌
② 노르에피네프린
③ 도파민
④ 글리신
⑤ 베타-엔돌핀

41 **다음 중 즉각적 과민반응(immediate hypersensitivity)에 대해 적합하지 않은 설명은?**

① B 세포에서 IgE를 생성하고 이 항체는 비만세포에 결합한다.
② 천식, hay fever 등이 그 예이다.
③ 항원에 노출 후 20분 이내에 발생한다.
④ 치료를 위해 항히스타민제가 사용될 수 있다.
⑤ 교감신경을 차단하는 약물을 사용하여 anaphylactic 쇼크에서 수반되는 호흡곤란증, 혈압강하 등에 대처할 수 있다.

42 다음 비타민에 대한 설명 중 적합하지 않은 것은?

① 비타민 B_{12}는 핵산의 합성에 필수적이므로 이의 흡수를 매개하는 intrinsic factor가 결여된 사람은 빈혈을 일으킨다.

② 엽산(folic acid) 부족은 빈혈을 유발한다.

③ 음식물에서 흡수된 비타민 D는 햇빛과 간 및 신장 내 효소의 작용으로 1, 25-$(OH)_2D_3$ 형태로 활성화되고 이는 소장에서 칼슘의 흡수를 촉진한다.

④ 비타민 E는 지방산과 세포막의 산화를 방지하여 노화와 관련된 손상을 줄일 수 있을 것으로 기대된다.

⑤ 비타민 K 결핍 환자는 혈액응고 억제제를 투여해야 한다.

43 다음 중 혈당량을 증가시키는 인자가 아닌 것은?

① 부교감신경

② 글루카곤(glucagon)

③ 교감신경

④ 코티졸(cortisol)

⑤ 성장 호르몬(growth hormone)

44 다음 중 아세틸콜린을 유리하는 것이 아닌 것은?

① 교감신경의 절전신경(preganglionic fiber)

② 부교감신경의 절전신경

③ 운동신경의 말단

④ 교감신경의 절후신경(postganglionic fiber)

⑤ 부교감신경의 절후신경

45 **다음 성호르몬에 대한 설명 중 가장 적합하지 않은 것은?**

① 황체형성 호르몬(LH)은 배란을 유도하는 호르몬으로서 뇌하수체 전엽에서 분비된다.
② 황체(corpus luteum)는 progesterone과 estrogen을 생성한다.
③ Testosterone은 스테로이드 호르몬으로서 세포 내 수용체와 결합하여 핵으로 이동하고 특정 유전자의 발현을 이끈다.
④ 임신 후 태아의 배외조직에서 분비되는 융모성 고나도트로핀(human chorionic gonadotropin)은 임신초기 황체를 유지하며, 임신진단 시약에서 이용된다.
⑤ 여포자극호르몬(FSH)은 정상상태에서 남성의 테스토스테론 분비를 억제한다.

46 **식물의 호르몬에 대한 다음 설명 중 틀린 것은?**

① 에틸렌은 메티오닌으로부터 생성되며 잎의 노화를 방지한다.
② 옥신은 트립토판을 전구물질로 하며 세포의 신장을 촉진한다.
③ 시토키닌은 세포분열을 촉진한다.
④ 앱시스산은 식물의 발아를 억제하고 낙엽의 노화를 촉진한다.
⑤ 지베렐린은 발아를 촉진한다.

47 **식물의 기공이 열리는 현상과 관계 없는 것은?**

① 공변세포의 팽창
② 삼투압으로 인한 엽육세포에서 공변세포로 물의 이동
③ 공변세포로 K^+의 유입
④ 잎에서 앱시스산의 분비의 증가
⑤ CO_2 유입과 광합성 촉진

48 **식물체에서 물을 지상부로 상승시키는데 기여하는 정도가 가장 낮은 인자는?**

① 증산작용
② 당 합성에 의한 삼투압 증가
③ 물의 증발로 생성되는 장력
④ 물기둥이 물관벽을 적시는 부착력
⑤ 물 분자들 간의 응집력

49 **광합성에 대한 다음의 설명 중 틀린 것은?**

① 엽록체의 그라나에서는 명반응이 일어난다.
② 명반응 결과 태양에너지로부터 ATP와 NADPH가 생성된다.
③ 명반응의 광화학계 II는 빛을 받아들여 물을 산화키고 전자를 받아들인다.
④ 명반응의 비순환적 광인산화반응에서는 최종적으로 NADPH가 생성된다.
⑤ 광화학계 I은 엽록소 P680을 중심으로 한다.

50 **다음의 특성에 해당하는 대기오염물질은?**

〈보기〉

ㄱ. 석유나 석탄 등이 연소할 때 나오는 무색의 자극성 기체
ㄴ. 나무뿌리에 사는 균근을 없애 삼림의 황폐화 유발
ㄷ. 대기 중 농도가 높아지면 눈을 자극하며 천식을 유발
ㄹ. 호수의 pH를 낮게 유지

① O_3
② CO_2
③ SO_2
④ NO, NO_2
⑤ CO

편입문제 2회

01 **다음 중 DNA지문을 만들 때 사용되었던 과정이 아닌 것은 무엇인가?**

① DNA 조각을 분리하기 위해 전류가 사용된다.
② 혈액, 정액, 질액, 또는 모근으로부터 채취한 DNA가 분석에 사용된다.
③ 지문을 나타내는 부위의 유전자를 세균에 클로닝한다.
④ 잘려진 DNA를 크기에 따라 여러 가지 조각들로 분리하기 위해 젤 위에 놓는다.
⑤ DNA는 제한효소로 처리된다.

02 **복합 약제내성 HIV에 대한 다음의 설명 중 옳지 않은 것은?**

① 바이러스의 증식이 저지 되었을 때 거의 생기지 않을 수 있다.
② 환자에게서 항 HIV 약을 끊게 하고 치료할 수 있다.
③ 비 감염 정상인에게도 전달될 수 있다.
④ 간혹 비 내성 변종보다 다른 세포를 감염시키고 증식하는 능력이 부족하다.
⑤ 약 복용이 일정하지 않는 개인에게서 보다 더 일반적이다.

03 **단일 공통조상에서 유래한 두 신종의 기원에 대한 가장 공인된 과학적 가설에 따르면, 대부분의 신종은 (   ) 발생한다.**

① 조상종이 진화하기 시작할 때
② 자연선택이 없을 때
③ 창조자가 두 신종이 예전 종보다 오히려 낫다고 결정할 때
④ 조상종의 집단들이 서로 격리되었을 때
⑤ 많은 돌연변이가 일어날 때

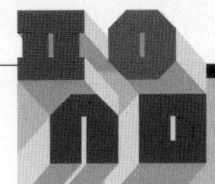

04 **보조 T세포는 (   ) 물질을 분비한다.**

① 가슴샘에서 더 많은 B세포가 만들어지도록 자극하는
② B세포와 세포독성 T세포의 반응을 보강하는
③ 역전사효소를 억제하는
④ 세균이 세포로 들어오는 것을 방지하는
⑤ 백혈병의 예방을 도와주는

05 **다음에서 약물에 대해 잘못 설명한 것은?**

① 시상하부는 알코올에 대한 수용체를 가지고 있다. 그래서 성욕이나 식욕이 알코올의 사용에 의해 달라진다.
② 카페인은 중추신경계의 세포뿐만 아니라 대부분의 체세포를 자극한다.
③ THC와 일부 오피에이트는 몸에서 자연적으로 생성되는 화합물질과 유사한 효과를 내며 그들의 수용체에 결합한다.
④ 오피에이트는 식물에서 추출되며, 구조적으로 일부 신경전달물질과 유사한 마취제이다.
⑤ LSD는 구조적으로 세로토닌과 관련이 있고, 영구적인 기억력, 주의 지속기간, 추상적인 판단의 손상의 원인이 된다.

06 **서식지의 손실은 절멸과 종 다양성의 위험에 대한 1차 원인이다. 절멸이나 절멸위험의 원인으로 인간에 의해 야기된 것은?**

① 서식지 단편화
② 외래종의 도입
③ 남획
④ 오염
⑤ 위의 항목 모두

07 **현화식물의 적응방사는?**

① 생식을 돕는 곤충을 유인하는 꽃 때문일 것이다.
② 1억년에서 8천만년 전에 일어났다.
③ 고유한 방어 물질 때문이다.
④ 이중수정 과정에 의한 질 높은 종자 생산 때문일 것이다.
⑤ 위의 항목 모두

08 **RNA polymerase(RNA 중합효소) III에 대한 설명 중 틀린 것은?**

① 짧은 유전자들을 전사한다.
② 고전적 III급 유전자(5S rRNA, tRNA, VA RNA)는 그 내부에 프로모터를 가진다.
③ 5S rRNA 유전자의 내부 프로모터는 세 부분으로 나뉜다.
④ U6 snRNA 유전자는 내부 프로모터를 가지고 있다.
⑤ 7SK RNA 유전자는 7SL RNA 유전자와 유사한 5' 주변부위를 갖는다.

09 **정상에 대해 열성인 낭포성섬유증 보인자로 두 남녀가 결혼하여 아이 셋을 가지고 있는데 모두 정상이다. 네 번째 아이가 낭포성섬유증을 가질 확률은 얼마인가?**

① 1/2 ② 1/3
③ 1/4 ④ 1/5
⑤ 1/6

10 **다음 중 전사에 관련된 내용이다. 틀린 것은?**

① DNA 가수분해효소는 전사가 활발한 유전자의 조절부위를 절단한다.
② 전사가 활발한 어떤 유전자는 조절부위에 잘 정렬된 뉴클레오좀을 가지고 있다.
③ 히스톤 아세틸화는 세포질과 핵에서 모두 일어난다.
④ 세포질의 아세틸화는 HAT B에 의해 일어난다.
⑤ 많은 보조 활성인자는 HAT A의 기능을 가지고 있지 않다.

11 **생화학자가 실험실에서 자라는 세포의 DNA양을 측정할 때 다음의 어느 시기에 DNA양이 2배된 것을 확인할 수 있겠는가?**

① 체세포분열의 전기와 후기 사이
② 세포주기의 G1과 G2시기 사이
③ 세포주기의 M시기 동안에
④ 감수분열의 전기 I과 전기 II사이에
⑤ 체세포분열의 후기와 말기 사이에

12 **다음 중에서 어느 것이 접합 전 생식장벽의 예인가?**

① 암컷 포유류는 잡종 자손을 분만할 수 없다.
② 잡종 식물은 단지 불임성 화분만을 생산한다.
③ 두 종간의 새 잡종은 어느 종도 인식하지 못하는 노래를 부른다.
④ 한 종의 수컷 파리는 다른 종의 암컷이 납득하지 못하는 '날개 흔들기' 춤을 춘다.
⑤ 잡종 배는 완전히 발달할 수 없다.

13 **어떤 형질이 높은 상속지수를 가질 때 ______________**

① 그것은 유전자에 의해 영향을 받는다.
② 그것은 환경에 의해 영향을 받지 않는다.
③ 집단내의 형질 변이는 1차적으로 유전자형 변이로 설명될 수 있다.
④ ①, ③ 이 옳다.
⑤ ①, ②, ③ 이 옳다.

14 **자포동물에 관련된 사항이다. 틀린 것은?**

① 해파리가 이에 해당된다.
② 촉수를 이용하여 먹이를 섭취한다.
③ 항문이 없다.
④ 소화강이 없다.
⑤ 다른 동물과 구별되는 뚜렷한 차이점은 낭배기에 형성되는 세포층의 수이다.

15 **생물군집의 4가지 중요 특성에 포함되지 않은 것은?**

① 군집의 다양성
② 식생의 우세형
③ 군집의 안정성
④ 군집의 영양구조
⑤ 군집의 기능성

16 **생물다양성 위기의 세 가지 주요 원인은 무엇인가?**

① 종의 도입, 서식지 파괴, 생물과 포획
② 종의 멸종, 유전학적 다양성 파괴, 생물다양성 파괴
③ 종의 멸종, 서식지 파괴, 유전학적 다양성 파괴
④ 도입된 종, 유전학적 다양성 파괴, 서식지 파괴
⑤ 종의 도입, 생물과 포획, 생물다양성 파괴

17 **동물의 특징을 설명한 것이다. 틀린 것은?**

① 환형동물은 체절을 갖는다.
② 절지동물문은 동물 중 가장 종수가 많다.
③ 극피동물은 체절이 없다.
④ 최초의 육상척추동물은 양서류이다.
⑤ 해면동물은 좌우대칭이다.

18 **피터는 28세로 아버지가 우성의 유전병으로 증상이 35세와 50세 사이에 나타나는 헌팅턴무도병으로 돌아가셨다. 피터의 44세 누나와 60세 어머니는 정상이다. 피터가 이 유전병을 가지고 있을 확률은 얼마인가?**

① 1/2
② 1/3
③ 1/6
④ 1/8
⑤ 1/10

19 **식물의 후벽세포에 관한 설명이다. 틀린 것은?**

① 주성분이 리그닌이다.
② 살아있는 세포로 되어 있다.
③ 2차 세포벽이 있다.
④ 섬유와 보강세포로 구성되어 있다.
⑤ 주요역할은 식물의 지지이다.

20 **기후가 점차 추워짐에 따라서 곰 집단의 털 두께가 시대를 거듭함에 따라서 증가하였다. 이것은 어떤 유형의 자연선택에 해당하는가?**

① 분지성 선택
② 방향성 선택
③ 안정화 선택
④ 분열성 선택
⑤ 발전성 선택

21 **밀로부터 빵밀로의 진화에서 각 종분화 에피소드는 부모 종으로부터 지역적 격리 없이 새로운 종의 기원인 (   ) 종분화의 한 예이다.**

① 이지역성(allopatric)
② 동지역성(sympatric)
③ 단속평
④ 선택적 진화
⑤ 유형진화

22 **5계체제와 3도메인 체제를 비교했을 때 얼마나 많은 계가 진핵생물 도메인에 포함되는가?**

① 1가지
② 2가지
③ 3가지
④ 4가지
⑤ 5가지

23 **말미잘은 (   )문에 속하고, 흡충류는 (   )문에 속한다.**

① 해면동물, 자포동물
② 극피동물, 편형동물
③ 연체동물, 자포동물
④ 편형동물, 자포동물
⑤ 자포동물, 편형동물

24 **자연서식지의 크기와 그 서식지가 부양할 수 있는 종수와의 관계를 설명한 것은?**

① 생태계 기능 비용
② 남획정도
③ 종-면적곡선
④ 근친교배 침하 정도
⑤ 서식지 단편화의 측정

25 **먹이그물의 상위 단계에 존재하는 생물의 총생산량은 하위 단계에 존재하는 생물의 총생체량 보다 적다. 그 이유는 무엇인가?**

① 하위 단계 생물의 크기가 더 작다.
② 상위 단계에 있는 생물이 생존을 위해 더 많은 에너지가 필요하다.
③ 각 단계에서 에너지의 대부분은 단순히 개체를 유지하는데 사용된다.
④ 각 단계에서 사용하고 남은 에너지만이 다음 단계의 생물에게 이용된다.
⑤ 답이 여러 개이다.

26 **뇌하수체 호르몬에 의하여 직접 조절되는 내분비샘이 아닌 것은?**

① 난소
② 정소
③ 부신피질
④ 송과샘
⑤ 갑상샘

27 **체온조절과 항상성조절중추기능을 하는 곳은?**

① 소뇌 ② 중간뇌
③ 시상하부 ④ 대뇌
⑤ 뇌간

28 **피층의 가장 안쪽에 있으며, 피층과 유관속조직 사이를 통과하는 물질을 결정하는 선택적 장벽으로 작용하는 조직은?**

① 표피 ② 유조직
③ 내피 ④ 수
⑤ 후각조직

29 **나무껍질(bark)을 구성하는 조직은 무엇인가?**

① 2기 사부(체관부), 코르크형성층, 코르크
② 2기 목부(물관부), 형성층, 2기 사부(체관부)
③ 1기 사부(체관부), 1기 목부(물관부), 코르크형성층
④ 코르크형성층, 2기 사부(체관부), 2기 목부(물관부)
⑤ 1기 사부(체관부), 코르크형성층, 2기 사부(체관부)

30 **핵인(nucleolus)에 대한 설명으로 옳지 않는 것은?**

① 세포주기 중간기에 관찰된다.
② 유사분열 전기에 소실된다.
③ 주요성분 중 하나는 rRNA이다.
④ 세포의 단백질합성이 활발할 때 감소한다.

31 **섬유소로부터 포도당이 되는 가수분해는 (　　　)반응이다.**

① 재배열
② 전자전달
③ 작용기전달
④ 분해
⑤ 축합

32 **뉴클레오티드 성분이 아닌 것은?**

① 퓨린
② 당
③ 피리미딘
④ 지질
⑤ 인산

33 **한 생물체가 질소고정과 광합성을 동시에 할 수 있는 생물 그룹은?**

① 식물
② 지의류
③ 녹조류
④ 갈조류
⑤ 남조류

34 **막 세포소기관의 설명 중 가장 올바른 것은?**

① 각각 특이적인 화학반응을 일으킨다.
② 막의 구성분이 각각 다르다.
③ 진핵세포에는 있지만 원핵세포에는 없다.
④ 세포막에서 유래된 막으로 둘러싸인 구획이다.
⑤ 위의 항목 모두

35 **젖산발효를 수행하는 세포는?**

① *Lactobacillus* 세포
② 근육세포
③ *Lactobacillus* 세포, 근육세포
④ *Streptomyces* 세포
⑤ 간세포

36 **안티코돈은 다음 무엇과 짝을 지을까?**

① mRNA
② rRNA
③ tRNA
④ DNA
⑤ amino acid

37 **DNA에 작용하여 티민 이량체를 생성하는 돌연변이원은?**

① 이온화 방사선
② 자외선
③ 적외선
④ 알킬화물질
⑤ 항생물질

38 **세균의 유전자 발현에 관계가 없는 것은?**

① 독소
② 영양분
③ 온도
④ 세균의 형태
⑤ 세균의 밀도

39 **세균의 단백질 합성에 있어서 rRNA와 상보적인 염기서열이 존재하는 곳은?**

① 선도서열
② 촉진유전자서열
③ 작동유전자서열
④ 조절유전자서열
⑤ 증폭유전자서열

40 **세균의 유전자 발현에 있어서 시그마인자가 결합하는 부분은?**

① 선도서열　② 촉진유전자서열
③ 작동유전자서열　④ 조절유전자서열
⑤ 증폭유전자서열

41 **곰팡이의 일반적 특성이 아닌 것은?**

① 종속영양　② 포자를 형성
③ 세대교번　④ 균사체
⑤ 대부분 식물에 기생

42 **전에는 곰팡이의 한 문으로 분류되었으나, 현재는 원생동물로 분류되는 생물그룹은?**

① 효모　② 난균류
③ 방선균류　④ 점균류
⑤ 병꼴균류

43 **토양에서 가장 많이 존재하고, 항생물질을 생산하는 생물그룹은?**

① 효모　② 난균류
③ 방선균류　④ 점균류
⑤ 지의류

44 **식물에서만 병을 일으키고, 자력으로 복제가 불가능한 RNA 유전물질은?**

① 프리온　② 비로이드
③ 바이러스　④ 마이코플라즈마
⑤ 샤프론

45 **동물에서만 병을 일으키고, 자력으로 증식이 가능한 단백질은?**

① 프리온
② 비로이드
③ 바이러스
④ 마이코플라즈마
⑤ 샤프론

46 **역전사효소를 생성하는 2개의 동일 RNA 유전체를 입자 내에 가진 병원바이러스는?**

① Influenza virus
② Poliovirus
③ Human immunodeficiency virus
④ Smallpox virus
⑤ Herpes virus

47 **8개의 RNA 유전체를 입자 내에 가져 변이가 가장 많이 일어나 척추동물에 광범위 숙주를 가지고 있는 바이러스는?**

① Influenza virus
② Poliovirus
③ Human immunodeficiency virus
④ Smallpox virus
⑤ Herpes virus

48 **마이신 종류의 항생물질이 세균을 죽이는 기작은?**

① 세포벽 합성저해
② 세포막합성저해
③ 단백질 합성저해
④ 효소활성저해
⑤ RNA 활성저해

49 **식물의 뿌리로부터 영양분 흡수는 뿌리에 공생하는 (　　)에 의존한다.**

① 뿌리털
② 뿌리혹
③ 토양세균
④ 근균
⑤ 토양원생생물

50 **생태계에서 소비자, 분해자, 생산자 3기능을 전부 가지고 있는 생물 그룹은?**

① 세균
② 곰팡이
③ 원생생물
④ 식물
⑤ 동물

편입문제 3회

01 다음 중 epithelial tissue를 포함하고 있는 조직은?

① inner surface of blood vessel
② adipose tissue
③ cartilage
④ blood
⑤ inner surface of stomach

02 내장근(smooth muscle) 또는 심장근(cardiac muscle)과 비교하여 골격근(skeletal muscle)이 가지는 특징을 가장 적합하게 표현한 문항은?

① involuntary
② autonomic contraction
③ functional syncytium
④ neuromuscular junction
⑤ single nucleus

03 다음은 골격근의 수축과정을 설명한 문항들이다. 잘못 기술된 문항은?

① 세포외액의 Ca^{++} 농도가 증가하면 수축력이 높아진다.
② 골격근육의 수축 후 이완은 ATP가 myosin head에 결합하여야 이루어진다.
③ Ca^{++}이 결합하는 부분은 troponin이다.
④ Transverse tubule에는 voltage gated Na^{+}channel이 존재한다.
⑤ 골격근육의 수축은 myosin head의 stroke에 의하여 이루어진다.

04 **영양소의 소화와 흡수에 관한 설명으로 가장 적합한 문항은?**

① 위장관(gastrointestinal tract)에서 흡수된 탄수화물, 지방, 단백질은 간에서 먼저 저장된 후 다른 장기로 공급된다.

② 아미노산(amino acids), 중성지방(triglyceride) 및 젖당(lactose)은 소장에서 소화과정 없이 흡수된다.

③ 탄수화물의 소화는 위장(stomach)에서부터 시작된다.

④ 십이지장에서 분비된 CCK는 췌장의 소화효소 분비를 촉진하고 담낭을 수축시켜 담즙이 십이지장으로 분비되게 한다.

⑤ 영양소를 가장 많이 흡수하는 부분은 가장 직경이 굵은 위장이다.

05 **다음 중 비만(obesity)이 될 가능성이 높은 환경은?**

〈보기〉

가. defective leptin secretion
나. activation of parasympathetic nervous system
다. low basal metabolic rate
라. excessive carbohydrate intake

① 가, 나, 다
② 가, 다
③ 나, 라
④ 라
⑤ 가, 나, 다, 라

06 **심장의 수축에 관한 설명으로 옳지 않은 문항은?**

① 심장 수축의 리듬을 결정하는 부위는 동방결절(sinoatrial node)이다.

② 심방근육과 심실근육은 절연체에 의하여 전기적으로 분리되어 있다.

③ 심장에서 흥분파(임펄스) 전도 속도가 가장 빠른 부분은 Purkinje fiber이다.

④ 심실근육을 모두 흥분시키는데 필요한 시간은 심전도의 QRS wave 길이로 짐작할 수 있다.

⑤ 심장근육으로의 혈류는 주로 수축기에 공급받는다.

07 **호흡 및 조직으로의 산소 공급과 관련하여 가장 바르게 설명한 문항은?**

① 동맥, 모세혈관 및 정맥을 통하여 영양소와 산소를 조직(tissue)으로 공급한다.
② 정맥혈(venous blood)과 폐포(alveolus) 사이의 가스 분압 차이는 산소가 이산화탄소보다 약 10배 높다.
③ 안정(rest)시 흡식(inspiration)은 대부분이 횡격막(diaphragm)의 이완에 의하여 이루어진다.
④ 호흡중추는 대뇌피질, 특히 측두엽(temporal lobe)에 위치한다.
⑤ 저호흡(hypoventilation)시 혈액의 이산화탄소 농도 증가로 인하여 pH가 높아지게 된다(alkalinization).

08 **신경 세포의 안정상태 막전압(resting membrane potential) 형성에 가장 크게 영향을 미치는 인자는?**

① 세포 내 · 외액의 Na^+ 농도 차이
② 세포 내 · 외액의 Na^+ 농도 경사(비)
③ 세포 내 · 외액의 K^+ 농도 차이
④ 세포 내 · 외액의 K^+ 농도 경사(비)
⑤ 세포내 단백질의 몰농도

09 **뇌에서 체온조절, 식이조절 및 갈증을 담당하는 부위는?**

① 시상하부(hypothalamus)
② 뇌하수체(pituitary)
③ 해마(hippocampus)
④ 뇌교(pons)
⑤ 기저핵(basal ganglia)

10 **무릎건 반사(knee-jerk reflex)에 관여하지 않은 부분은?**

① stretching of the muscle
② motor neuron
③ muscle spindle
④ interneuron
⑤ 모두 관여한다.

11 **Histamine 분비를 촉진하여 알레르기 반응을 일으키는데 관여하는 항체(antibody)의 종류는? (**Ig; immunoglobulin)**

① IgM
② IgG
③ IgD
④ IgA
⑤ IgE

12 **다음 중 뇌하수체 전엽(anterior lobe)에서 만들어지는 호르몬은?**

〈보기〉

가. growth hormone	나. antidiuretic hormone
다. follicle-stimulating hormone	라. progesterone

① 가, 나, 다
② 가, 다
③ 나, 라
④ 라
⑤ 가, 나, 다, 라

13 **사진에서 나타난 것과 같은 해산물이 부족한 내륙 지방에서 주로 발생하는 갑상선이 커지는 goiter 환자에서 나타나게 되는 현상들을 올바르게 조합한 문항은?**

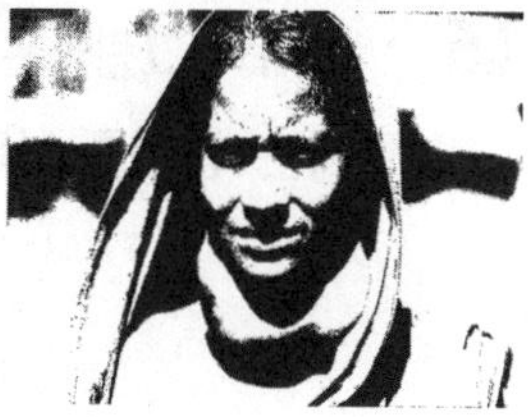

〈보기〉

가. nervousness and weight loss
나. elevated thyroid-stimulating hormone level
다. low plasma thyrotropin-releasing hormone level
라. low plasma thyroxine level

① 가, 나, 다
② 가, 다
③ 나, 라
④ 라
⑤ 가, 나, 다, 라

14 **혐기성 대사(anaerobic metabolism)에 비하여 호기성 대사(aerobic metabolism)의 특징으로 관계가 가장 적은 문항은?**

① 에너지 효율이 좋다.
② 에너지원으로 지방을 사용할 수 있다.
③ 신속하게 ATP를 생산할 수 있다.
④ 미토콘드리아를 필요로 한다.
⑤ 대사산물로 물과 이산화탄소가 만들어진다.

15 **아래의 그림들은 신세뇨관(renal tubule)으로 걸러진(filtered) 물질들의 재흡수와 분비가 이루어지는 형태를 나타낸 것으로 포도당의 경우에 해당하는 물질은 어느 것인가?**

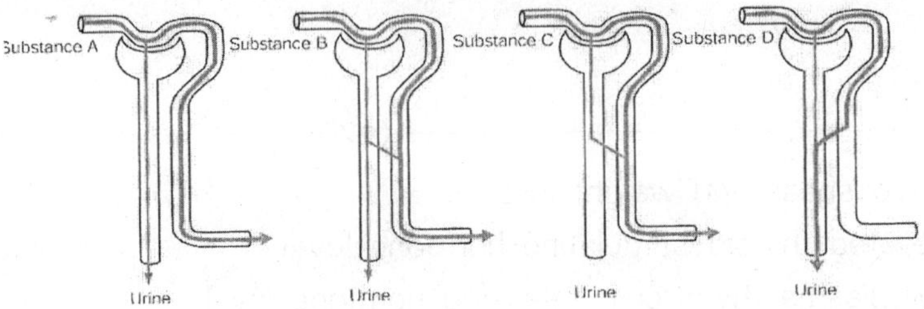

① Substance A
② Substance B
③ Substance C
④ Substance D
⑤ 해당하는 그림이 없다.

16 **여성 성주기(menstrual cycle)에서 배란(ovulation)과 시간적으로 가장 관련이 높은 사항은?**

① peak of LH level
② peak of progesterone level
③ end point of secretory phase of endometrium
④ end point of menstrual phase of endometrium
⑤ start point of proliferative phase of endometrium

17 **다음 중 태반(placenta)에서 분비되는 호르몬은?**

〈보기〉

가. human chroionic gonadotropin　　나. progesterone
다. estradiol　　라. aldosterone

① 가, 나, 다　　② 가, 다
③ 나, 라　　④ 라
⑤ 가, 나, 다, 라

18 정상인 사람이 물 1.5 liter를 마신 후 나타나는 변화를 마시기 전과 비교하면? (** ↑ ; increase, ↓ ; decrease, →; no specific change)

	체액량		삼투질 농도	
	ECF	ICF	ECF	ICF
①	↑	→	↑	↑
②	↑	↑	↓	↓
③	→	↑	→	↑
④	↑	↑	→	→
⑤	↑	→	↓	→

19 유산소 호흡 과정 중 피루브산이 아세틸 CoA를 거쳐 크렙스 회로 과정을 거치는데 이때 피루브산 한 분자당 생성되는 이산화탄소, ATP, NADH, $FADH_2$의 양(크렙스 회로와 그 직전의 준비단계에서 생성하는 물질의 양)은?

① 이산화탄소 2개, ATP 8개, NADH 2개, $FADH_2$ 3개
② 이산화탄소 4개, ATP 2개, NADH 4개, $FADH_2$ 2개
③ 이산화탄소 2개, ATP 3개, NADH 3개, $FADH_2$ 3개
④ 이산화탄소 3개, ATP 1개, NADH 4개, $FADH_2$ 1개
⑤ 이산화탄소 5개, ATP 2개, NADH 3개, $FADH_2$ 1개

20 **신경세포의 활동전압 그림에서 화살표 부위에 자극을 주었을 때, 나타나는 반응에 대한 설명으로 가장 올바른 것은?**

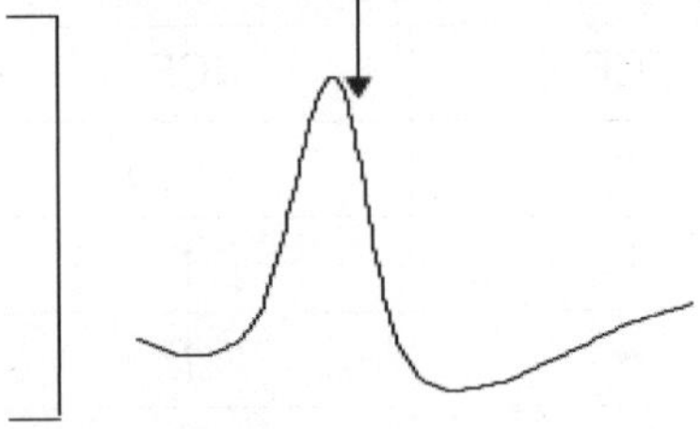

① 크기가 작은 활동전압이 자극과 동시에 발생할 것이다.

② 첫 번째와 같은 모양의 활동전압이 자극과 동시에 발생할 것이다.

③ 같은 모양의 활동전압이 발생하지만 delay 후 생긴다.

④ 활동전압은 발생하지만 overshoot는 일어나지 않을 것이다.

⑤ 활동전압이 발생하지 않을 것이다.

21 **다음 생물종중 세포 속에 들어있는 핵 DNA의 특정 유전자를 비교한 결과로 옳은 것은?**

① 진핵생물에는 매우 다른 group이 있다.

② 두 종이 서로 가까운 유연관계를 형성하고 있다.

③ 곰팡이는 식물보다 동물에 더 가깝다.

④ ①, ② 옳은 보기이다

⑤ ①, ②, ③ 모두 옳은 보기이다

22 **DNA microarray(마이크로어레이)에서 어떤 정보를 얻을 수 있는가?**

① 어떤 특정유전자가 특정세포에서 활발하게 전사되는지를 알 수 있다.

② 특정 유전자를 갖고 있는 클론을 찾을 수 있다.

③ 클로닝하기 위한 DNA을 만들 때 역전사효소를 찾기가 용이하다.

④ 재조합 플라스미드에 유전자를 클로닝하기에 용이하다.

⑤ DNA를 자르거나 연결할 때 효소를 쉽게 알아낼 수 있다.

23 **제한효소(restriction enzyme)의 기능은 무엇인가?**

① 이중가닥의 DNA를 생성하는 것
② 뉴클레오티드를 서로 결합시키는 것
③ 특별한 부위에서 핵산을 자르는 것
④ 당-인산 공격에서 파손을 고치는 것
⑤ DNA 가닥에 새로운 핵산을 첨가하는 것

24 **시냅스 전 신경세포의 도파민 재흡수 수용체를 봉쇄함으로써 도파민이 오랫동안 작용할 수 있게 하여 ADHD(주의력 결핍 행동장애)를 가진 사람에게 도움을 주는 것은?**

① 리탈린(ritalin)
② 아세틸콜린(acetylcholine)
③ 세로토닌(serotonin)
④ 세르톨리(sertoli)
⑤ 아목시실린(amoxycillin)

25 **멸종위기 종 회복을 위해 하나의 개체군보다 더 많은 개체군을 한 장소보다 많은 장소에서 보존하는 이유는?**

① 멸종이 한 장소에서만 일어난다면 종 전체가 멸종될 확률이 낮아진다.
② 각각의 개체군 내에서 근친교배가 일어날 확률이 높아진다.
③ 각각의 개체군에서 유전적 부동이 일어날 확률이 높아진다.
④ 각각의 개체군에서 이형접합체가 적게 존재한다.
⑤ 다른 장소에서 서식지 단편화가 일어날 확률이 높아진다.

26 **캘빈회로로 들어간 6개의 탄소원자는 12개의 PGAL을 형성한다. 그 중에서 2개는 6탄당인 산을 형성하기 위해 사용되고, 나머지는 (　　　)를 재생산하기 위해 사용된다.**

① RuBP(ribulose biphosphate)
② PGA(phosphoglycerate)
③ PGAL(phosphoglyceraldehyde)
④ Glucose
⑤ CO_2

27 **역전사 효소(reverse transcriptase)를 이용하여 만든 인위적인 유전자가 종종 자연적으로 존재하는 유전자보다 길이가 짧은 이유는?**

① 인트론을 지니지 않았기 때문에
② 인트론을 가지고 있기 때문에
③ 엑손을 지니고 있기 때문에
④ 엑손을 지니고 있지 않기 때문에
⑤ 위 문항들로는 설명할 수 없다.

28 **한 염색체에서 다른 염색체로 옮겨 다닐 수 있는 특정 유전요소가 있는 것을 무엇이라 하는가?**

① 트랜스포존
② Junk 유전자
③ 텔로미어
④ 트레쉬 유전자
⑤ 프로브

29 **식물의 증산작용 및 물질이동에 관련된 내용 중 틀린 것은?**

① 증산작용이 장력을 일으킨다.
② 기공을 통해 수분이 손실된다.
③ C_4 식물은 밤에 기공을 연다.
④ 기공의 개폐작용 조절은 물 함량, CO_2 흡수 및 O_2 방출과 균형을 이룬다.
⑤ 식물의 유기화합물은 사부의 사관을 통해 운반된다.

30 **피자식물의 생활환에서 감수분열 후 8개의 핵이 들어 있는 배낭이 만들어 진다. 그 중 가장 위쪽에 있는 세포를 무엇이라 하는가?**

① 조세포
② 반족세포
③ 극핵세포
④ 알세포
⑤ 난세포

31 **2기 목부의 횡단면에서 나타나는 것으로 온대지방에 사는 식물에는 있으나, 열대지방의 수목에서는 구별 할 수가 없고 1년에 1개가 형성되나 Tamarix aphylla에서는 2개씩 형성되는 것은?**

① 2기 목부
② 2기 사부
③ 생장륜
④ 방사 조직
⑤ 1기 목부

32 **극피동물의 특징을 바르게 설명한 것은?**

① 내골격을 가진다.
② 새우는 극피동물에 속한다.
③ 극피동물이 모두 해산은 아니다.
④ 체절을 가지고 있다.
⑤ 유충들은 방사대칭이다.

33 **효소 유전자군 사이에 있는 DNA 부위이며, RNA 중합효소가 특정부위에 결합하여 전사의 시작을 결정하는 것을 무엇이라 하는가?**

① 억제자(repressor)
② 오퍼레이터(operator)
③ 프로모터(promoter)
④ 구조유전자
⑤ 전령 RNA

34 **다른 집단 간의 피부색 유사성은 주로 (　　　)의 결과로 보인다.**

① 자연선택
② 평행진화
③ 수렴진화
④ 공통조상
⑤ 분기진화

35 어떤 대립유전자의 표현형이 개인에게 나타날 때 동일한 2개의 대립유전자를 가질 때만 나타난다면 이 대립유전자를 (　　　)이라고 한다.

① 우성　　② 불완전우성
③ 열성　　④ 공동우성
⑤ 유전자형

36 인간 집단 간의 차이점은 (　　　　)를(을) 통해 일어날 수 있다.

① 유전적 부동　　② 자연선택
③ 창시자 효과　　④ ①과 ②가 옳다.
⑤ ①, ②, ③이 옳다.

37 동물계의 일반적인 특징이 아닌 것은?

① 다세포성
② 생활사 중에서 배 발생을 함
③ 유성생식에만 의존
④ 생활사의 특정 단계에서 유동성을 가짐
⑤ 종속영양생물

38 다음 중 식물의 특징이 아닌 것은?

① 모든 생장은 분열조직에서 기원한다.
② 표피, 유조직, 후각조직, 후벽조직은 단일조직이다.
③ 후벽조직은 기계적인 지지 기능을 가지고 있다.
④ 잎은 상표피와 하표피 사이에 잎맥과 엽육조직을 가진다.
⑤ 나무의 코르크에는 suberin이 침적되어 있다.

39 **핵막에 대한 다음 설명 중 옳지 않은 것은?**

① 내막과 외막 사이에는 핵 라민가 존재한다.
② 내막과 외막은 연결되어 있다.
③ 핵공은 핵질과 세포질을 연결시켜 준다.
④ 내막과 외막은 전형적인 인지질 이중층이다.
⑤ 핵산은 핵공을 통해 이동할 수 있다.

40 **막을 통과하는 어떤 분자의 촉진확산은 막 양쪽 분자 농도차이가 증가해도 그 속도는 어느 정도 이상 증가하지 않는다. 그 이유는?**

① 촉진확산은 ATP를 사용하기 때문
② 농도 차이가 증가함에 따라, 분자들이 서로의 이동을 방해하기 때문
③ 분자를 이동시키는 단백질이 운반단백질이므로
④ 분자를 이동시키는 단백질이 채널단백질이므로
⑤ 확산 계수가 농도 차이에 의존하므로

41 **캘빈-벤슨회로에 대한 다음 설명 중 옳지 않은 것은?**

① CO_2는 RuBP와 반응하여 3PG를 형성한다.
② 루비스코 효소에 의해 CO_2가 고정된다.
③ 3PG가 환원될 때, ATP와 NADPH + H^+가 생성된다.
④ 빛이 없어지면, 3PG의 농도가 높아진다.
⑤ 루비스코는 CO_2와 RuBP의 반응을 촉매한다.

42 **진핵생물의 DNA 복제는 박테리아의 DNA 복제와 다른데, 그 이유는?**

① 진핵생물의 DNA 복제는 3'에서 5'방향으로 일어나고, 박테리아의 DNA 복제는 5'에서 3'방향으로 일어나기 때문이다.

② 진핵생물의 DNA복제는 5'에서 3'방향으로 일어나고, 박테리아의 DNA 복제는 3'에서 5'방향으로 일어나기 때문이다.

③ 진핵생물의 염색체는 여러 개의 복제분기점이 존재하고, 박테리아는 한 개의 복제 분기점이 존재하기 때문이다.

④ 진핵생물의 DNA 복제는 5'에서 3'방향으로 일어나고, 박테리아의 DNA 복제는 방향에 관계없이 무작위적으로 일어나기 때문이다.

⑤ 진핵생물의 DNA 복제에서는 오카자키절편이 생성되는 반면, 박테리아의 DNA 복제에서는 오카자키 절편이 생성되지 않기 때문이다.

43 **생물의 5계(Kingdom) 중에 생산자, 소비자 및 분해자의 역할을 모두 수행할 수 있는 계는?**

① 원생생물계
② 곰팡이계
③ 세균계
④ 식물계
⑤ 동물계

44 **자실체인 버섯을 생성하는 진균의 그룹은?**

① 병꼴균류
② 접합균류
③ 자낭균류
④ 담자균류
⑤ 불완전균류

45 **인간의 면역세포에 특이적으로 감염되며 역전사효소를 생성하는 바이러스는?**

① Poliovirus
② Smallpox virus
③ Influenza virus
④ Human immunodeficiency virus
⑤ Herpes virus

46 **인류역사상 가장 많은 사상자를 내었으며, 인간과 동물 공동전염 병원체이고 8개의 분절 게놈을 가진 바이러스는?**

① Poliovirus
② Smallpox virus
③ Influenza virus
④ Human immunodeficiency virus
⑤ Herpes virus

47 **단백질 합성에 있어서 개시복합체의 구성성분이 아닌 것은?**

① AUG
② mRNA
③ UGA
④ GTP
⑤ Met tRNA

48 **세포 내에서 단백질을 적당한 꼬임 등 단백질의 구조 형성(예: 2차, 3차, 4차 등)에 관여하는 물질은?**

① 조절 단백질
② 단백질 합성효소
③ 단백질 분해효소
④ 샤페론 단백질
⑤ 리보자임

49 **RNA만을 유전물질로 이용하고, 식물에서만 감염성이 알려진 것은?**

① 리조비움
② 마이코플라즈마
③ 프리온
④ 비로이드
⑤ 바이러스

50 **세균에서 일어나는 크렙스 회로의 중간 산물 중에 아미노기와 처음으로 반응하여 아미노산을 생성하는 물질은?**

① pyruvate
② citrate
③ acetyl-CoA
④ α-ketoglutarate
⑤ succinyl-CoA

편입문제 4회

01 다음에서 썩은 고기를 병 속에 넣어두고 파리를 접근시키지 않으면 구더기가 발생하지 않는다는 것을 확인한 사람은?

① Redi
② Needham
③ Spallanzani
④ Mendel
⑤ Aristoteles

02 다음에서 상동기관이 아닌 것은?

① 박쥐의 날개
② 고래의 지느러미
③ 사람의 팔
④ 잠자리의 앞날개
⑤ 원숭이의 팔

03 유인원에서 분화하여 인류의 방향으로 진화한 원인 중에서 직립인 이라고도 부르며 아프리카에서 발생하였으나 유럽과 아세아로 이주한 원인은?

① *H. habilis*
② *H. erectus*
③ *H. africanus*
④ *H. robustus*
⑤ *H. afrensis*

04 초파리의 체색이 회색인 것, B는 그 대립형질인 검정색, b에 대해 우성이다. 회색인 초파리에는 그 유전자형이 동형인 것(BB)과 이형인 것(Bb)이 있다. 검정색 초파리는 모두 동형(bb)만이 있다. 개체군 1,000마리 중에서 검정색 초파리 90마리가 있었다. 이형 검정색(Bb)은 몇 개체인가?

① 420개체
② 450개체
③ 460개체
④ 490개체
⑤ 520개체

05 **다음에서 학자와 진화에 관한 설이 올바르지 않게 짝지어진 것은?**

① 와그너 - 격리설
② 다윈 - 자연도태설
③ 드프리스 - 돌연변이설
④ 라마르크 - 용불용설
⑤ 바이즈만 - 정향진화설

06 **한 집단이 얼마나 오래 전에 다른 집단으로 분화되었는가에 초점을 맞추어 계통을 강조하는 분류학은?**

① 분지론
② 표현론
③ 단계통론
④ 다계통론
⑤ 상동구조론

07 **다음 비루스(virus) 중에서 유전물질로 RNA를 가지고 있는 비루스는?**

① 담배모자이크비루스
② 마마비루스
③ 아데노비루스
④ 파포바비루스
⑤ 포진비루스

08 **원생생물 중 단세포이고 몇몇 군체를 형성하기도 하며 수중생태계에서 매우 중요한 생산자이고 때로는 주기적으로 폭발적인 증식을 하여 적조(red tide) 현상을 일으키기도 하는 조류는?**

① 규조류
② 유글레나류
③ 녹조류
④ 홍조류
⑤ 쌍편모조류

09 **다음 균류 중에서 자낭균류는?**

① 버섯
② 깜부기
③ 녹병균
④ 효모
⑤ 검은빵곰팡이

10 **다음 식물 중에서 피자식물은?**

① 소철
② 은행
③ 소나무
④ 가문비나무
⑤ 감나무

11 **몸은 방사상칭이고 속이 빈 주머니 모양의 몸을 가지며 입 주위에 촉수가 둘러싸여 있는 동물은?**

① 해면
② 히드라
③ 플라나리아
④ 짚신벌레
⑤ 촌충

12 **다음에서 곤충이 아닌 것은?**

① 좀
② 톡톡히
③ 하루살이
④ 메뚜기
⑤ 물벼룩

13 **척색동물 중에서 유생시에는 길쭉한 몸에 인두와 새열을 갖고 근육질의 긴 꼬리에는 척색과 배신경색을 갖고 있으나 성체로 되면서 꼬리, 척색, 신경계의 대부분이 없어지고 새열만 갖는 동물은?**

① 창고기
② 먹장어
③ 칠성장어
④ 멍게
⑤ 뱀장어

14 **북극지방에는 독특한 생활대를 형성하는데 기복이 낮고 배수가 잘 되지 않으며 연중 기온이 낮아 서 물의 증발률도 낮다. 생물이 생장할 수 있는 계절이 짧고 엄청난 자연의 압박 때문에 종 다양성이 낮다. 이 생활대는 어떤 대인가?**

① 툰드라 ② 북방침엽수림
③ 온대침엽수림 ④ 차파랄
⑤ 사바나

15 **다음 생물 중에서 1차 소비자는?**

① 뱀 ② 매
③ 메뚜기 ④ 벼
⑤ 개구리

16 **대기오염 물질 중에서 가장 많은 양을 차지하는 것은?**

① 질소산화물 ② 탄화수소
③ 황산화물 ④ 일산화탄소
⑤ 먼지입자

17 **다음 3개의 조효소의 기능에 대해 옳게 설명한 것은?**

- NAD(nicotinamide adenine dinucleotide)
- FAD(flavin adenine dinucleotide)
- NADP(nicitinamide adenine dinucleotide phosphate)

① 기질의 산화 환원 반응에 관여 한다.
② 가수분해 반응에 관여 한다.
③ 이중결합 형성에 관여 한다.
④ 카르복실화 반응에 관여 한다.
⑤ 메틸기의 전이에 관여 한다.

18 화학 삼투적 인산화에 대한 설명 중 옳은 것은?

① 1961년에 슈반(Theodor Schwann)에 의해 제안되었다.
② 포도당과 같은 세포 연료의 화학 결합으로부터 ATP가 직접 생성되는 것이다.
③ 해당과정 결과 생성되는 수소이온(H^+)이 미토콘드리아내로 이동되며 ATP가 합성되는 것이다.
④ 전자의 자유에너지를 이용하여 양성자 기울기를 형성하여 ATP를 합성하는 것이다.
⑤ 산소가 없는 조건에서 해당과정만을 통하여 ATP를 생성하는 과정이다.

19 다음은 광합성에 대한 설명이다. 옳은 것은?

① 명반응은 포도당과 NADPH를 생성한다.
② 플라스토퀴논은 전자를 $NADP^+$에 넘겨준다.
③ 순환적 명반응은 지속적으로 $NADP^+$를 환원시킨다.
④ 캘빈회로에서 CO_2를 첨가 시키는데 관여하는 효소는 리블로오스 이인산 카르복시화 효소이다.
⑤ 광호흡이란 C_4 식물이 매우낮은 농도의 CO_2 농도에서도 효율적으로 CO_2를 고정하는 경로이다.

20 시트르산 회로가 한 번 돌 때 얻어지는 생성물로 옳은 것은?

① 3NADH + H^+, $2CO_2$, 2ATP
② 2NADH + H^+, $2CO_2$, 2FADH2, 2ATP
③ 2NADH + H^+, $2CO_2$, 1FADH2, 1ATP
④ 3NADH + H^+, $2CO_2$, 1FADH2, 1ATP
⑤ 2NADH + H^+, $2CO_2$, 2FADH2, 2ATP

21 **다음 발효에 대한 설명 중 옳지 않은 것은?**

① 알코올 발효는 효모와 몇몇 세균에서 일어나고 최종산물은 NAD^+, 이산화탄소, 에틸알코올이다.
② 젖산발효는 젖산균과 연쇄상구균 속의 몇몇 세균에서도 일어나지만 동물의 근육세포의 중요한 경로이다.
③ 알코올발효는 먼저 피루브산이 아세트알데히드로 전환되고 알코올 탈수소효소에 의해 $NADH+H^+$로부터 전자와 양성자가 아세트알데히드로 전이된다.
④ 발효 노폐물은 피루브산이 $NADH + H^+$에 의해 환원됨으로써 생성된다.
⑤ 근육에서는 산소가 풍부하게 공급되면 NAD^+가 지속적으로 재생될 수 있으므로 젖산 발효를 하게 된다.

22 **DNA구조에 대한 설명 중 옳지 않은 것은?**

① 4종류의 염기는 아데닌, 구아닌, 티민, 시토신이다.
② A와 T의 양, G와 C의 양이 항상 같다.
③ DNA의 두가닥은 서로 역 평형이다.
④ DNA를 구성하는 뉴클레오티드는 염기, 리보오스, 그리고 인산으로 구성되어 있다.
⑤ DNA 이중나선구조는 바깥쪽에 인산-당 골격을 가지고, 안으로는 염기가 서로 마주보는 두가닥 사슬이다.

23 **어떤 DNA가 21,000개의 염기쌍으로 구성된 이중나선이라고 가정하면, 이 DNA는 완벽한 이중나선 회전수는 얼마일까?**

① 1,826회전
② 1,909회전
③ 2,000회전
④ 2,100회전
⑤ 2,210회전

24 **유전자의 활성을 알아보기 위하여 각 조직으로부터 얻은 RNA를 겔(Gel)상에서 분리하여 적당한 지지대에 블롯(blot)하여 분석하는 방법을 무엇이라고 하는가?**

① 서던 블롯팅
② DNA핑거프린팅
③ 노던 블롯
④ 웨스턴블롯
⑤ 사우스웨스턴블롯

25 **RNA 스플라이싱(Splicing)에 대한 설명 중 옳은 것은?**

① 인트론은 전사되지 않고 엑손만 전사되는 과정이다.
② 미성숙 RNA로부터 인트론을 잘라내고 엑손을 붙이는 과정이다.
③ 전사된 RNA에 유전자에는 결핍되어 있는 염기를 첨가하여 완벽한 RNA를 만드는 과정이다.
④ mRNA의 분해를 막기위해 5'에 캡형성이 일어나는 과정이다.
⑤ mRNA의 수송을 위하여 poly A가 형성되는 과정이다.

26 **진핵생물 DNA 중합효소의 역할을 짝지은 것이다. 옳지 않은 것은?**

① DNA 중합효소 α - DNA복제: 지연사슬의 합성
② DNA 중합효소 β - DNA 회복
③ DNA 중합효소 γ - 미토콘드리아 DNA복제
④ DNA 중합효소 δ - DNA복제: 선도사슬의 합성
⑤ DNA 중합효소 ε - Plasmid DNA 복제

27 **활동전위(action potential)에 대한 설명 중 옳지 않은 것은?**

① 축삭(색)을 따라 이동해 가는 탈분극의 파동이다.
② 칼륨이온에 대한 축삭(색)의 투과도가 갑자기 증가하기 때문에 일어나는 현상이다.
③ 막전위는 갑자기 -70mV에서 +30mV로 증가하게 된다.
④ 어떤 특정한 지점에서 활동전위는 2ms 정도로 짧은 시간만 지속된다.
⑤ 활동전위는 일단 생성되고 나면 그들의 크기나 속도는 자극이 커지거나 감소한다고 해서 변하지 않는다.

28 **오른쪽과 왼쪽 대뇌반구 사이의 의사소통은 무엇을 통하여 일어나는가?**

① 뇌량 ② 중심렬
③ 망상체 ④ 뇌교
⑤ 연수

29 **펩타이드 호르몬의 2차전달자로 작용하지 않는 것은?**

① cAMP ② cGMP
③ 이노시톨 삼인산(IP_3) ④ Diacylglycerol(DG)
⑤ 에피네프린

30 **소화효소와 기질 그리고 그 산물을 짝지은 것이다. 옳지 않은 것은?**

① 침 아밀라제 - 녹말 - 엿당과 녹말의 단편
② 트립신 - 펩티드결합 - 아미노산
③ 이자 리파제 - 지방 - 지방산, 글리세롤
④ 디옥시리보 뉴클레아제 - DNA의 인산 에스테르 결합 - 뉴클레오티드
⑤ 말타아제 - 엿당 - 포도당

31 **심장은 교감신경계가 활성화되면 심박동률이 증가하게 된다. 그 이유로 옳은 것은?**

① 동방결절에서 Cl-의 투과성이 증가한다.
② 동방결절에서 Ca^{2+}의 투과성이 증가한다.
③ 동방결절에서 K^+의 투과성이 증가한다.
④ 방실결절에서 Na^+의 투과성이 증가한다.
⑤ 방실결절에서 K^+의 투과성이 증가한다.

32 **림프구의 다양성을 설명하는 것으로 가장 적절한 것은?**

① 다양한 유전자
② 유전자 재배열과 체세포 돌연변이
③ 유전자 재조합
④ 유전자 재배열
⑤ 인터루킨에 의한 림프구의 활성화

33 **다음 다당류 중 글루코스가 β1-4결합에 의해 이루어진 것은?**

① 아밀로오스
② 셀룰로오스
③ 아밀로펙틴
④ N-아세틸글루코사민
⑤ 글리코겐

34 **전형적인 피자식물의 꽃 눈에는 4종류의 조직이 있다. 밖으로부터 안으로 들어가는 순서가 바르게 배치된 것은?**

① 악편 → 화판 → 수술 → 심피
② 화판 → 악편 → 수술 → 심피
③ 화판 → 수술 → 심피 → 악편
④ 수술 → 심피 → 화판 → 수술
⑤ 심피 → 수술 → 화판 → 악편

35 **식물의 정단분열 조직을 겨울눈으로 전환시키는 물질은?**

① 지배렐린(gibberellic acid)
② 피토크롬(phytochrome)
③ 앱시스산(abscisic acid)
④ 오옥신(auxin)
⑤ 에틸렌

36 **다음 보기는 식물의 초본에서 가장 일반적인 세포인 유조직(parechyma)세포의 기능이다. 옳은 것으로만 짝지어진 것은?**

〈보기〉

가. 광합성
나. 보강지지기능
다. 영양염류와 다른 물질의 이동
라. 영양분, 수분 및 색소의 저장
마. 상처받은 부위의 대체 조직형성

① 나, 다, 라, 마
② 가, 다, 라, 마
③ 가, 나, 라, 마
④ 가, 나, 다, 라
⑤ 가, 나, 다, 라, 마

37 **아미노산을 조립하여 단백질을 만드는 세포질에 있는 구조물은?**

① 소포체
② 리보솜
③ 핵
④ 리소솜
⑤ 골지장치

38 **다음 중 동물세포에 없는 것은?**

① 퍼옥시솜
② 리소솜
③ 세포벽
④ 미토콘드리아
⑤ 중심립

39 **다음 보기는 원형질 막을 통한 물질 이동방법이다. 수동적 수송의 형태에 속하는 것으로만 짝지어 진 것은?**

〈보기〉

가. 확산	나. Na+ 펌프
다. 엑토시토시스	라. 엔도시토시스
마. 삼투	바. 촉진확산

① 가, 마, 바
② 가, 다, 라
③ 다, 라, 마
④ 다, 라, 바
⑤ 나, 다, 라

40 **생체계에 존재하는 고분자중 세포막의 주요 구성 성분이며 단량체로서 지방산, 글리세롤, 인산, R그룹을 갖고 있는 것은?**

① 트리글리세리드
② 왁스
③ 스테로이드
④ 인지질
⑤ 핵산

41 **단백질을 구성하고 있는 20개의 아미노산중 소수성이 아닌 것은?**

① 글리신(gly)
② 알라닌(ala)
③ 발린(val)
④ 류신(leu)
⑤ 세린(ser)

42 **다음은 유전자 발현과 그에 대한 설명을 연결한 것이다. 바르게 연결되지 않은 것은?**

① 다지증 - 가변성발현도
② 중년기 남성의 탈모현상과 여성의 가는 머리카락 - 종성형질
③ 근육 위축병 - 불완전 침투도
④ 자궁암 - 한성형질
⑤ 페닐케토뇨증 - 다면발현

43 정자의 이동 경로를 바르게 연결한 것은?

① 세정관 → 부정소 → 정관 → 요도
② 부정소 → 세정관 → 정관 → 요도
③ 부정소 → 정관 → 세정관 → 요도
④ 세정관 → 정관 → 부정소 → 요도
⑤ 정관 → 세정관 → 요도 → 부정소

44 정액의 설명 중 틀린 것은?

① 질내의 산성 환경을 부분적으로 중성화시키는 완충제 역할
② 정액내의 포도당과 과당은 정자세포의 에너지원으로 사용
③ 적은양이지만 영양물질을 함유
④ 정자가 유영하는 통로의 윤활작용
⑤ 정자의 분화 및 발생을 조절하는 호르몬 함유

45 난소에는 분비하는 호르몬 중 맞는 것은?

① 에스트로겐, 여포자극호르몬(FSH)
② 프로게스테론, 황체형성호르몬(LH)
③ 여포자극호르몬(FSH), 황체형성호르몬(LH)
④ 성샘자극방출호르몬, 에스트로겐
⑤ 에스트로겐, 프로게스테론

46 월경주기에 대한 설명 중 틀린 것은?

① 주기적으로 자궁 내막의 모세혈관과 조직이 탈락된다.
② 배란이 된 후에 여포가 황체라고 하는 다른 형태의 조직으로 바뀐다.
③ 성숙된 황체에서 분비되는 에스트로겐은 주로 자궁 내막의 혈관형성, 선 발달 및 글리코겐 축적등을 하도록 자궁을 자극하여 접합자가 자궁벽에 착상이 용이하도록 돕는다.
④ 월경주기의 28 ~ 30일의 중간쯤에 뇌하수체는 황체호르몬(LH)을 생산, 분비하여 여포속의 난자를 배란시킨다.
⑤ 난소의 호르몬 생산은 다시 시상하부 뇌하수체가 포함된 피이드백에 의해 조절된다.

47 **수정시 난자를 싸고 있는 여포세포를 가수분해시켜 이들 세포를 느슨하게 하는 것으로서 정자세포의 첨체에서 분비되는 이 효소는?**

① 프로나제(pronase)
② 히알루로니다제(hyaluronidase)
③ 옥시다제(oxidase)
④ 디하이드로게나제(dehydrogenase)
⑤ 에노라제(enolase)

48 **오직 착상된 영양막에서 분비되는 호르몬으로 여성의 임신 여부를 검사하는데 사용될 수 있는 호르몬은?**

① FSH
② LH
③ hCG
④ Oxytocin
⑤ GnRH

49 **다음은 임신과 관련된 호르몬이다. 기능이 틀리게 짝지워진 것은?**

① 프로스타글란딘(prostaglandin) - 자궁을 강하게 수축시켜 출산이 일어나게 한다.
② 프로락틴(prolactin) - 뇌하수체에서 분비되며 젖을 생산한다.
③ 릴랙신(relaxin) - 치골사이의 인대가 이완되도록 작용하여 출산시에 태아가 잘 통과할 수 있게 해준다.
④ hCG - 황체의 퇴화를 억제하며 FSH와 LH의 기능과 유사하다.
⑤ 옥시토신(oxytocin) - 뇌하수체 전엽에서 만들어지며 수축된 자궁을 정상으로 되돌리는 역할을 한다.

50 **동물의 성장과 발생단계이다. 순서가 맞는 것은?**

① 수정 → 포배 → 난할 → 낭배 → 신경화 → 기관형성
② 수정 → 난할 → 낭배 → 포배 → 신경화 → 기관형성
③ 수정 → 난할 → 포배 → 낭배 → 신경화 → 기관형성
④ 수정 → 난할 → 포배 → 낭배 → 기관형성 → 신경화
⑤ 수정 → 난할 → 신경화 → 포배 → 낭배 → 기관형성

유일무이 의치한약수
학교별 기출문제집

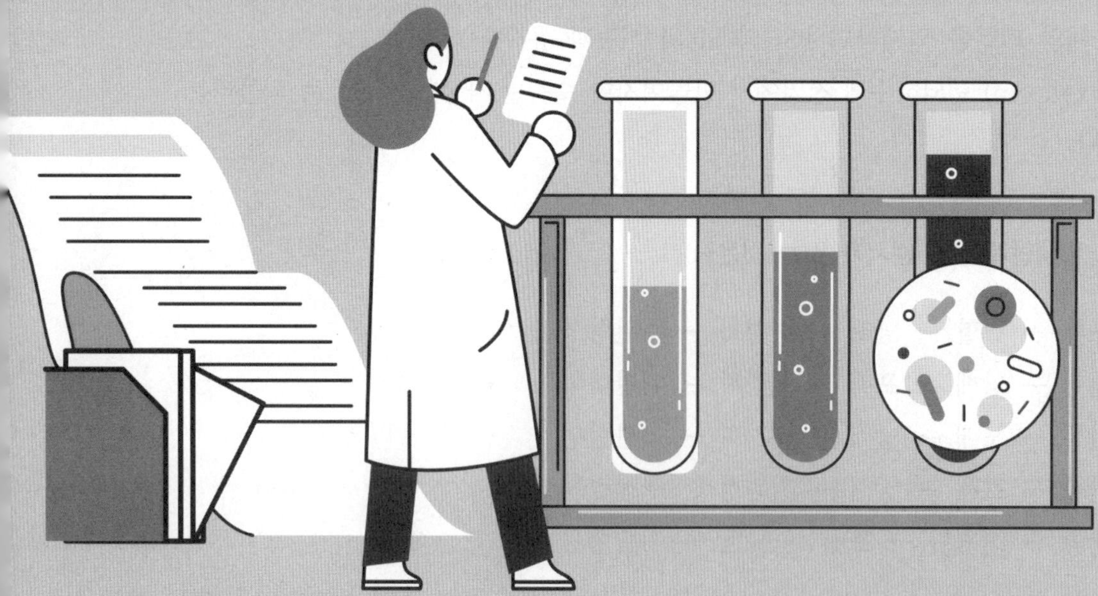

PART 08

전북대학교 약대 · 수의대

편입문제 1회

01 **다음 중 활면소포체(SER)가 가장 많은 세포는?**

① 인슐린을 생산하는 췌장세포
② 박테리아를 잡아먹는 대식세포
③ 소화효소를 분비하는 이자세포
④ 성(sex)호르몬을 분비하는 정소세포

02 **핵막공에 대한 다음 설명 중 틀린 것은?**

① 작은 수용성분자들은 자유롭게 이동할 수 있다.
② 한쪽 방향으로만 분자들이 이동할 수 있다.
③ RNA나 단백질과 같은 큰 분자는 분류신호가 있어야 통과할 수 있다.
④ 단백질의 3차구조가 유지된 상태로 통과가 가능하다.

03 **올챙이 변태과정에서 꼬리의 소멸과 관련된 세포 소기관은?**

① 액포
② 소포체
③ 리소좀
④ 골지체

04 **다음 중 세포의 크기를 결정하는 요인으로 볼 수 없는 것은?**

① 세포질 체적 당 핵의 수
② 세포 부피대 표면적의 비율
③ 가스교환율
④ DNA 복제율

05 광합성과 관련한 다음 설명 중 틀린 것은?

① 독극물 처리로 캘빈회로를 차단하면 명반응도 억제된다.
② 광합성 효율이 가장 낮은 가시광선은 녹색광이다.
③ C3 식물은 산소 공급에 의해 광합성이 억제된다.
④ C4 식물은 저온에 대한 내성이 크다.

06 세포주기에 대한 설명 중 옳은 것은?

① 한 단계가 시작되면 다음 단계는 자동적으로 진행된다.
② 분화된 근육세포나 신경세포는 세포주기가 정지된 상태에 있다.
③ 세포주기를 조절하는 단백질들은 한 곳에 모여 있다.
④ G1시기에서 성장인자의 신호를 받으면 Go기로 전환 된다.

07 T-림프구에 대한 설명으로 틀린 것은?

① 골수에서 생성되어 흉선에서 성숙한다.
② 직접 항원을 인식하여 공격 한다.
③ Perforin 단백질을 소낭에 저장하고 있다.
④ HIV 수용체를 갖고 있다.

08 세포막 수송에 관한 설명들 중 틀린 것은?

① 식물세포, 효모, 박테리아에는 Na^{+}-K^{+}펌프를 갖고 있지 않다.
② 장 내강에서의 포도당 흡수율을 높이기 위해서는 Na^{+}이 필요하다.
③ 리소좀 막에는 Na^{+}의존적 H^{+}펌프를 갖고 있다.
④ 세포내 Ca^{+}농도는 ATP 의존성 Ca^{+}펌프를 이용해서 조절한다.

09 **세포막 이온통로 중 성격이 다른 하나는?**

① 신경세포 축색의 Na^+ 통로
② 신경세포 축색의 K^+ 통로
③ 내이의 청각 모세포 양이온 통로
④ 시냅스 전 신경말단의 Ca^+ 통로

10 **미토콘드리아에 대한 다음 설명 중 틀린 것은?**

① 외막에는 포린단백질이 수용성 통로를 형성하고 있다.
② 막간공간에는 mtDNA, 리보솜, tRNA, 유전자발현에 필요한 효소들이 있다.
③ 크리스테 구조는 내막의 표면적을 증가시켜준다.
④ 내부기질에는 구연산회로에 필요한 효소들이 있다.

11 **순환적 광인산화과정에서 최종 전자수용체는?**

① 페레독신
② 산소
③ 시토크롬
④ 엽록소 a

12 **표적세포에서 호르몬의 작용기작에 관한 설명중 적절하지 않은 것은?**

① 유전자 발현 시 전사빈도를 조절한다.
② 단백질 인산화를 통해 효소의 활성을 조절한다.
③ 리보솜에 의한 단백질의 합성 속도를 조절한다.
④ 세포막에서 운반단백질에 의한 물질의 수송을 조절한다.

13 파충류와 조류의 알은 질소노폐물을 어떻게 처리하는가?

① 곧장 암모니아로 배출한다.
② 부화될 때까지 알 내부에 요산으로 저장한다.
③ 부화될 때까지 알 내부에 요소로 저장한다.
④ 단백질 합성에 재활용 한다.

14 다음 중 뇌의 수용체와 결합하여 통증을 완화 시켜주는 "천연아편"이라 불리는 호르몬은?

① 옥시토신
② 엔도르핀
③ 멜라토닌
④ 티모신

15 다음 중 서로 길항적으로 작용하는 것은?

① 칼시토닌 - 부갑상선호르몬
② 인슐린 - 티록신
③ 에피네프린 - 노르에피네프린
④ 옥시토신 - 프로락틴

16 피루브산 탈수소효소 복합체는 3종류의 효소로 구성되어 있다. 피루브산 탈수소효소 복합체의 활성에 필요한 조효소로 옳게 짝지은 것은?

〈보기〉

a. 리포산(lipoate)
b. 티아민 피로인산(TPP)
c. 비오틴(biotin)
d. FAD

① a, b, c
② a, b, d
③ a, c, d
④ b, c, d

17 **TV를 켜놓고 책을 볼 수 있는 것은 뇌로 들어오는 외부 정보가 여과되어지기 때문이다. 이러한 기능을 하는 곳은?**

① 편도체
② 시상
③ 망상체
④ 소뇌

18 **다음 중 통증을 완화시키는 마취제로 사용할 수 없는 것은?**

① 축색돌기 막의 Na^+ 통로가 열리는 것을 차단하는 물질
② 신경전달물질의 시냅스 공간으로의 방출을 차단하는 물질
③ 신경전달물질 수용체를 차단하는 물질
④ 신경전달물질을 분해하는 효소작용을 억제하는 물질

19 **종자가 겨울이나 가뭄 때 발아하지 않고 휴면을 지속토록 해주는 물질은?**

① 옥신
② 지베렐린
③ 앱시스산
④ 시토키닌

20 **다음 중 tRNA에 대한 설명으로 옳은 것은?**

① 모든 tRNA는 길이와 염기서열이 동일하다.
② 효소 도움 없이 아미노산을 결합 시킨다.
③ 아미노산과 mRNA를 연결 시켜준다.
④ 3′-OH 말단과 5′-삼인산 말단을 갖는다.

21 **식물에서의 2차대사에 관한 설명 중 틀린 것은?**

① 1차대사와 연계되지 않는 대사경로다.
② 대사경로를 통해 만들어지는 물질의 양이 비교적 적다.
③ 2차대사물질은 대부분 독성이 있고, 방어와 관련 된다.
④ 특별한 종이나 분류집단에 한정되어 나타나는 경우가 많다.

22 **DNA 중합효소 I의 exonuclease 활성에 관한 설명 중 틀린 것은?**

① 5′-P 말단부터 뉴클레오티드들을 하나씩 제거한다.
② 염기쌍을 하고 있는 뉴클레오티드는 제거하지 못한다.
③ 디옥시리보스형이나 리보스형 모두 제거가 가능하다.
④ 연속적인 절단으로 하나 이상의 뉴클레오티드가 제거될 수 있다.

23 **다음 원핵세포에 대한 설명 중 틀린 것은?**

① 리보솜이 존재 한다.
② 전사단계에서 mRNA의 가공과정이 없다.
③ 대부분 한 개의 염색체를 갖고 있다.
④ 효모는 원핵세포에 속한다.

24 **플라스미드(plasmid DNA)에 관한 설명 중 틀린 것은?**

① 박테리아의 성장에 필수적인 정보를 갖고 있다.
② 세포가 성장함에 따라 복제되어 딸세포에 분배된다.
③ 이중가닥으로 이루어진 환형 DNA이다.
④ 하나의 세포가 여러 종류의 플라스미드를 가질 수 있다.

25 **피토크롬(phytochrome)과 관련한 설명 중 틀린 것은?**

① 분자량 250 KD의 수용성 단백질이다.
② 색소체에서 합성된다.
③ 암조건에서 Pfr형으로 합성되며, 적색광하에서 Pr형으로 바뀐다.
④ Pfr형은 생리반응을 일으키는 활성형이다.

26 **헤모글로빈(Hb)과 관련한 다음 설명 중 옳은 것은?**

① Hb는 2개(α, β chain)의 폴리펩티드사슬로 이루어져 있다.
② α-사슬의 발린이 글루탐산으로 치환되면 Hb-S(sickle cell Hb)가 만들어진다.
③ Hb-S의 경우 정상 Hb에 비해 산소에 대한 친화력이 급격히 낮아진다.
④ 산소압이 낮을 경우에 Hb-S는 낫모양의 적혈구를 만들게 된다.

27 **유전자 칩(DNA chip)과 관련한 다음 설명 중 틀린 것은?**

① 염기쌍의 상보성원리를 바탕으로 한다.
② 탐침 cDNA는 환자의 조직세포로부터 추출한 mRNA를 이용하여 만든다.
③ 유전자 칩에 부착된 DNA는 단일 가닥으로 되어있다.
④ 반복서열을 가지고 있을 경우 cDNA보다 올리고뉴클레오티드가 탐침으로 적합하다.

28 **진핵세포질에서 단백질합성과 관련된 것만 고른다면?**

〈보기〉

a. 폴리시스트론성 mRNA	b. 전사와 번역이 연계
c. 환상 폴리리보솜	d. 80S 리보솜

① a, b ② b, c
③ c, d ④ a, d

29 유기호흡의 전자전달 과정에서 전자의 최종 수용체는?

① $NADP^+$　　② FAD^+
③ 산소　　④ ATP

30 다음 두 종류의 DNA에 대한 설명 중 틀린 것은?

ⓐ ATATGTATATATAGAT TATACTTATATAACTA
ⓑ GCCTATACGTGCACCA CGGATATGCACGTGGT

① ⓐ가 ⓑ 보다 DNA 변성에 필요한 용해 온도(Tm)가 더 낮다.
② 온도를 낮추어 변성된 DNA를 원상태로 회복 시 ⓐ가 ⓑ보다 빨리 재생된다.
③ ⓐ와 ⓑ의 변성 유무는 260nm 파장에서 흡광도를 측정함으로써 가능하다.
④ NaOH는 매우 효과적인 DNA 변성제 중의 하나이다.

31 유전암호에 대한 다음 설명 중 틀린 것은?

① 64개의 코돈이 모두 아미노산을 지정 한다.
② 1개의 코돈은 한 개의 의미만을 갖는다.
③ 진핵생물의 유전암호는 박테리아의 유전암호와 같다.
④ 하나의 아미노산을 규정하는 코돈은 하나이상 존재한다.

32 분리한 미토콘드리아를 이용하여 다음과 같은 실험을 수행하였을 때 예상되는 결과로 볼 수 없는 것은?

피루브산을 원료로 활발히 호흡하고 있는 미토콘드리아에 0.01M 말론산나트륨을 첨가하였다.

① 산소소비가 정지된다.　　② NADH 생성이 안된다.
③ 푸마르산이 축적 된다.　　④ 피루브산의 호기적 이용이 정지된다.

33 **제1 감수분열에 대한 설명 중 틀린 것은?**

① 전기에 교차가 일어난다.
② 중기에 쌍을 이룬 상동염색체가 적도면에 나란히 배열된다.
③ 후기에 자매염색분체는 두 딸세포로 분리되어 끌려간다.
④ 말기에 방추사가 소실되고, 세포질분열을 한다.

34 **세포사멸(apoptosis)에 대한 설명 중 틀린 것은?**

① 핵막과 미토콘드리아의 붕괴가 일어난다.
② 작은 소낭으로 나뉘어져 붕괴된다.
③ 세포골격이 붕괴되고 핵의 DNA는 조각으로 잘라진다.
④ 사멸된 세포로 인해 염증반응을 일으킨다.

35 **다음 중 단백질 합성장소로 볼 수 없는 것은?**

① 엽록체
② 조면소포체
③ 리소좀
④ 미토콘드리아

36 **군집의 천이에 대한 설명 중 틀린 것은?**

① 2차 천이는 1차 천이보다 빨리 진행된다.
② 1차 천이에서 초기 개척자는 지의류와 이끼류다.
③ 산불지역은 1차 천이로 진행된다.
④ 극상군집내 집단들은 각자의 생태적 지위를 갖고 있다.

37 **단백질에 대한 다음 설명중 옳지 않은 것은?**

① 아미노산의 서열은 단백질의 1차구조를 결정한다.
② 하나의 아미노산이 폴리펩티드 사슬에 추가될 때 마다 두 분자의 물이 생성된다.
③ 펩티드 결합은 아미노산을 서로 결합시켜주는 공유결합이다.
④ 펩티드 결합은 반복되는 -N-C-C- 서열을 가진다.

38 **오페론으로부터 전사된 RNA는 어떤 과정이 진행되는가?**

① 억제물질(repressor)을 더 많이 만들기 위해 리보솜에 의해 전사된다.
② 유도자(inducer)를 더 많이 만들기 위해 리보솜에 의해 번역된다.
③ 효소를 더 많이 만들기 위해 리보솜에 의해 번역된다.
④ RNA 중합효소를 더 많이 만들기 위해 리보솜에 의해 번역된다.
⑤ 리보솜에 의해 전혀 번역되지 않는다.

39 **친구의 혈액형이 O형이고, 그 여동생은 AB형이다. 외조부와 외조모 두 분 모두 A형 이라면 그 친구의 부모혈액형의 유전자형은?**

① 부 IBi, 모 IAi
② 부 IAi, 모 IBi
③ 부 IAi, 모 ii
④ 부 ii, 모 IBi

40 **세포주기를 조절하는 MPF(maturation promoting factor)에 대한 설명으로 틀린 것은?**

① 미성숙 난자의 성숙인자로 알려져 있다.
② MPF는 사이클린과 CDK(cyclin dependant kinase)로 구성되어 있다.
③ 사이클린은 CDK에 결합하여 효소활성을 증가시킨다.
④ CDK의 주기적 합성과 분해에 의해 세포주기가 조절된다.

편입문제 2회

01 **핵인(nucleolus)에 대한 설명으로 옳은 것은?**

① 세포주기 중 전기에 관찰된다.
② 유사분열 간기에 소실된다.
③ 주요 성분중 하나는 rRNA이다.
④ 세포의 단백질 합성이 활발할 때 감소한다.

02 **다음 중 자신과 같은 세포를 만드는 능력(self renewal)과 전생성능(totipotency)을 갖는 세포는?**

① embryonic stem cell
② pluripotent stem cell
③ mesenchymal stem cell
④ hematopoietic stem cell

03 **세포내에 존재하는 막성 세포소기관은 서로 다른 방식으로 진화되어진 것으로 추정된다. 다음 중에서 진화방식이 다른 하나를 고른다면?**

① 골지체 ② 소포체
③ 엔도솜 ④ 엽록체

04 **다음 중 일반적인 생명체가 살 수 없는 고온의 극한 환경에 노출되어 생장하는 세포의 특성으로 맞지 않는 것은?**

① 무기물을 이용하여 호흡을 한다.
② 세포막의 인지질에 포화 지방산의 비율이 낮다.
③ 단백질 내부구조에 이황화 결합의 빈도가 높다.
④ 염색체의 염기조성에서 G+C 비율이 높다.

05 **세포의 아메바운동이나 세포소기관의 이동에 관여하는 세포골격으로 맞는 것은?**

① 미세섬유-중간필라멘트
② 미세소관-중간필라멘트
③ 미세섬유-미세소관
④ 미세소관-미오신

06 **신경제세포(neuralcrest cell)는 제4의 배엽이라 불릴 만큼 다양한 조직을 형성하는데, 신경제세포로 부터 유래하지 않는 조직은?**

① 멜라닌세포
② 말초신경계
③ 중추신경계
④ 안면의 연골

07 **인간 게놈의 전체 염기서열에서 생리학적 기능이 불분명한 폐품(junk) DNA의 비율이 대부분을 차지하는 것으로 알려져 있다. 이들 부위의 생리학적 기능을 추정할 때 다음 중 옳지 않은 것은?**

① 단백질 발현의 조절부위로서 기능할 것이다.
② RNA splicing에 관여할 것이다.
③ 조절기능을 지닌 작은 RNA를 만들 것이다.
④ 새로운 진화가 가능한 유전적 공간을 제공할 것이다.

08 **단백질의 구조는 일차적으로 아미노산서열에 의존하며 2차구조가 매우 중요한 역할을 하는 것으로 알려져 있다. 다음과 같은 아미노산 서열을 지닌 2차구조물 중에 단백질의 내부에 존재할 가능성이 가장 큰 펩티드(peptide)를 고른다면?**

① KSLLPQILLPWTE
② HILLDGDGELLP
③ SIIGEGLRGGTWF
④ IGLLIGFGMFWT

09 **뉴클레오티드는 생체내에서 DNA의 구성성분일 뿐만 아니라 다양한 기능을 수행하는데, 다음 중 뉴클레오티드의 기능이 아닌 것은?**

① 에너지 저장분자
② 전자운반체
③ 효소의 조효소 성분
④ 호르몬성분

10 **다음 중 미세소관이 관여하지 않는 운동은?**

① 방추사의 염색체 이동
② 대장균의 편모 운동
③ 세포의 아메바 운동
④ 세포내에서 분비소낭의 이동

11 **세포에서 일어나는 다음과 같은 생리현상 중 소낭이 관여하지 않는 것은?**

① 고에너지 화합물 전달
② 신경전달물질의 분비
③ 세포막의 성장 및 유지
④ 막 단백질의 수송

12 **다음은 미생물의 호흡과 발효의 차이를 설명한 내용이다. 맞지 않는 것은?**

① 호흡은 산소, 발효는 무기물이 일반적인 전자수용체이다.
② 호흡보다 발효가 에너지 생산성이 낮다.
③ 호흡과 발효의 최종산물은 물과 이산화탄소이다.
④ 호흡과 발효가 모두 가능한 세균이 존재한다.

13 **다음 호르몬에 대한 설명 중 잘못된 것은?**

① 호르몬은 특정 유전자 발현을 조절할 수 있다.
② 호르몬은 적은 양으로 표적세포에 작용하여 효과를 낸다.
③ 호르몬의 작용은 일련의 효소반응을 통하여 효과가 증폭된다.
④ 수용성호르몬은 특정 기관의 세포질에 있는 수용체와 결합하여 작용한다.

14 **미토콘드리아의 내막에 존재하며 전자전달계와 TCA회로에 모두 작용하는 효소는?**

① 숙신산 탈수소효소
② 시토크롬 산화효소
③ ATP synthase
④ 말산 탈수소효소

15 **대부분의 전염성 병원체의 경우 가열하거나 약품을 처리하는 방법으로 사멸이 가능하다. 이러한 처리과정에서 살아남을 빈도가 가장 높은 병원체는?**

① 조류독감바이러스
② 냉방병의 원인인 레지오넬라
③ 탄저병의 원인인 바실러스
④ 광우병의 원인인 프리온

16 **생체내 촉매성 단백질의 반응 메커니즘과 관련이 적은 것을 하나만 고른다면?**

① 기질과 단백질의 거리와 공간상의 위치
② 특정부위의 아미노산 잔기에 의한 산, 염기 반응
③ 단백질의 알짜 전하(net charge)
④ 공유결합으로 이루어진 중간체 형성

17 **다음 세포분열에 대한 설명 중 적절하지 못한 것은?**

① 감수분열에 의한 딸세포의 유전자 조합은 모세포와 다르다.
② 감수분열에 의해 생성된 딸세포 사이의 유전자 조합은 서로 다르다.
③ 제1 감수분열 전기에 상동염색체는 쌍을 이룬다.
④ 제1 감수분열 후 딸세포는 간기를 거쳐 제2 감수분열로 들어간다.

18 **형질세포(plasma cell)에 대한 설명 중 맞는 것은?**

① 항체를 생산하여 세포성 면역에 관여한다.
② 보조 T세포(Th Cell)로부터의 신호를 받아들여 B세포로부터 분화한다.
③ 분화된 형질세포는 다양한 종류의 항체를 생산한다.
④ 형질세포는 최종적으로 기억세포로 전환되어 소량으로 존재한다.

19 **재조합 유전자 기술, 즉 유전공학의 경우 다음과 같은 일련의 과정을 통해 유전자변형생물(GMO)을 제작하는데 이용된다. 효소활성을 이용하지 않는 과정을 고른다면?**

① 외래유전자와 벡터와의 접합
② 재조합유전자의 세포내 도입
③ 재조합유전자의 세포내 복제
④ 재조합유전자의 세포내 파괴

20 **단백질의 기능 혹은 조절과 관련하여 생체내에서 proprotein의 형태로 발현된 후 일정부위가 잘려 완전한 기능을 갖는 단백질을 고른다면?**

① 항체 단백질
② RNA 중합효소
③ 인슐린
④ 헤모글로빈

21 **다음 중 다수의 정자에 의한 수정을 방지하는 기작이 아닌 것은?**

① 첨체반응
② 난자의 막전위변화
③ 피질반응
④ 투명대반응

22 **다음 중 항원제시세포(professinal antigen presenting cell)를 고르시오.**

① NK 세포
② 대식세포
③ 호중구
④ 적혈구

23 **진핵세포내의 전사과정에 관련된 설명이다. 일반적이지 않은 것을 하나만 고른다면?**

① 보편전사인자가 전사개시과정에 관여한다.
② 하나의 전사체에 여러 개의 유전자를 포함한다.
③ 프로모터에 따라 다른 전사중합효소가 관여한다.
④ 전사조절부위의 위치가 제한적이지 않다.

24 **다음은 생명체가 공통조상으로부터 진화되어 왔다는 가설을 지지할 수 있는 설명들이다. 옳지 않은 것을 하나만 고른다면?**

① 생명체의 성장에 중요한 필수아미노산이 같다.
② 유전자의 DNA는 4가지 염기서열로 구성된다.
③ 각기 다른 생물 종에서 상동 유전자가 발견된다.
④ 모든 생명체는 세포로 구성되며 분열을 한다.

25 **산소가 없는 상황에서 발효를 할 수 있는 세포가 진행하는 대사과정은 무엇인가?**

① 포도당을 축적한다.
② 더 이상 ATP를 만들지 않는다.
③ 피루브산을 축적한다.
④ NADH를 산화시켜 NAD^+를 만든다.

26 **꾸준한 운동은 근력과 지구력을 증진 시킬 수 있다. 이때 수반되는 근육의 주요 변화가 아닌 것은?**

① 근세포수의 변화
② 근세포 크기의 변화
③ 근세포내 미토콘드리아수의 변화
④ 근육내 모세혈관의 변화

27 **특정한 염기서열로 구성된 유전자내에 돌연변이가 발생하면 치명적인 질환을 유발하기도 한다. 이러한 유전자내의 변이를 추적할 수 있는 기술로서 관련이 적은 하나는?**

① Real time PCR ② Western blotting
③ DNA chip ④ RFLP

28 **생명체의 생명현상 유지에 삼투압(osmotic pressure)과 이온강도(ionic strength)는 매우 중요한 요소이다. 이들 값에 영향을 주는 화합물로 같은 몰농도의 소금과 황산칼슘이 존재할 때 다음 설명 중 맞는 것은?**

① 소금과 황산칼슘의 삼투압은 같다.
② 소금과 황산칼슘의 이온강도는 같다.
③ 황산칼슘의 삼투압이 소금보다 크다.
④ 소금의 이온강도가 황산칼슘보다 크다.

29 **에피네프린이 분비되면 뇌와 근육으로 가는 혈류량이 증가하게 된다. 이는 에피네프린이 혈관 중 어느 곳에 작용하기 때문인가?**

① 세동맥
② 모세혈관
③ 세정맥
④ 대정맥

30 **다음 중 간극연접이 가장 발달한 세포 조직은?**

① 장세포
② 근육세포
③ 뇌세포
④ 피부세포

31 **인간에게 치명적인 특정세균의 새로운 치료제로서 tRNA 구조물과 유사한 항생물질이 개발되었다. 이러한 치료제가 방해 혹은 제어할 수 있는 세균의 분자생물학적 기작은?**

① 염색체 분열
② mRNA 생합성
③ 단백질합성
④ rRNA 생합성

32 **서로 다른 종의 숙주세포가 같은 바이러스에 감염되었다. 이러한 사실로서 추론할 수 있는 특성 중 맞게 설명된 것은?**

① 모든 숙주의 염색체에 바이러스와 유사한 유전자가 존재할 것이다.
② 모든 숙주에서 역전사 효소가 발견될 것이다.
③ 모든 숙주에서 바이러스의 외피 합성에 중요한 유전자가 존재한다.
④ 모든 숙주에서 같은 구조와 기능을 지닌 단백질을 암호화한 유전자가 존재할 것이다.

33 **뇌에는 혈액-뇌장벽(blood-brain barrier)이 존재하여 많은 혈액성분이 통과할 수 없다. 뇌혈관의 모세혈관을 구성하는 상피세포에는 어떤 세포연접이 발달했을까?**

① 접착연접
② 간극연접
③ 밀착연접
④ 치밀반

34 **용원성(lysogeny)이란?**

① 박테리오파지의 DNA가 박테리아의 염색체에 끼어 들어가 존재하는 것이다.
② 박테리오파지의 DNA가 박테리아의 염색체로부터 방출되는 것이다.
③ 박테리오파지가 박테리아를 용균시키는 것이다.
④ 박테리오파지에 의해서 돌연변이가 유도되는 것이다.

35 **진핵세포내의 유전체는 고도로 접혀진 상태로 존재한다. 이러한 현상과 관련이 적은 단백질을 다음에서 고른다면?**

① Histon
② DNA topoisomerase
③ Histon methylase
④ Sliding clamp

36 **진핵생물의 전사와 번역에 대한 다음 설명 중 옳은 것은?**

① 전사는 세포질에서 일어나고, 번역은 핵에서 일어난다.
② 전사와 번역 모두 세포질에서 일어난다.
③ 전사와 번역 모두 핵에서 일어난다.
④ 전사는 핵에서 일어나고, 번역은 세포질에서 일어난다.

37 **생명체를 구성하는 고분자에 관한 설명 중 옳은 것은?**

① 셀룰로오즈는 포도당 중합체로 식물세포의 저장에너지이다.
② 핵산은 음전하를 가지고 있어 전기영동시 양극으로 이동한다.
③ 불포화지방산을 함유한 지질은 상온에서 주로 고체 상태이다.
④ 미오글로빈은 단백질의 4차 구조를 이루고 있다.

38 **다음 중 틀린 설명을 고르시오.**

① 미생물, 식물, 동물의 DNA는 동일하다.
② 생물계의 모든 세포(고세균, 세균, 식물, 동물)에서 포도당의 분해(포도당 → 피루브산) 과정은 동일한 경로를 통해 일어난다.
③ 광합성의 암반응은 빛이 있을 때는 일어나지 않는다.
④ 식물세포는 미토콘드리아를 갖고 있다.

39 **다음 중 세포의 원형질막에서 발견되는 단백질의 기능과 관련이 적은 현상은?**

① 인지질 합성
② 인산화반응에 의한 신호전달
③ 세포간의 상호인식
④ 인체내에서의 면역작용

40 **생체구성성분의 중요한 물질로서 아미노산은 입체특이적인 구조를 지닌다. 다음 설명 중 맞는 것은?**

① 생체에서 발견되는 모든 아미노산은 L-form이다.
② 생체내에 존재하는 모든 아미노산은 D-form이다.
③ 생체에서 L-form과 D-form의 아미노산이 공존하나 상호전환은 불가능하다.
④ 생체에서 L-form과 D-form의 아미노산이 공존하며 상호전환이 가능하다.

편입문제 3회

01 **다음은 세포소기관에 대한 설명이다. 잘못된 것은?**

① 미토콘드리아 - 외막과 내막으로 싸여 있고 스스로 증식할 수 있다.
② 소포체 - 단일막 구조로 세포 내에서 물질의 이동통로가 된다.
③ 리소좀 - 단일막 구조로 여러 종류의 가수분해효소들이 들어있어 세포 내 소화를 담당한다.
④ 골지체 - 막 구조로 특히 분열중인 세포에 많이 발달되어 있다.

02 **생체막에 대해 설명한 것으로 틀린 것은?**

① 생체막은 인지질의 이중층에 단백질이 존재한다.
② 생체막의 유동성은 인지질의 불포화지방산보다 포화지방산 함량이 클 때 증가한다.
③ 생체막에 존재하는 단백질은 물질이동의 운반체 역할을 한다.
④ 생체막에 존재하는 당은 지질층의 바깥쪽에서 단백질이나 지질에 결합되어 있다.

03 **원형질막의 투과성에 관한 설명 중 옳은 것은?**

① 분배계수가 큰 화합물일수록 쉽게 투과한다.
② 지용성이 작은 화합물일수록 쉽게 투과한다.
③ 극성화합물이 비극성 화합물보다 쉽게 투과한다.
④ 분배계수의 크기에 관계없이 분자의 크기가 작은 화합물일수록 쉽게 투과한다.

04 **호흡에 대한 다음 설명 중 잘못된 것은?**

① 유기호흡에서 해당과정은 세포질에서 TCA 회로는 미토콘드리아에서 일어난다.
② 해당과정을 통해 6탄당인 포도당은 3탄당인 2분자의 피루브산으로 분해되며 산소의 소비는 없다.
③ 피루브산은 TCA 회로를 거쳐 3분자의 CO_2로 분해되며 이때 산소가 소비된다.
④ 탄수화물이 아닌 다른 에너지원도 TCA 회로를 통해 분해될 수 있다.

05 **Polymerase Chain Reaction(PCR)은 특정 DNA의 증폭을 위해 널리 사용되는 방법이다. PCR 수행을 위해 요구되는 요소가 아닌 것은?**

① DNA template
② dNTP
③ DNA ligase
④ DNA polymerase

06 **다음 진핵세포에서의 유전자 발현에 대한 설명이다. 옳지 않는 것은?**

① Splicing이란 intron을 제거하는 과정이다.
② Alternative splicing에 의해 하나의 유전자에서 한 종류 이상의 polypeptide가 만들어질 수 있다.
③ 5'-capping과 3'-tailing과 같은 변형은 mRNA에서만 나타난다.
④ Repressor가 operator에 결합하면 유전자 발현이 억제된다.

07 **다음 중 멘델의 법칙에 예외 되는 유전현상이라 볼 수 없는 것은?**

① 모계유전
② 세포질유전
③ 각인
④ 반성유전

08 **대장균의 lac operon에 대한 다음 설명 중 틀린 것은?**

① 배지에 glucose가 고농도로 존재하면 cyclic AMP의 생성이 촉진되어 전사가 억제된다.
② 배지에 lactose와 glucose 모두 존재하지 않으면 전사는 일어나지 않는다.
③ 유전자가 발현되기 위해서는 RNA 중합효소가 promoter에 결합해야 한다.
④ 하나의 전사체로부터 3개의 다른 polypeptide가 해독된다.

09 **다음 박테리오파지에 대한 설명 중 맞지 않는 것은?**

① Bacteriophage(박테리오파지)의 DNA가 숙주세포의 DNA에 삽입된 상태의 파지를 프로파지(prophage)라 한다.
② 프로파지가 숙주세포의 DNA에 삽입할 때는 특정한 위치에만 삽입한다.
③ 파지에 의해 다른 숙주세포내로 DNA가 도입되는 현상을 형질전환이라 한다.
④ 박테리오파지는 프로파지를 형성하지 않고도 숙주세포 내에서 증식할 수 있다.

10 **콩 색깔이 노란색인 완두(YY)와 녹색인 완두(yy)를 교배한 결과 F1에서는 모두 노란색 (Yy)이 나타났으며, 이 F1 노란색 완두를 교배한 결과 F2에서는 노란색과 녹색이 3 : 1의 비율로 나타났다. F2의 노란색 완두의 유전자형을 결정하는 방법으로 잘못된 것은?**

① 노란색 완두끼리 자가수분 시킨다.
② 노란색 완두를 부모의 노란색 완두와 교배한다.
③ 노란색 완두를 부모의 녹색 완두와 교배한다.
④ 노란색 완두를 F1의 노란색 완두와 교배한다.

11 **보체(complement)에 대한 설명으로 옳지 않는 것은?**

① 항 미생물 단백질로 혈액에 존재한다.
② 미생물에 결합하여 식세포가 미생물을 쉽게 파괴하도록 한다.
③ 모세혈관의 투과성을 높이고 염증 반응을 활성화시킨다.
④ 항체와 협력하여 세균을 파괴한다.

12 **다음 호르몬에 대한 설명 중 잘못된 것은?**

① 식물호르몬과 동물호르몬은 모두 특정 유전자 발현을 조절할 수 있다.
② 식물호르몬과 동물호르몬 모두 적은 양으로 표적세포에 작용하여 효과를 낸다.
③ 대부분의 식물호르몬은 식물의 생장과 관계가 있다.
④ 동물호르몬은 특정 기관의 세포에서만 생성된다.

13 다음 세포분열에 대한 설명 중 적절하지 못한 것은?

① 체세포분열에 의한 딸세포의 유전자는 동일하다.
② 체세포분열 중기에 염색체는 한쪽 극에서 나온 하나의 방추사와 결합한다.
③ 제1 감수분열 전기에 상동염색체는 쌍을 이룬다.
④ 제1 감수분열이 끝나면 핵상은 반으로 줄어든다.

14 형질세포(plasma cell)에 대한 설명 중 옳은 것은?

① 항체를 생산하여 세포성 면역에 관여한다.
② 세포독성 T 세포(Tc Cell)로부터의 신호를 받아들여 B세포로부터 분화한다.
③ 분화된 형질세포는 동일한 항체만을 생산 한다.
④ 형질세포는 최종적으로 기억세포로 전환되어 소량으로 존재한다.

15 다음 대장균 단백질들을 DNA 복제 과정(지연가닥, lagging strand)에 작용하는 순서대로 나열하시오.

〈보기〉

ㄱ. DNA polymerase I	ㄴ. DNA polymerase III
ㄷ. DNA helicase	ㄹ. DNA ligase
ㅁ. Primase	ㅂ. dnaA protein

① ㄴ, ㅁ, ㅂ, ㄱ, ㄴ, ㄹ
② ㅂ, ㅁ, ㄱ, ㄷ, ㄴ, ㄹ
③ ㅂ, ㄷ, ㅁ, ㄴ, ㄱ, ㄹ
④ ㄷ, ㅁ, ㄱ, ㄴ, ㄹ, ㅂ

16 분비단백질의 세포 내 이동경로를 순서대로 나타낸 것은?

① 리보솜 → 소포체 → 골지체 → 세포막
② 리소좀 → 골지체 → 소포체 → 세포막
③ 퍼옥시좀 → 리보솜 → 액포 → 세포막
④ 핵 → 리보솜 → 소포체 → 세포막

17 **균일하게 섞여진 혈액샘플을 10배율의 대안렌즈와 5배율의 대물렌즈를 조합시킨 현미경 시야에서 관찰하였더니 1,600개의 적혈구가 관찰되었다. 10배율의 대안렌즈와 10배율의 대물렌즈를 조합시킨 현미경 시야에서 관찰한다면 몇 개의 적혈구가 관찰될까?**

① 6,400개
② 3,200개
③ 800개
④ 400개

18 **일부 단세포 생물은 섬모의 노젓기 운동을 통해 이동한다. 섬모의 운동은 어떻게 이루어지는가?**

① 방사상스포크의 활주운동
② 중앙미세소관의 활주운동
③ 넥신의 활주운동
④ 디네인팔의 활주운동

19 **생식세포는 감수분열의 과정을 통해 다양한 유전자 조합을 만든다. 네 쌍의 상동염색체를 갖는 생물이 교차가 없이 단지 염색체의 무작위적 배열을 통해 형성할 수 있는 배우자의 수는 최대 몇 가지인가?**

① 4
② 8
③ 16
④ 32

20 **세포는 호흡을 통해 생명유지를 위한 에너지를 만들어 낸다. 1분자의 포도당이 심장세포에서 호흡을 통해 완전히 분해될 때 에너지 효율은 몇 %인가? (단, 1분자의 포도당이 완전히 분해되면 686kcal를 낼 수 있고 ATP 1분자는 약 7.5kcal를 낸다.)**

① 3.9%
② 4.2%
③ 39.4%
④ 41.5%

21 온대지방의 호수는 여름이 되면 깊이에 따른 수온의 차이에 의해 세 개의 층(표수층, 수온약층, 심수층)으로 나누어진다. 만약 호수에 영양물질이 많아 표수층에 플랑크톤이 많이 산다면 오후 2시경 수심에 따른 산소 분포는 어떤 양상을 나타내게 되는가?

① 표수층 〉 수온약층 〉 심수층
② 표수층 〈 수온약층 〈 심수층
③ 표수층 〉 심수층 〉 수온약층
④ 표수층 〈 심수층 〈 수온약층

22 뇌종양을 치료하기 위해 방사선을 조사한 후 성장이 멈추고 이차성징의 발달이 저해되었으며 소변의 조절이 어려워졌다면 어느 내분비기관에 문제가 생긴 것인가?

① 갑상선
② 뇌하수체
③ 흉선
④ 송과선

23 어떤 식물 세포의 삼투압이 27℃에서 24.6기압이었다. 이 세포 세포질의 몰농도는 얼마인가?

① 0.1몰 ② 1몰
③ 2몰 ④ 10몰

24 포식자에게 맛있거나 해롭지 않은 동물이 포식을 회피하기 위해 포식자가 기피하는 맛이 없거나 위험스러운 동물의 형태나 색 따위를 모방하는 것을 무엇이라 하는가?

① 뮬러 의태
② 베이츠 의태
③ 공격적 의태
④ 화학 방어

25 **생물은 생존확률을 증가시키기 위해 r-선택 또는 K-선택의 전략을 가진다. K-선택전략을 가지는 종의 특징이 아닌 것은?**

① 한 번의 생식에 적은 수의 자손을 생산한다.

② 수명이 길고 번식의 횟수가 많다.

③ 성장의 속도가 느리다.

④ 부모의 양육행동이 거의 없다.

26 **연관된 두 유전자 A와 B 사이의 교차율은 30%, B와 C 사이의 교차율은 40%, C와 D 사이의 교차율은 45%, A와 C 사이의 교차율은 10%, B와 D 사이의 교차율은 5%일 때 염색체 상에서 유전자의 순서는?**

① ABCD 또는 DCBA　　② CABD 또는 DBAC

③ BDCA 또는 ACDB　　④ DBCA 또는 ACBD

27 **아래 그림은 돌연변이의 예이다. 돌연변이의 명칭이 바르게 짝지어진 것은?**

Wild type 5' **GCU GGA GCA CCA GGA CAA GAU GGA** 3'
N Ala Gly Ala Pro Gly Gln Asp Gly C

(A) ________ 5' **GCU GGA GCC CCA GGA CAA GAU GGA** 3'
N Ala Gly Ala Pro Gly Gln Asp Gly C

(B) ________ 5' **GCU GGA GCA CCA AGA CAA GAU GGA** 3'
N Ala Gly Ala Pro Arg Gln Asp Gly C

① A=silent mutation, B=missense mutation

② A=nonsense mutation, B=frameshift mutatin

③ A=missense mutation, B=nonsense mutation

④ A=frameshift mutation, B=nonsense mutation

28 **성과 관련이 있는 내분비기관에 대한 설명으로 옳지 않는 것은?**

① 시상하부는 GnRH를 생성한다.
② 부신피질은 바소프레신을 분비한다.
③ 뇌하수체전엽은 FSH와 LH를 분비한다.
④ 정소와 난소는 정자와 난자를 생성한다.

29 **아래 유전자(no introns)에 의해 만들어진 polypeptide의 아미노산 개수는?**

5' GGCTAAATGCTTAAAAGCTACGGGCGCGAGGAATAGGAG 3'
3' CCGATTTACGAATTTTCGATGCCCGCGCTCCTTATCCTC 5'

① 8개
② 9개
③ 10개
④ 11개

30 **혈압의 조절기작에 대한 설명으로 옳지 않는 것은?**

① 신장에서 레닌을 분비하여 조절한다.
② 레닌은 안지오텐시노겐을 10개의 아미노산으로 된 안지오텐신 I으로 전환한다.
③ 안지오텐신 I은 중합효소에 의해 아미노산이 결합되어 안지오텐신 II가 된다.
④ 안지오텐신 II는 신소동맥벽의 근육을 수축시켜 혈류량을 감소시킨다.

31 **근육이 수축되는 과정에 대한 설명으로 옳지 않는 것은?**

① 운동신경의 흥분으로 종판의 세포막으로 K^+ 유입이 촉진된다.
② 근소포체의 종낭에서 Ca^{++}이 방출되어 필라멘트 사이로 확산된다.
③ Ca^{++}이 TpC에 결합하여 트로포닌의 분자구조를 변화시킨다.
④ 미오신 가교의 운동에 의해 액틴을 미오신 사이로 끌어당긴다.

32 **미토콘드리아에서 호흡이나 산화에 관여하는 효소는 외막, 막간 공간, 내막, 기질에 분포한다. 미토콘드리아의 효소 중 기질에 분포하는 효소는?**

① 시토크롬 b
② 시토크롬 산화효소
③ ATP synthase
④ β-산화효소계

33 **상피의 생리적 상태를 유지하는데 중요한 생체물질로 결핍시 상피의 각화(keratinization)를 유발하는 물질은 무엇인가?**

① 비타민 A ② 비타민 B
③ 비타민 C ④ 비타민 E

34 **남성과 여성의 생식관 분화에 대한 설명으로 옳지 않는 것은?**

① 분화의 전 단계에서 배의 관계는 나란히 놓여있는 두 쌍의 관들로 구성되어 있다.
② 남성의 관 발생에서는 뮐러관계가 퇴화하고 볼프관계가 유지된다.
③ 여성의 관계에서는 뮐러관계가 유지된다.
④ 뮐러관 발생은 테스토스테론이 있을 때 일어난다.

35 **일부세균은 무기물 또는 유기물을 산화시켜 생성하는 ATP, NADPH에 의해 CO_2를 고정하는데, 세균과 산화과정이 잘못 연결된 것은?**

① *Nitrosomonas* sp. $NH_4^+ + 3/2\ O_2 \rightarrow NO_2^- + H_2O + 2H^+$
② *Nitrobactor* sp. $H_2NO_3 + 1/2\ O_2 \rightarrow NO_3^- + H_2O$
③ *Beggiatoa* sp. $H_2S + 1/2\ O_2 \rightarrow S + H_2O$
④ *Thiobacillus ferroxydans* $FeCO_3 + 1/2\ O_2 + 3/2\ H_2O \rightarrow Fe(OH)_3 + CO_2$

36 **암세포의 특징 중 잘못된 것은?**

① 바이러스 감염으로 암이 발생할 수 있다.
② 밀도의존적 억제 현상을 보인다.
③ 많은 암세포에서 p53 돌연변이가 관찰된다.
④ 종양유전자(oncogen)의 활성화 돌연변이가 관찰된다.

37 **유대류와 태반동물에 대한 설명으로 옳은 것은?**

① 유대류 배는 자궁에서 더 짧은 발생기를 가진다.
② 태반동물은 알을 낳고 유대류는 새끼를 낳는다.
③ 유대류는 알을 낳고 태반동물은 새끼를 낳는다.
④ 유대류는 자웅동체고 태반동물은 자웅이체다.

38 **다음은 무슨 동물문(phylum)의 특징인가?**

〈보기〉

ㄱ. 외피는 키틴질 막에 싸여 있고 섬모가 없다.
ㄴ. 신관을 갖는 것이 많으며 유생은 원신관을 가진다.
ㄷ. 다모강, 빈모강 등이 포함된다.

① 선형동물문 ② 환형동물문
③ 윤형동물문 ④ 절지동물문

39 **항생제인 페니실린은 펩티도글리칸 합성을 방해하여 세포벽을 파괴시키므로 항생제의 특성을 가진다. 이러한 관점에서 볼 때 페니실린이 효과적으로 작용하는 세균은?**

① 그람양성균 ② 그람음성균
③ 그람중성균 ④ 차이가 없다.

40 **월경주기에 대한 설명으로 옳은 것은?**

① 배란이 되고난 여포는 LH와 FSH의 영향으로 황체라는 구조를 형성한다.
② 월경주기의 7일째에는 LH의 급격한 증가가 있다.
③ 배란은 월경 첫째 날부터 7일째에 일어난다.
④ 황체는 자궁내벽의 성장과 증식, 글리코겐의 축적을 위해 LH와 FSH의 분비를 촉진한다.

유일무이 의치한약수
학교별 기출문제집

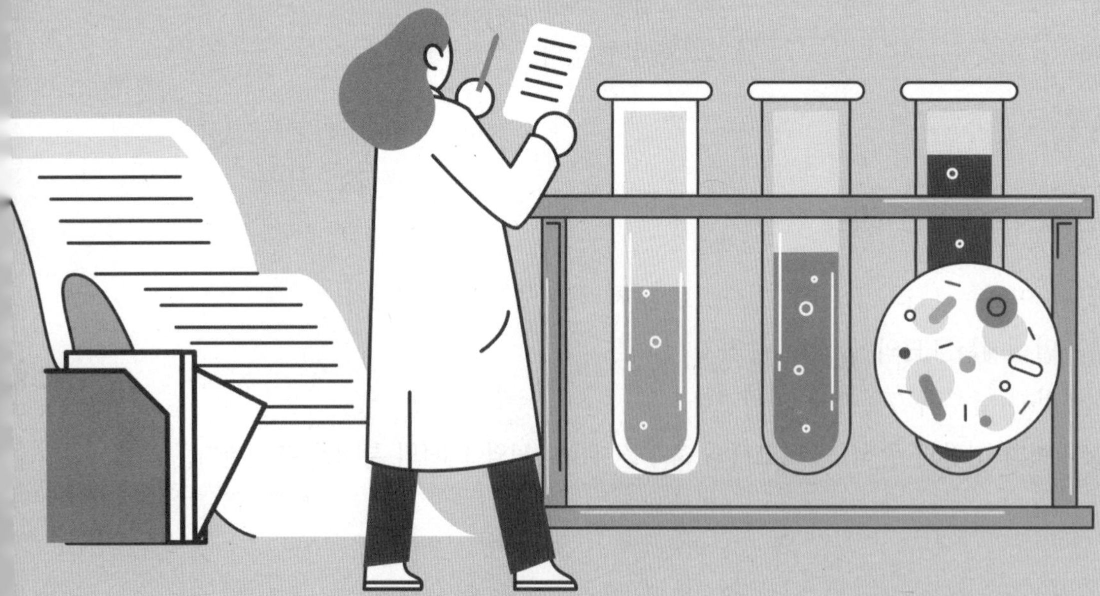

PART 09

동신대학교 한의대

편입문제 1회

01 다음 세포주기에 관한 설명 중 옳지 않은 것은?

① 간기에는 단백질 합성이 활발하게 되어 단백질 양이 증가한다.
② G2기의 염색체는 2개의 염색분체(chromatid)로 되어 있다.
③ 체세포 분열의 기능 중 하나는 손상된 세포의 대체이다.
④ 감수분열 중 염색체 사이의 교차가 일어나는 시기는 제2 감수분열 전기이다.
⑤ 세포질 분열은 보통 말기와 동시에 일어난다.

02 다음은 동물의 조직에 관한 설명이다. 옳지 않은 것은?

① 혈액은 고체가 아닌 액체의 기질로 구성되어 있는 결합조직이다.
② 체세포들은 모여서 특정조직을 이루지만, 생식세포는 조직을 형성하지 않는다.
③ 귓바퀴는 결합조직(connective tissue)으로 구성되어 있다.
④ 세포분열 속도가 빠른 조직은 종양이 발생할 위험이 높다.
⑤ 소화기계에 속하는 소장은 상피조직과 평활근조직의 두 가지 조직으로 구성되어 있다.

03 다음 중 효소의 기능에 대한 설명으로 옳지 않은 것은?

① 화학 반응의 속도를 변화시킨다.
② 기질과 산물간의 자유에너지 차를 변화시켜 화학반응을 촉진시킨다.
③ 효소의 특이성은 단백질의 3차 구조에 기인한다.
④ 효소 반응시 적절한 염농도는 효소 구조를 안정화시키지만 너무 높으면 효소를 변형시킨다.
⑤ 알로스테릭(allosteric) 효소는 활성제와 억제제가 결합할 수 있는 부위를 모두 지닌다.

04 **다음 중 생명체를 이루는 생물학적 분자들에 대한 설명으로 옳지 않은 것은?**

① 대부분의 식물성 기름은 포화지방산이다.
② 당이나 지방에는 없으나 단백질과 핵산에 있는 화학원소는 질소이다.
③ 흙 속에 인이 부족하게 되면 식물은 DNA를 만들기 어렵게 된다.
④ DNA와 RNA는 모두 폴리뉴클레오티드 구조이고, 그 골격에는 동일한 구조의 인산기를 지닌다.
⑤ 중성지방 한 분자는 세 개의 지방산이 한 개의 글리세롤 분자에 결합하여 생긴다.

05 **다음은 혈액의 순환에 관련된 설명이다. 옳지 않은 것은?**

① 폐정맥으로는 정맥혈이 지나지 않는다.
② 수면 중에는 혈류가 감소한다.
③ 심장의 2개 심방과 2개 심실 가운데 가장 두꺼운 근육층을 가지고 있는 것은 좌심실이다.
④ 정맥과 동맥은 세 층으로 이루어진 반면 모세혈관은 두 층으로만 이루어져 있다.
⑤ 혈액의 순환으로 이동되는 물질 가운데에는 소화된 음식물 단량체도 포함된다.

06 **뇌의 호흡조절 중추는 다음 중 무엇의 변화에 반응해서 작동하는가?**

① 혈중 이산화탄소 농도　　② 혈중 산소 농도
③ 혈중 포도당 농도　　④ 혈중 미토콘드리아 농도
⑤ 혈중 적혈구 수

07 **다음은 세포호흡에 대한 설명이다. 옳지 않은 것은?**

① 세포호흡 과정에서 대부분의 ATP는 전자전달계를 거치면서 만들어진다.
② 크렙스 회로(Krebs cycle)에 필요한 효소는 미토콘드리아의 기질 내에 존재한다.
③ 해당과정(glycolysis)은 진핵세포에서만 일어난다.
④ 해당과정은 산소 없이 ATP를 생산한다.
⑤ 해당과정은 발효와 세포호흡에서 공통적으로 나타나는 대사 경로이다.

08 **다음 면역글로불린(immunoglobulin) 중에서 신체 내 여러 기관의 분비 점액에 포함되어 항균작용을 나타내는 것은?**

① IgA
② IgD
③ IgE
④ IgG
⑤ IgM

09 **다음 〈보기〉에 제시한 면역계의 성분들 중 특이적 방어 기능에 속하는 것만 고른 것은?**

〈보기〉

가. 인터페론
나. 세포독성 T세포
다. 조력 T세포
라. 보체
마. 대식세포
바. 자연살상 세포(natural killer cell)
사. 항체

① 가, 나, 다
② 가, 바, 사
③ 나, 다, 사
④ 다, 라, 사
⑤ 라, 마, 바

10 **다음 중 엽록체의 스트로마(stroma)에서 일어나는 반응은?**

① H_2O 분해
② 전자전달
③ NADPH 생성
④ CO_2 산화
⑤ 가시광선 흡수

11 **다음 식물호르몬의 기능에 관한 설명 중 옳지 않은 것은?**

① 에틸렌(ethylene)은 과실의 성숙을 앞당기고 세포분열을 억제한다.
② 시토키닌(cytokinins)은 세포분열을 촉진한다.
③ 앱시스산(abscisic acid)은 종자 발아를 촉진한다.
④ 지베렐린(gibberellins)은 과실 발달과 줄기 신장을 촉진한다.
⑤ 옥신(auxin)은 농도에 따라 뿌리의 생장을 촉진하기도 하고 억제하기도 한다.

12 **진핵세포의 유전자 발현과정에서 전사(transcription)를 마친 DNA 분자는 어떻게 되는가?**

① 재활용될 수 있게 뉴클레오티드(nucleotide)로 분해된다.
② 리보솜(ribosome)으로 이동한다.
③ DNA 자신을 복제한다.
④ 원래의 구조로 되돌아간다.
⑤ mRNA와 결합하여 번역(translation)을 돕는다.

13 **신체를 구성하는 모든 세포는 동일한 유전체(genome)를 가지고 있음에도 불구하고 조직에 따라 그 구조와 기능이 다를 수 있다. 다음 중 조직에 따라 세포의 구조와 기능이 달라지도록 하는 것은?**

① tRNA
② 골지체(Golgi complex)
③ 발린(valine)
④ 리보솜(ribosome)
⑤ mRNA

14 **다음 유전자 재조합 기법에 대한 설명 중 옳지 않은 것은?**

① 클로닝 벡터(cloning vectors)로는 박테리오파지(bacteriophage), 플라스미드(plasmid), 또는 동·식물 바이러스를 사용할 수 있다.
② 클로닝에 사용되는 DNA는 단일가닥이어야 한다.
③ 역전사효소를 사용하여 진핵세포의 mRNA로부터 cDNA를 합성하면 원래의 유전자보다 그 길이가 짧아진다.
④ 재조합 DNA를 만들 때, 절단부위의 끝이 엇갈리게 자르는 제한효소는 반듯하게 자르는 제한효소보다 다음 단계의 조작과정을 쉽게 한다.
⑤ 골수 줄기세포가 유전자 치료의 대상으로 이상적인 이유는 사람의 일생을 통해 증식을 계속하기 때문이다.

15 **다음 중 평활근(smooth muscle)에 대한 설명으로 옳지 않은 것은?**

① 평활근에는 가는 필라멘트(thin myofilament)와 굵은 필라멘트(thick myofilament)가 존재하나, 근원섬유를 형성하지 않아서 비근육 섬유와 유사하다.

② 평활근은 불수의적으로 수축을 일으키며 위, 창자, 자궁 및 혈관에 분포되어 있다.

③ 평활근은 단핵구조이며 윤반(intercalated disc)에 의해 세포의 끝 부분끼리 서로 연결되어 있다.

④ 평활근의 가는 필라멘트는 액틴(actin)과 트로포미오신(tropomyosin)을 가지나 트로포닌(troponin)이 없으며 세포의 종축과 나란히 배열되어 있고, 그 가운데 굵은 필라멘트가 산재되어 있다.

⑤ 골격근은 굵은 필라멘트에서 미오신 머리(myosin head)가 없는 중앙부위(H-band)가 있으나 평활근은 필라멘트의 전체 길이를 따라 미오신 머리가 분포되어 있다.

16 **열성 페닐케톤뇨증 보인자인 두 남녀가 결혼하여 페닐케톤뇨증의 아이가 태어날 가능성은?**

① 1/4　　② 2/4
③ 3/4　　④ 4/4
⑤ 1/8

17 **다음의 유전형질에 관한 설명 중 옳지 않은 것은?**

① 어떤 대립형질이 우성인지 열성인지는 다른 유전자와의 연관여부에 달려있다.

② 빨강 금어초와 흰색 금어초를 교배하면 모든 F1 세대는 분홍색을 갖는다. 이것은 불완전 우성의 한 예이다.

③ B형 남자와 A형 여자 사이에 태어난 아이들이 가질 수 있는 혈액형은 A, B, AB 또는 O형이다.

④ 갈색쥐와 흰색쥐의 F1이 모두 갈색쥐였을 때, F1끼리의 교배로 얻어지는 F2의 약 3/4는 갈색쥐이다.

⑤ 대립형질은 배우자 형성 시에 분리되고, 수정 시에 한 쌍의 대립형질을 구성한다.

18 **다음 중 다른 모든 것들의 활동을 제어하는 것은?**

① 갑상선
② 시상하부
③ 뇌하수체
④ 부신피질
⑤ 연수

19 **다음 〈보기〉의 시냅스(synapse)에 대한 설명 중 옳은 것만 고른 것은?**

〈보기〉

가. 전기적 시냅스가 화학적 시냅스보다 전달 속도가 빠르다.
나. 전기적 시냅스는 척추동물에서만 발견된다.
다. 화학적 시냅스를 통해서 이루어지는 신호전달의 경로는 전기적 시냅스를 통한 신호전달 경로보다 다양하다.
라. 시냅스에서 신경전달물질인 아세틸콜린의 분비가 지나치게 감소되면 파킨슨병이 생긴다.
마. 한 개의 뉴런(neuron)은 한 개의 시냅스를 형성한다.

① 가, 다
② 가, 라
③ 나, 다
④ 나, 마
⑤ 다, 마

20 **다음은 사람의 신경계에 대한 설명이다. 옳지 않은 것은?**

① 인간의 척수신경(spinal cord)은 31쌍이다.
② 부교감 신경의 자극으로 동공이 확대된다.
③ 뇌의 베르니케 영역(Wernicke's area)은 듣기나 쓰기 즉, 언어를 이해하도록 반응하는 부위이다.
④ 뇌척수액은 중추신경계에서 완충작용을 하며, 필요한 영양소, 호르몬, 백혈구를 공급하는 것을 도와준다.
⑤ 소뇌는 조화로운 신체의 움직임과 균형을 갖게 한다.

21 **스테로이드 호르몬의 설명으로 가장 옳은 것은?**

① 수용성 호르몬이다.
② 아미노산으로 이루어져 있다.
③ cAMP와 같은 2차 전달자(secondary messenger)의 합성을 유도한다.
④ 보통은 표적세포의 세포막에 위치한 수용체 단백질과 결합하여 세포 반응을 일으킨다.
⑤ 표적세포에 작용하여 특정 유전자의 발현을 조절한다.

22 **다음 〈보기〉에서 호르몬에 대한 설명으로 옳지 않은 것으로 묶여진 것은?**

〈보기〉

가. 난소를 제거한 후에 부족 될 수 있는 호르몬은 프로게스틴(progestin)이다.
나. 칼시토닌(calcitonin)과 부갑상선호르몬(parathyroid hormone)은 모두 혈중 칼슘 농도를 조절한다.
다. 단기 스트레스 반응은 주로 에피네프린(epinephrine)과 노르에피네프린(norepinephrine)에 의해서 조절되는 반면, 장기 스트레스 반응은 주로 코르티코스테로이드(corticosteroid)에 의해서 조절된다.
라. 알코올은 뇌하수체 전엽으로부터 항이뇨호르몬(ADH)의 분비를 억제하기 때문에 알코올 섭취는 빈번한 소변으로 이어진다.
마. 프로락틴(prolactin)은 프로게스테론(progesterone)의 분비를 촉진한다.

① 가, 나
② 가, 마
③ 나, 마
④ 다, 라
⑤ 라, 마

23 다음 〈보기〉의 설명에서 옳지 않은 것으로 묶여진 것은?

〈보기〉

가. 정자는 남성생식기에서 부정소 → 정소 → 정관 → 요도 순으로 이동한다.
나. 발생과정은 수정 → 분할 → 낭배형성 → 기관형성의 순으로 진행된다.
다. 포배기에서는 세포의 크기가 더 작기 때문에 세포 크기가 더 큰 접합자(zygote) 시기보다 더 적은 양의 산소를 필요로 한다.
라. 접합자는 난자보다 더 많은 염색체를 갖는다.
마. 아기의 출산 시 진통을 유도하는 호르몬은 에스트로겐(estrogen), 옥시토신(oxytocin), 프로스타글란딘(prostaglandin)이다.

① 가, 나 ② 가, 다
③ 가, 라 ④ 다, 라
⑤ 다, 마

24 84개의 염기쌍으로 이루어진 이중나선 DNA에서 G+C/A+T=1.8 이면 아데닌(A)의 염기 수는 몇 개인가? (단, T+C/A+G=1.0이다.)

① 25개 ② 30개
③ 35개 ④ 40개
⑤ 45개

25 다음 중 tRNA에 의해 일어나는 돌연변이는?

① 침묵 돌연변이(silent mutation)
② 억제자 돌연변이(suppressor mutation)
③ 착오 돌연변이(missense mutation)
④ 사슬종결 돌연변이(nonsense mutation)
⑤ 격자이동 돌연변이(frameshift mutation)

편입문제 2회

01 A형 여자와 B형 남자에게서 태어난 아이들이 가질 수 있는 혈액형은?

① A, B, AB, O형
② A, B, O형
③ A, B형
④ AB, O형
⑤ AB형

02 AIDS의 원인체인 HIV(human immunodeficiency virus)의 유전물질은?

① 단백질(protein)
② 이중 가닥(double stranded) DNA
③ 단일 가닥(single stranded) DNA
④ 이중 가닥(double stranded) RNA
⑤ 단일 가닥(single stranded) RNA

03 다음 중 페니실린류 항생물질이 작용하지 못하는 미생물은?

① 콜레라균
② 디프테리아균
③ 매독균
④ 무좀균
⑤ 성홍열균

04 다음 보기의 면역계 요소들 중 비 특이적 방어기능에 관여하는 것으로 구성된 것은?

〈보기〉

가. 조력 T 세포	나. 대식세포
다. 열(heat)	라. 조절 T 세포
마. 인터페론	바. B 세포

① 가, 라, 바
② 가, 나, 라
③ 나, 마, 바
④ 다, 라, 마
⑤ 나, 다, 마

05 **감수분열과 관련이 없는 것은?**

① 무성생식하는 생물체들의 염색체수를 일정하게 유지시킨다.
② 생식세포들이 수행하는 세포분열방식이다.
③ 생물체의 유전적 다양성을 제공해준다.
④ 생식세포의 염색체수를 반(1/2)으로 줄여준다.
⑤ 제1 감수분열과 제2 감수분열 과정으로 진행된다.

06 **동물들의 일주기 리듬(circadian rhythm)에 해당되는 것은?**

① 철새의 이동(migration)
② 잠자기(sleeping)
③ 둥지 짓기
④ 싸우기(fighting)
⑤ 교미(mating)

07 **다음 보기 중 이식거부(graft rejection)와 관련된 요소들의 조합은?**

〈보기〉

가. 주요조직적합체(MHC)
나. 세포독성 T 세포
다. 약독화 미생물균체
라. T 세포 수용체(TCR)
마. 외독소

① 가, 다, 라
② 가, 나, 라
③ 나, 다, 마
④ 다, 라, 마
⑤ 나, 라, 마

08 **천이(succession)에 대한 설명 중 적절하지 못한 것은?**

① 1차 천이는 불모지가 점차적으로 생명체에 점령되는 현상이다.
② 천이의 최종단계는 극상 단계이다.
③ 화산폭발로 인하여 군집이 변하는 것은 천이라고 할 수 없다.
④ 일반적인 천이과정에서 군집은 그들이 사용하는 것 보다 더욱 많은 유기물을 생산한다.
⑤ 천이에 속한 연속되는 변화의 계열을 천이계열이라 한다.

09 **세포의 연접(junction)중 반점 치밀반(spot desmosome)에 존재하는 중간섬유는?**

① vimentin filament
② desmin filament
③ glial filament
④ keratin filament
⑤ lamin filament

10 **진핵세포에서는 세포핵 내에서 일련의 전사 후 변형(post-transcriptional modification)과정을 거쳐 mRNA가 성숙된다. 다음 보기 중 전사 후 변형되는 과정들로만 구성된 것은?**

〈보기〉
가. cap의 첨가
나. 탈 포밀화
다. poly A 첨가
라. peptide의 분리
마. splicing(가닥 맞추기)

① 가, 다, 마
② 가, 나, 다
③ 나, 라, 마
④ 가, 라, 마
⑤ 나, 다, 마

11 **포유동물에서는 수정 후 초기에 배 발생이 일어나는데 발생순서가 바르게 된 것은?**

① 세포기 - 포배기 - 낭배기 - 상실기
② 세포기 - 포배기 - 상실기 - 낭배기
③ 세포기 - 낭배기 - 상실기 - 포배기
④ 세포기 - 상실기 - 포배기 - 낭배기
⑤ 세포기 - 상실기 - 낭배기 - 포배기

12 **간의 기능 중 설명이 적절하지 못한 것은?**

① 과량의 glucose는 glycogen이 되어 간세포에 저장한다.
② 아미노산은 탈아민화되어 암모니아, 요산, 요소를 생산한다.
③ 태아를 제외한 성체에서는 적혈구를 생산한다.
④ 혈액응고에 필수적인 fibrinogen과 prothrombin을 생산한다.
⑤ 담즙을 생산하여 지방의 소화를 돕는다.

13 **소, 양, 사슴과 같은 초식동물들은 반추위를 가진다. 이들이 음식물을 소화시킬 때 위에서의 소화 과정이 바르게 된 순서는?**

① 혹위 - 겹주름위 - 주름위 - 벌집위
② 혹위 - 겹주름위 - 벌집위 - 주름위
③ 혹위 - 벌집위 - 겹주름위 - 주름위
④ 벌집위 - 혹위 - 주름위 - 겹주름위
⑤ 벌집위 - 혹위 - 겹주름위 - 주름위

14 **포유동물에서는 신장에서 오줌이 생성되어 배설되는데 그 경로를 순서대로 배열한 것은?**

① 신소체 - 신원고리 - 근위세뇨관 - 원위세뇨관 - 집합관 - 요관 - 요도
② 신소체 - 근위세뇨관 - 신원고리 - 원위세뇨관 - 집합관 - 요관 - 요도
③ 신소체 - 원위세뇨관 - 신원고리 - 근위세뇨관 - 집합관 - 요관 - 요도
④ 신소체 - 원위세뇨관 - 신원고리 - 근위세뇨관 - 요관 - 집합관 - 요도
⑤ 신소체 - 신원고리 - 근위세뇨관 - 원위세뇨관 - 요관 - 집합관 - 요도

15 진핵세포는 3종류의 RNA 중합효소(polymerase)에 의해서 RNA로 전사된다. 다음 중 바르게 짝지어진 것은?

① RNA polymerase I - rRNA, RNA polymerase II - mRNA, RNA polymerase III - tRNA와 5s rRNA
② RNA polymerase I - rRNA, RNA polymerase II - tRNA와 5s rRNA, RNA polymerase III - mRNA
③ RNA polymerase I - mRNA, RNA polymerase II - rRNA, RNA polymerase III - tRNA와 5s rRNA
④ RNA polymerase I - mRNA, RNA polymerase II - rRNA, RNA polymerase III - tRNA와 5s rRNA
⑤ RNA polymerase I - tRNA와 5s rRNA, RNA polymerase II - mRNA, RNA polymerase III - rRNA

16 인간을 포함한 척추동물들은 크게 4종류의 기본조직(tissue)으로 구성되어 있다. 4종류의 기본조직은 무엇인가? (   ), (   ), (   ), (   )

17 지의류(이끼류)는 단순한 식물체가 아니라 광합성을 수행하는 진핵생물인 (   )와 지지체를 제공하는 (   )의 공생체이다.

18 심한운동을 하는 동안에 산소가 고갈되면 조직은 포도당을 젖산으로 전환하게 된다. 이 젖산은 혈액으로 방출되고 간으로 들어가 포도당의 재합성에 이용된다. 간에서 합성된 포도당은 혈액을 통하여 근육으로 보내지고 근육에서 생성된 젖산은 다시 간으로 보내지는 과정이 반복하게 된다. 이러한 주기적 과정을 무엇이라 하는가?

19 세균사이의 유전물질 전달 방식에는 성 선모(sex pili)를 통하여 전달되는 접합, 외부 DNA가 직접 전달되는 (　　　　　　), 바이러스가 관여하여 전달되는 (　　　　　　) 방식이 있다.

20 단백질 항원은 거대분자이기 때문에 특정 항체와 결합할 수 있는 여러 부위가 존재한다. 이처럼 항체와 결합할 수 있는 동일 단백질 내의 특정부위들을 항원 결정기(antigenic determinant) 혹은 (　　　　　　)라 하고, 특정 항원결정기와 결합할 수 있는 한 종류의 항체로 구성된 항체를 (　　　　　　)라 한다.

유일무이 의치한약수

학교별 기출문제집

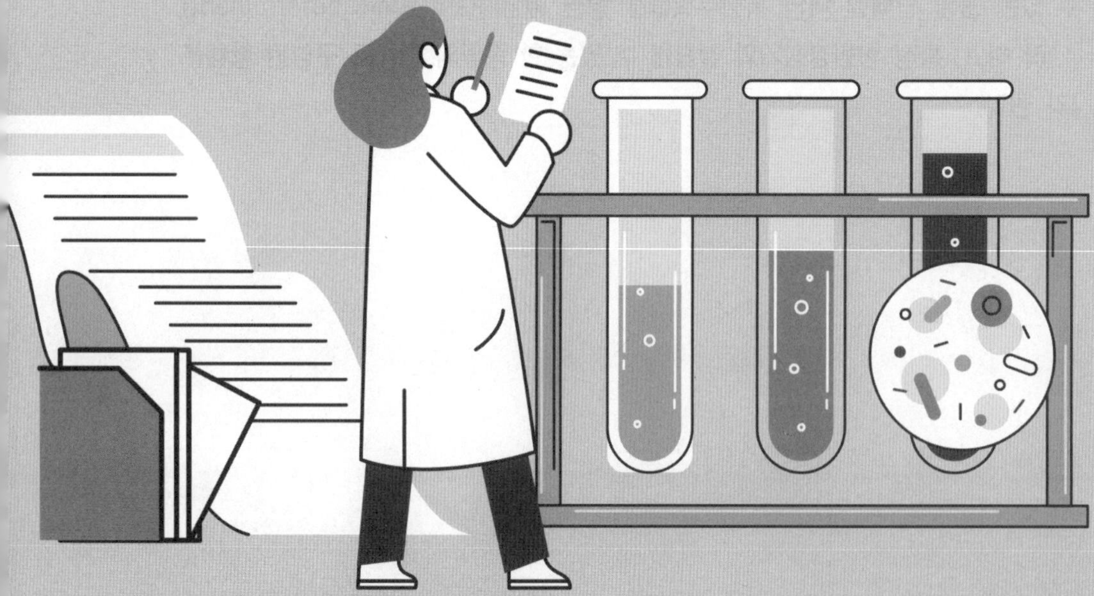

PART 10

중앙대학교 의대 · 약대

편입문제 1회

01 **신호서열(signal sequence)은 특정 단백질의 전구단백질(precursor protein)에 존재한다. 다음 중 전구단백질에 신호서열이 존재할 것으로 생각되는 것은?**

〈보기〉

가. Acetylcholinesterase　　나. Collagen
다. Acid maltase　　라. Myoglobin

① 가, 나, 다　　② 가, 다
③ 나, 라　　④ 라
⑤ 가, 나, 다, 라

02 **광합성 과정에 관한 설명 중 옳은 것은?**

① 한 개의 광계가 존재하여 효율적으로 에너지를 획득한다.
② 엽록소 a는 식물의 주요 광합성 색소로, 주로 청색과 붉은색 파장이 빛을 흡수한다.
③ 엽록소 내부에는 Fe 원자가 존재한다.
④ 광합성을 하는 남세균의 광계는 엽록체의 틸라코이드 막에 존재한다.
⑤ 탄소를 고정하는 반응을 크렙스회로라 한다.

03 **다음은 다윈(Darwin)의 자연선택(natural selection) 가설이다. 맞는 것은?**

〈보기〉

가. 모든 개체군에 반드시 유전적 변이가 존재해야 한다.
나. 시간에 따라 유전적 변화는 적응도(fitness)의 증가를 야기한다.
다. 개체군내 개체들 간의 생존과 번식의 차이에서 비롯된다.
라. 특정 표현형의 대립 유전자는 개체군내에서 증가하고 다른 대립유전자는 감소한다.

① 가, 나, 다　　② 가, 다
③ 나, 라　　④ 라
⑤ 가, 나, 다, 라

04 X chromosome 비활성(inactivation)은 아래 보기 중 무엇의 결과인가?

〈보기〉

가. 모계로부터 물려받은 X chromosome 만이 불활성 되었다.
나. 부계로부터 물려받은 X chromosome 만이 불활성 되었다.
다. 여성의 양쪽 X chromosome 모두가 전부 불활성 되었다.
라. 부계 또는 모계로부터 물려받은 X chromosome 중 하나가 불활성 되었다.

① 가, 나, 다
② 가, 다
③ 나, 라
④ 라
⑤ 가, 나, 다, 라

05 다음은 수명에 관련된 유전성 질환들이다. 이 중 상염색체 열성형질로 유전되는 것은?

〈보기〉

가. 허친슨-길포드 증후군(Hutchinson-Gilford progeia syndrome)
나. 베르너증후군(Werner's syndrome)
다. 운동실조성모세혈관확장증후군(Ataxia syndrome)
라. 다운증후군(Dawn syndrome)

① 가, 나, 다
② 가, 다
③ 나, 라
④ 라
⑤ 가, 나, 다, 라

06 근육세포가 세포호흡 중 ATP를 생산하는 속도로 발효반응 중에 ATP를 생산하려고 한다. 세포가 수행해야 하는 일 중 가장 적절한 것은?

〈보기〉

가. Krabs 회로의 속도를 올려야 한다.
나. 전자전달계의 효율을 증가시켜야 한다.
다. 피루브산으로부터 아세트알데히드로의 전환을 증가시켜야 한다.
라. 연료인 당을 더욱 소모해야 한다.

① 가, 나, 다
② 가, 다
③ 나, 라
④ 라
⑤ 가, 나, 다, 라

07 **췌장절제술을 받은 환자는 매번 식사할 때마다 소화효소를 보충 받아야 한다. 보충해야 하는 소화효소는?**

〈보기〉

가. α-amylase	나. Protease
다. Lipase	라. Dissaccharidase

① 가, 나, 다
② 가, 다
③ 나, 라
④ 라
⑤ 가, 나, 다, 라

08 **다음 중 자율신경계의 부교감 신경계의 작용으로 인한 반응이 아닌 것은?**

〈보기〉

가. 위, 이자가 자극을 받는다.	나. 심장활동이 억제된다.
다. 배뇨가 자극된다.	라. 혈액으로의 포도당 방출이 촉진된다.

① 가, 나, 다
② 가, 다
③ 나, 라
④ 라
⑤ 가, 나, 다, 라

09 **에피네프린(epinephrine)과 노어에피네프린(norepinephrine)은 근육이 수축할 때 필요한 에너지 요구량을 만족시키기 위한 대사에 관여한다. 여기에 해당하는 것은?**

〈보기〉

가. 간에서 글라이코겐 분해(glycogenolysis)를 촉진한다.
나. 간에서 당분해(glycolysis)를 억제한다.
다. 지방조직에서 지질 분해(lipolysis)를 촉진한다.
라. 골격근육에서 당분해(glycolysis)를 억제한다.

① 가, 나, 다
② 가, 다
③ 나, 라
④ 라
⑤ 가, 나, 다, 라

10 **다음은 칼슘의 항상성 유지에 관한 설명이다. 맞지 않는 것은?**

〈보기〉

가. 혈중 칼슘 농도가 높을 때 부갑상샘에서 칼시토닌이 분비된다.
나. 부갑상샘 호르몬은 콩팥에서 칼슘 흡수를 감소시킨다.
다. 갑상선의 칼시토닌은 뼈의 칼슘저장을 저해한다.
라. 부갑상샘 호르몬은 활성비타민 D를 통해 장의 칼슘 방출을 증가시킨다.

① 가, 나, 다 ② 가, 다
③ 나, 라 ④ 라
⑤ 가, 나, 다, 라

11 **어떤 제약회사에서 신약을 개발하려고 한다. 개발하고자 하는 약제와 적용 대상이 알맞게 연결된 것은?**

〈보기〉

가. β-아드레날린성 수용체(adrenergic receptor) 자극제-비만(obesity) 치료
나. 지방산화효소(lipoxygenase) 저해제-천식(asthma) 치료
다. 트리글리세라이드(triglyceride) 합성 억제제-고지혈증(hyperlipidemia) 치료
라. 텔로머레이스(telomerase) 억제제-인간의 수명 연장

① 가, 나, 다 ② 가, 다
③ 나, 라 ④ 라
⑤ 가, 나, 다, 라

12 **다음의 신경전달물질의 역할이 잘못 연결된 것은?**

〈보기〉

가. Acetylcholine-근육을 수축시킨다.
나. Endorphine-통증에 대한 지각을 감소시킨다.
다. Substance P-통증에 대한 지각을 증가시킨다.
라. Nitric oxide-수면, 기분, 주의력에 작용한다.

① 가, 나, 다 ② 가, 다
③ 나, 라 ④ 라
⑤ 가, 나, 다, 라

13 **다음은 암세포의 전이(metastasis)에 관한 설명이다. 맞는 것은?**

〈보기〉

가. 세포성장과 분열에 관여하는 핵-세포질의 조절능력상실에 기인한다.
나. 세모외막의 인식단백질(recognition factor)이 변화 또는 소실된다.
다. 세포의 급격한 cAMP의 대량생산 및 분비에 기인한다.
라. 암세포의 정상조직에 대한 전이는 혈관 또는 림프관 벽을 통해 이루어진다.

① 가, 나, 다
② 가, 다
③ 나, 라
④ 라
⑤ 가, 나, 다, 라

14 **세균파아지(phage)에 의한 일반형질도입(generalized transduction)에서는 나타나지 않는 특수형질도입(specialized transduction)만의 특징은?**

〈보기〉

가. 용원균(lysogeny)
나. 전파아지(prophage)
다. 자외선 등 특정 인자의 유도
라. 숙주세포의 사멸

① 가, 나, 다
② 가, 다
③ 나, 라
④ 라
⑤ 가, 나, 다, 라

15 **유전자 재조합 방법으로 대장균에서 사람성장호르몬(hGH)을 생성하려고 한다. 이때 요구되는 재료는?**

〈보기〉

가. 성장호르몬 mRNA의 역전사로 얻은 cDNA
나. 대장균 프로모터 서열
다. 대장균 리보솜-결합서열을 부호화 하는 서열
라. 성장호르몬 유전자의 유전체 DNA

① 가, 나, 다
② 가, 다
③ 나, 라
④ 라
⑤ 가, 나, 다, 라

16 사람의 감수분열에 관한 설명 중 틀린 것은?

① 여성의 제1난모세포는 2n으로, 출생 시 제1 감수분열 전기에 멈춘 상태로 존재한다.
② 난소에서 배란되는 제2 난모세포의 핵형은 n이다.
③ 정원세포는 2n이며, 정세포는 제2 감수분열 중기에 멈추어 있다가 수정시 감수분열을 완료한다.
④ 세정관 내의 sertoli 세포는 정자 형성과정을 돕는다.
⑤ 감수분열 결과 여성은 1개의 난자를, 남성은 4개의 정자를 형성한다.

17 최근 우리나라를 비롯한 동남아시아 각국에서 조류 인플루엔자(AI)가 창궐하고 있다. 다음 조류인플루엔자에 대한 설명 중 맞는 것은?

〈보기〉

가. 여러 혈청형 중 병원성이 강한 것은 H9N2형이다.
나. 인체 간 감염 형태로 변종을 일으킬 경우 수백만 명이 사망할 수 있다.
다. 변이의 기전은 주로 유전자의 소변이(genetic drift)이다.
라. 동물에서는 조류이외에 돼지도 감염될 수 있다.

① 가, 나, 다
② 가, 다
③ 나, 라
④ 라
⑤ 가, 나, 다, 라

18 다음은 항원제시(antigen presentation)에 대한 설명이다. 맞는 것은?

〈보기〉

가. B 림프구는 원래 항원 그대로를 인지할 수 있다.
나. T 림프구는 항원제시세포가 조작한 항원만을 인지한다.
다. 세포독성 T 세포(TC)는 항원 인지 시 MHC 분자를 필요로 한다.
라. CD4, CD8 양성세포에 항원을 인지시키는 항원조작 과정은 각각 다르다.

① 가, 나, 다
② 가, 다
③ 나, 라
④ 라
⑤ 가, 나, 다, 라

19 세포골격에 관한 설명 중 맞는 것은?

① 핵의 라민층을 구성하는 세포골격은 미세필라멘트이다.
② 섬모는 미세소관 “9+2” 배열을 보인다.
③ 엑틴필라멘트 형성에 문제가 있으면 수포성 표피 박리증이 나타난다.
④ 세포질분열이 일어날 때 중간필라멘트가 수축환을 형성한다.
⑤ 수송 소낭은 세포내의 중간필라멘트를 따라 이동한다.

20 정형외과 수술의 약 40% 정도가 금속 임플란트와 관계된 것이다. 금속 합금이 재료로 널리 사용되는 이유는?

〈보기〉

가. 항원성이 낮다.	나. 합성물이다.
다. 분해 속도가 늦다.	라. 단백질과 결합한다.

① 가, 나, 다
② 가, 다
③ 나, 라
④ 라
⑤ 가, 나, 다, 라

편입문제 2회

01 **특정 미생물이 특정 전염병의 원인이라는 것을 코흐(Koch)는 "4대 원칙"에 의하여 증명하였다. 가장 옳지 않은 것은?**

① 결핵균이 폐결핵 환자의 객담으로부터 관찰되었다.
② 결핵균이 폐결핵 환자의 객담으로부터 순수 배양으로 분리되었다.
③ 결핵균이 전파되어 환자 가족으로부터 분리되었다.
④ 배양된 결핵균을 기니픽에 접종한 결과 결핵 유사 증상이 나타났다.
⑤ 결핵균을 접종한 기니픽에서 결핵균이 분리되었다.

02 **바이러스에 대한 설명으로 가장 옳지 않은 것은?**

① 핵산으로 DNA와 RNA 중 한가지만을 갖는다.
② 절대 세포내 기생성이다.
③ 숙주세포의 생합성계를 이용한다.
④ 일반 광학현미경으로는 관찰할 수 없다.
⑤ 항생물질에 감수성이 있다.

03 **현재 HIV 감염여부에 가장 많이 사용되는 시험 방법은?**

① ELISA antibody test
② PCR test
③ Antibiotic test
④ Ames test
⑤ Western blot

04 인지질(phospholipid)분자가 이중막(bilayer membrane)을 구성하는 이유 중 가장 옳은 것은?

① 세포가 살아있기 때문
② 각 분자가 여러 개의 극성부분을 가지고 있기 때문
③ 각 분자는 하나의 극성부분과 비극성 부분을 가지며 물에 섞여있기 때문
④ 서로 붙어있지 않기 때문
⑤ 위의 보기에 정답 없음

05 줄기세포(stem cell)가 분열할 때 일어나는 현상 중 가장 옳은 것은?

① 각각의 딸세포(daughter cell)는 분화하지 않은 상태로 존재한다.
② 두개의 딸세포(daughter cell)가 분화되어진다.
③ 하나의 딸세포는 분화가 일어나지 않고 다른 하나의 딸세포는 분화가 일어난다.
④ 두개 딸세포의 형태가 변해진다.
⑤ 위의 보기에 정답 없음

06 다음 중 종류의 개수가 가장 적은 것은?

① 대장균의 amino acid의 종류
② tRNA를 구성하는 base의 종류
③ 진핵생물의 tRNA의 종류
④ 원핵생물의 개시인자(initiation factor)의 종류
⑤ 진핵생물의 소단위(small subunit)의 리보솜 단백질(ribosomal protein)의 종류

07 진핵생물의 전사(transcription)과정에서 일어나는 현상은?

① 모든 게놈이 복사 되어진다.
② 모든 DNA 정보가 RNA 형태의 정보로 바뀐다.
③ 모든 DNA 정보가 아미노산 형태의 정보로 바뀐다.
④ DNA의 분절된 단편의 정보가 RNA 형태의 정보로 바뀐다.
⑤ DNA의 분절된 단편의 정보가 아미노산 형태의 정보로 바뀐다.

08 원핵생물과 진핵생물간의 번역(translation)과정에서의 차이점이 아닌 것은?

① 원핵생물에서는 전사와 번역이 연속적으로 일어난다.
② 원핵생물에서 일어나는 번역은 보통 다시스트론성(polycistronic)이다.
③ 원핵생물의 개시 tRNA에 결합된 메티오닌(methionine)은 포밀화(formylation) 되어 있다.
④ 진핵생물의 전사(transcription) 인자의 수는 원핵생물의 경우보다 더 많다.
⑤ 진핵생물에서는 종결 tRNA가 따로 존재한다.

09 Cloverleaf 구조를 가지는 핵산의 5'으로부터 3'까지의 구조적 순서로 맞는 것은?

〈보기〉

a. anticodon	b. CCA sequence
c. D loop	d. TψC loop

① b-d-a-c
② b-a-d-c
③ c-a-d-b
④ c-d-a-b
⑤ a-d-b-c

10 **면역세포에서 말하는 항원제시세포(antigen presenting cells)로만 묶여진 것은?**

① T 림프구, 대식세포, 자연살해세포
② B 림프구, T 림프구, 대식세포
③ B 림프구, 대식세포, 수지상세포
④ 대식세포, 자연살해세포, 수지상세포
⑤ B 림프구, 자연살해세포, 수지상세포

11 **다음은 유전형식(inheritance pattern)을 따르는 유전병(genetic disorders)의 발현 패턴이다. 이 유전병이 가장 많이 발생할 것으로 추정되는 조직의 특징은?**

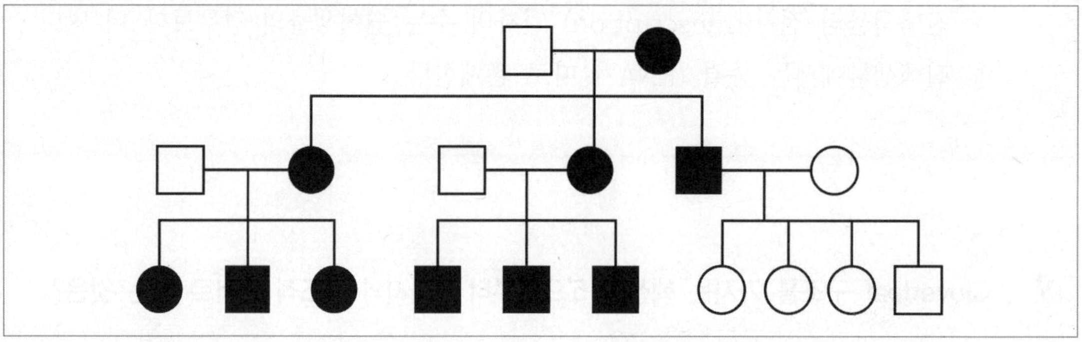

① 모집단이 큰 조직
② 에너지 대사가 활발하게 일어나는 조직
③ DNA 변이의 복구활성이 활발한 조직
④ 세포분열이 활발한 조직
⑤ 신경계에 위치한 조직

12 정자 형성(spermatogenesis)과 난자 형성(oogenesis) 과정의 공통점은?

① 분열이 일어나는 부위
② 분열이 일어나는 시기
③ 분열 초기에 생성되는 세포의 수
④ 분열 후 수정에 이용될 수 있는 세포의 수
⑤ 극체의 형성

13 다음 중 Turner 증후군의 원인이 되는 염색체의 배열은?

① XO
② XX
③ XY
④ XXY
⑤ XYY

14 알츠하이머 질환(Alzheimer's disease)과 우울증의 공통점은?

① 노인성 질환이다.
② 전염성 질환이다.
③ 뇌에 있는 신경전달물질의 양이 변한다.
④ 뇌에 있는 신경전달물질의 화학적 구조가 변한다.
⑤ 근육에 있는 신경전달물질의 양이 변한다.

15 ABO식 혈액형에서 A와 B 대립유전자의 발현형질은?

① 공우성(codominance)
② 불완전우성(semidominance)
③ B에 대한 A의 완전우성
④ A에 대한 B의 완전우성
⑤ 치사유전자조합(Lethal allele combinations)

16 **레트로바이러스 벡터들은 체세포의 유전자 치료에 있어서 다른 바이러스 벡터보다 더 많이 사용된다. 그 이유로 가장 옳은 것은?**

① 다른 바이러스들 보다 증식이 빠르다.
② 바이러스 입자내의 DNA 유전체에 여러 개의 복사체를 가지고 있다.
③ 스스로 숙주세포의 DNA 내로 삽입될 수 있다.
④ 증폭이 다른 바이러스들 보다 정확하다.
⑤ DNA가 정상 세포 DNA와 광범위한 서열 동질성을 갖는다.

17 **다음의 종양치료에 대한 설명 중 가장 옳지 않은 것은?**

① p53 유전자요법은 세포자살을 일으키는 유전자를 갖고 있는 바이러스를 주입한다.
② 억제약제요법은 혈관형성을 막기 위한 angiostatin을 투여한다.
③ 암백신요법은 종양세포를 공격하도록 B 림프구를 활성화한다.
④ 방사선요법은 종양에 직접적으로 겨냥할 수 있게 양성자 광선을 사용한다.
⑤ 표준화학요법으로는 치료가 잘 안되기 때문에 새로운 방법의 개발이 필요하다.

18 **한 제약회사가 헤모글로빈이 폐 외조직의 모세혈관을 통과할 때 산소유리를 증가시켜 조직의 산소공급을 증가시키는 약을 개발하고자 한다. 이 약은 운동선수의 능력을 향상시키는데 많이 이용되게 될 전망이다. 이 개발을 위한 후보물질로 가장 적절한 것은?**

① 헴(heme)의 철과 결합하는 물질
② BPG의 분해를 억제하여 적혈구안의 농도를 증가시키는 물질
③ 적혈구막의 이온통로와 결합하여 세포내 pH 값을 높이는 물질
④ 헤모글로빈의 T-형 입체구조와는 결합하지 않지만 R-형 입체구조와는 결합하는 물질
⑤ 성인에서 헤모글로빈 γ-사슬의 합성을 증가시키는 물질

19 **비타민 D는 피부에서 7-디하이드로콜레스테롤(7-dihydrocholesterol)에 대한 햇빛의 작용에 의해 생성될 수 있다. 비타민 D가 하이드록실화 반응(hydroxylation)에 의해 생물학적으로 활성을 띠는 형태로 변환되는 장소는?**

① 폐와 뇌
② 내피와 장
③ 골격근과 부신피질
④ 지방조직과 뼈
⑤ 간장과 신장

20 **세포막을 통한 물질의 수송에 관한 설명이다. 틀린 것은?**

① 적혈구를 고장액에 넣으면 세포는 쭈그러든다.
② 담수에 사는 짚신벌레는 수축포를 이용하여 체내로 유입되는 물을 방출한다.
③ 스테로이드 호르몬은 단순 확산된다.
④ 촉진확산 속도는 포화될 수 있다.
⑤ 촉진확산 하는 막단백질의 수송 방향은 비가역적이다.

유일무이 의치한약수
학교별 기출문제집

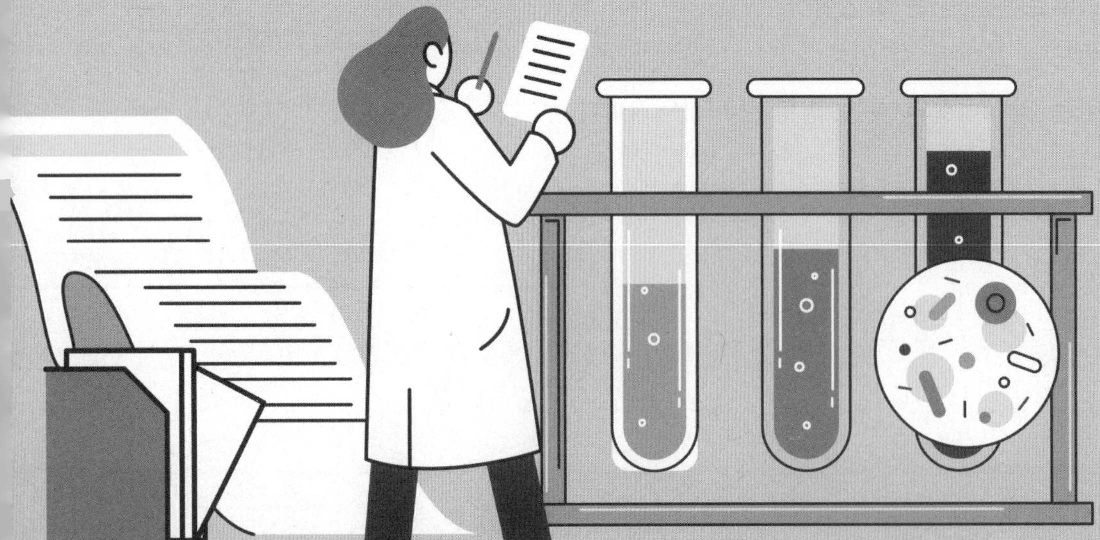

PART 11

연세대학교 미래캠퍼스 의과대학

편입문제 1회

01 다음 중 미토콘드리아의 외막, 내막 그리고 내부 기질 공간에서 수행되는 기능들과 관련이 없는 것은 무엇인가? (9점)

1-1 외막

① 인지질 합성
② 지방산 신장
③ 지방산 불포화 반응
④ 산화 인산화
⑤ 포린

1-2 내막

① 전자전달
② 산화 인산화
③ 대사산물 수송
④ TCA cycle
⑤ F0복합체

1-3 내부기질

① DNA 복제
② TCA cycle
③ 단백질 합성
④ RNA 합성
⑤ 피루브산 환원

02 **다음 중 크기가 가장 큰 것은 어느 것인가? (3점)**

① 난자
② 신경
③ 미토콘드리아
④ 박테리아
⑤ 정자

03 **다음 아미노산중 친수성인 아미노산은 어느 것인가? (3점)**

① Glycine
② Cysteine
③ Valine
④ Alanine
⑤ Methionine

04 **다음 호르몬중 태반에서 분비되지 않는 호르몬은 어떤 것인가? (3점)**

① 프로게스테론
② 에스트로겐 계통 호르몬
③ 사람융모생식샘자극 호르몬
④ 몸젖샘 발육호르몬
⑤ 답이 없음

05 **거대세포바이러스, 단순 포진바이러스, 사람면역결핍 바이러스는 선천적 기형을 유발할 수 있다. 이 3가지 바이러스에 의해 나타날 수 있는 기형은 어떤 것인가? (3점)**

① 작은머리증
② 녹내장
③ 태아사망
④ 귀머거리
⑤ 답이 없음

06 **흉강과 복강은 가로막(횡경막)으로 나누어 진다. 다음중 가로막의 구성 성분이 아닌 것은? (3점)**

① 가로사이막
② 가슴막복막막
③ 등쪽 식도간막
④ 벽쪽의 근육성분
⑤ 등쪽 창자간막

07 **오른쪽 허파동맥은 다음 중 어느 부분의 대동맥활에서 유래 되는가? (3점)**

① 오른쪽 첫째 대동맥활
② 오른쪽 셋째 대동맥활
③ 오늘쪽 넷째 대동맥활
④ 오른쪽 다섯째 대동맥활
⑤ 오른쪽 여섯째 대동맥활

08 **다음 인두굽이와 관련이 있는 뇌신경 번호와 신경이름을 쓰시오. (8점)**

[예 : 답이 후신경이라면 I 후신경]

① 첫째인두굽이:
② 둘째인두굽이:
③ 셋째인두굽이:
④ 넷째~여섯째 인두굽이:

09 **다음 설명은 원핵세포에 대한 설명이다 맞으면(T), 틀리면(F)를 쓰시오. (10점)**

① 막으로 쌓여있는 핵이 있다.
② 세포골격으로 작용하는 미세소관이 없다.
③ 외세포 작용과 내세포작용은 절대로 할 수 없다.
④ 미토콘드리아는 없다.
⑤ 진핵세물에 비해서 원시적이라 크기는 더 큰편이다.

10 다음 도표는 단순확산, 촉진수송 및 능동수송을 비교한 것이다. 다음 용질이 막을 통과할 수 있으면 Y, 통과가 불가능하면 N을 쓰시오. (12점)

용질	단순확산	촉진수송	능동수송
산소	①	②	③
지방산	④	⑤	⑥
포도당, 나트륨	⑦	⑧	⑨
칼슘이온	⑩	⑪	⑫

① ② ③
④ ⑤ ⑥
⑦ ⑧ ⑨
⑩ ⑪ ⑫

11 산모의 나이가 35살 이상이고, 가족력 상 신경과 결함이 있으며, 당뇨병과 같은 질병이 있거나 초음파 검사 또는 혈청검사 결과가 비정상적인 경우에는 어떤 산전진단이 적합한가? (5점)

12 다음 약자를 풀어 쓰시오. (15점)

① RNA
② ATP
③ TEM
④ PCR
⑤ LDL

13 **수정을 통하여 이루어지는 결과 5가지를 간단히 쓰시오. (10점)**

①

②

③

④

⑤

14 **아래 설명에서 빈칸을 채우시오. (8점)**

> 발생의 두 번째 주를 'week of twos' 라고 부른다. 이 시기는 영양막이 세포영양막과 (①)의 두 층으로 나누어 지고 배아모체도 배아덩이위판과 (②)을 형성하며 배아밖중배엽은 (③)과 내장쪽장막중배엽으로 되고 두 개의 공간 즉 (④)과 채광밖공간 또는 난황주머니 공간이 형성되기 때문이다.

①

②

③

④

15 **임신 6개월 만에 출생한 미숙아가 호흡곤란을 보이고 있다면 그 이유는 무엇인지 설명하시오. (5점)**

편입문제 2회

01 p53에 선천적돌연변이가 생기면서 발생하는 암의 이름은?

02 IP_3에 의해 증가하는 이온?

03 내배엽 유래가 아닌 것은?

04 프레더윌리증후군과 엥겔만증후군의 원인과 증상(주관식 서술형)

05 당을 인지하고 세포 외에 있는 구조물

06 방추사와 세포 이동에 관여하는 세포골격

07 **가장 흔한 심장 기형**

08 **유전질환 문제**

1) 터너 증후군의 염색체 이상은?

2) 파타우 증후군의 염색체 이상은?

09 **좌우 비대칭에 관여하는 유전자**

10 **KDEL 그 서열을 가진 mRNA가 세포소기관 중 어디서 발견될 지**

11 **탈리도마이드로 인한 기형은**

12 **원핵생물 DNA 복제에 관여하는 것**

13 진핵 유전자발현과 상관 없는 것

14 백내장 녹내장 등을 유발하는 바이러스

15 니트로글리세린이 협심증을 치료하는 기전(주관식 서술형, 생물학적 현상으로 서술)

16 소화효소가 있는데 그것이 만들어지는 과정을 세포소기관을 들어 설명(주관식 서술형)

17 파상풍균에 감염되면 턱에 경련이 일어나는데 그 이유 서술(주관식 서술형)

편입문제 3회

[1~2] 아래 그림은 신경세포에서 활동전위가 발생하는 과정을 나타낸다. 그림을 보고 답하시오.

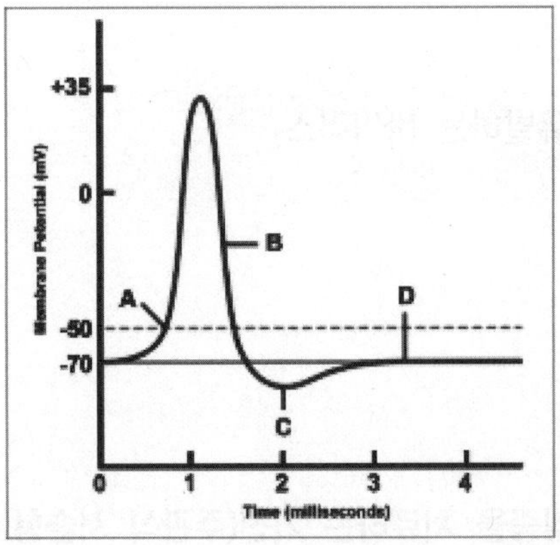

01 그림에서 역치와 과분극이 일어나는 시기로 바르게 짝지은 것을 고르시오.

① A-B

② B-C

③ C-D

④ A-C

⑤ B-D

02 B시기에 일어나는 일을 가장 바르게 설명한 것을 고르시오.

① 전압개폐성 Na+통로와 K+, 통로가 닫히고 막전위가 비개폐성 통로에 의해 조절된다.

② 전압개폐성 Na+통로와 K+.통로가 모두 열려 있다.

③ 전압개폐성 Na+통로가 닫히고 K+통로가 열려 있다.

④ 전압개폐성 Na+통로가 열리고 K+통로가 닫혀 있다.

⑤ 전압개폐성 Na+통로가 열리고 K+통로가 서서히 닫힌다.

[3~5] 아래 지문을 읽고 답하시오.

일부 호르몬은 표적세포의 세포막에 있는 G-protein coupled receptor (GPCR)과 결합하는데 호르몬 결합에 의한 의구조적 변화, GPCR (confirmation change)는 G protein 복합체를 활성화시켜 stimulatory G (Gαs) subunit. Gαs를 방출시킨다. Gαs subunit (A) _____, 은 효소인을 활성화시키는데 이 효소는 ATP를 cyclic AMP(cAMP)로 전변시키는 기능을 한다. 생성된 는 또 다른 효소인 (B) _____와 결합하여 이 효소를 활성화시키고 사용된, cAMP는 (C) _____ 에 의해 분해된다.

03 **수용체가 GPCR의 형태로 존재하는 것으로만 짝지어진 것을 고르시오.**

① FGF2, IGF1, TGF
② insulin, glucagon, acetylcholine
③ calcitonin, epinephrine, histamine
④ IL6, IFN-r, CSF
⑤ Vitamin A, Vitamin D

04 **G protein에 관한 설명으로 바르지 않은 것을 고르시오.**

① G protein α, β, γ heterotrimeric protein 으로 이루어진다.
② G αsubunit은 신호전달과정에서 활성화시키기도 하고 억제시키기도 한다.
③ G$\beta\gamma$ subunit은 항상 붙어 있으며 신호전달과정을 조절하기도 한다.
④ Gαsubunit ATP와 결합하면 활성화되어 G$\beta\gamma$로부터 분리되어 신호전달을 유도한다.
⑤ G αsubunit에 의한 신호전달을 통해 세포질 내 칼슘이온농도를 높일 수 있다.

05 **빈 칸 (A), (B), (C)에 들어갈 각 효소 이름을 쓰시오.**

(A)

(B)

(C)

06 염색체 이상 (chromosomal abnormality)은 선천적인 기형 등을 유발한다. 어떤 비정상적인 세포에 3n에 해당하는 염색체가 있을 때 가장 적합한 표현은 무엇인가?

① 정배수체(euploid)
② 비정배수체(aneuploid)
③ 세염색체(trisomy)
④ 홑염색체(monosomy)

07 심장이 발생할 때 왼쪽으로 쪽치우침 (laterality)이 일어난다. 이 과정을 설명하시오.

08 어린아이나 태아에게 가장 흔하게 나타나는 콩팥 (kidney) 종양의 이름과 원인에 대해서 간단히 설명하시오.

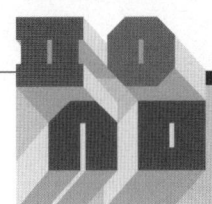

의과대학 단골출제 70주제

01	미토콘드리아 외막, 내막, 구조
02	수정에 관한 서술
03	ATP, RNA, PCR 풀네임
04	인두굽이 관련된 뇌신경 번호와 신경 이름
05	CMV, HSV HIC 기작
06	산전진단
07	태아의 호흡곤란 문제
08	태반에서 분비되는 호르몬
09	가로막에 대한 문제
10	물질 수송
11	p53에서 선천적 돌연변이가 생기는 암이름
12	IP3에 의한 증가하는 이온
13	부분유착에 관여하는 구조물
14	당을 인지하고 세포외의 구조물
15	방추사와 세포이동에 관여하는 세포골격
16	가장 흔한 장기기형 고르기
17	질환의 설명이 주어지고 무슨 유전형 이상인자인지
18	좌우비대칭에 관여하는 유전자
19	탈리도마이드로 인한 기형
20	원형생물 DNA복제에 관여하는 것
21	이질염색체
22	백내장녹내장을 유발하는 바이러스
23	소화효소가 있는데 이것이 만들어지는 과정 설명(주관식)

24	파상풍균에 감염되면 턱에 경력이 일어나는 이유
25	내배엽유래가 아닌 것
26	거대세포, 단순포진
27	귀머거리, 회경막 구성성분
28	35세 이상 신경과 결함
29	Taxol 처리, 반응
30	태아적모구증
31	ATP관련 문제
32	전자전달계 관련문제
33	콜레스테롤 유동성
34	2, 3, 4차 구조에 공통적으로 있는 결합
35	나트륨펌프 등 채널 관련문제
36	신호전달 관련
37	유전체 발현과 관련 없는 것 고르기
38	I-cell disease 골지효소체문제
39	암 특이적 개발
40	암과 정상세포 차이
41	외배엽 중배엽 내배엽 구분하기
42	표준자유에너지 변화, 자발성
43	암의 맞춤치료법
44	암세포의 특징
45	인테크린 결합하여 RGD 서열 갖고 있는 것 고르기
46	중간섬유가 아닌 것 고르기
47	염소 이온 배출, 신호전달 억제하는 것

48	근섬유로 가는 필라멘트만 관찰되는 부분
49	G-ptn 설명
50	V type pump 설명
51	세포 자살 관련 옳지않은 것 고르기
52	적혈구 원형질막과 관련 없는 것 고르기
53	번염색체 짧은 팔 일부 결실
54	허파 성숙과정-세관기 설명
55	귀머거리 일으킬 수 있는 바이러스
56	수정과정 3단계 순서 맞추기
57	샤가프 연구결과
58	Placenta 기능 나열, 설명
59	팔다리싹 나타나는 시기
60	알파단백질 확인하는 모체, 혈청검사
61	세포생물학, 소기관의 기능
62	단백질 분해되어 사용되는 기작
63	ATP 구조와 기능
64	기질수준 인산화
65	희소돌기아교세포
66	귀의 유모세포
67	자가면역질환
68	다발성경화증
69	심장속막방석 주관식
70	내막이 아닌 것

유일무이 의치한약수
학교별 기출문제집

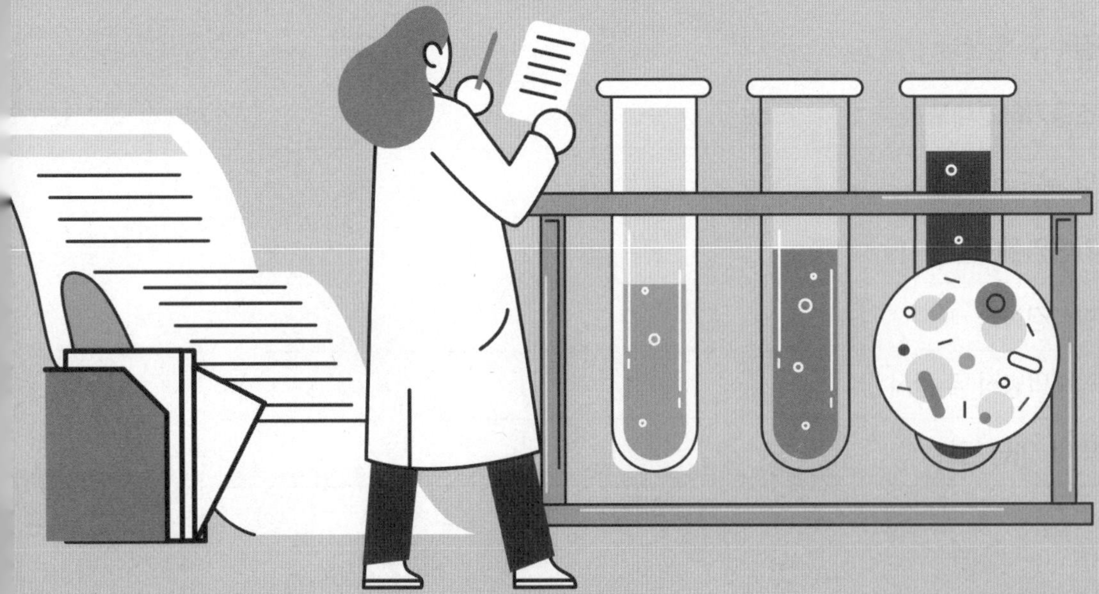

PART 12

고려대학교 의학과

편입문제 1회

01 **다윈은 다음 자연계의 세 가지 관찰로 추론을 통해 '자연선택설' 이론을 발전시켰다. 괄호에 알맞은 용어를 쓰시오. (6점)**

(1) 어느 종이나 개체군 내 개체들은 다양한 형질을 보이는데 많은 형질들은 (　　　　　)으로 전달된다.

(2) 어느 종이나 개체군은 생존 가능자 손수 보다 훨씬 많은 수의 자손을 생산할 수 있다. 따라서 (　　　　　)은 불가피하다.

(3) 종은 일반적으로 자신의 환경과 잘 맞는다. 바꾸어 말하면 이들은 자신의 환경에 (　　　　　) 되어 있는 것이다.

02 **다음 (가)와 (나)는 야행성 초파리와 이중 돌연변이 초파리 두 가지 교배 실험 과정과 결과이다. ABD는 유전자형이다. 교배결과에 의존하여 다음 질의에 답하시오. (10점)**

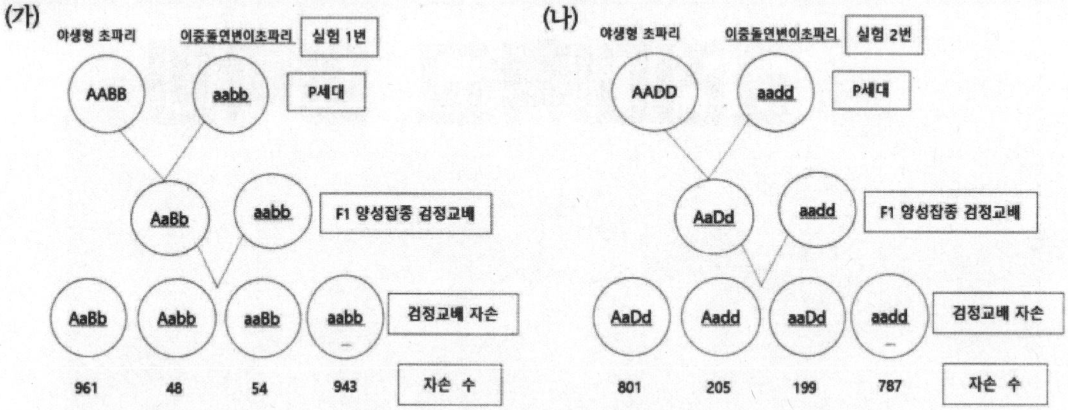

1) 실험 1의 결과로 알 수 있는 2가지

2) 실험 1, 2를 비교하여 얻을 수 있는 1가지

03 다음 제시문을 읽고, 각 질의에 답하시오. (10점)

> 제시문: 가시에 찔리면 피부의 표피가 손상되고 이후 이 부위는 붓고 열이난다. 또한 통증이 나타나는데 이는 상처나 감염시 일어나는 국소적인 염증반응 때문이다.

(1) 활성화된 대식 세포와 호중구는 (a   )(이)라 하는 여러 종류의 신호분자를 분비하는데, 결합 조직의 비만세포는 조직 손상 부위에 (b   ) 을 분비해 모세혈관을 확장 시키고 혈관 투과성을 증진 시킨다. 괄호에 알맞은 용어를 쓰시오.

(2) 가시에 찔리면 식세포에 있는 Toll-유사 수용체가 무엇을 인식하여 염증 반응을 유도하는가?

(3) 염증반응이 일어나는 동안 식세포들이 병원균을 잡먹고 파괴할 때 수지상 세포의 주된 기능은?

04 다음 제시물을 읽고 질의에 답하시오.(8점)

> 에피네프린이 간세포에서의 신호 전달기전은 세포막에 있는 수용체 단백질에 결합하는 것으로 시작된다. 이후 신호 전달 과정은 2차 전달자, 단백질의 변형을 포함한다. 세포의 다양한 신호 전달 과정이 이와 유사하며 에피네프린의 신호전달은 대표적인 예시이다.

(1) 에피네프린 신호전달에 참여하는 수용체 단백질, 2차 전달자, 단백질 변형이 각각 무엇인가?

(2) 단백질 합성을 조절하려는 신호 전달 과정에서 최종 활성화되는 분자는 어떤 기능을 하는가?

05 지방과 인지질의 구조 및 기능의 차이에 관해 설명 하시오. (6점)

06 광합성의 빛반응과 캘빈회로에 관한 다음 질의에 답하시오. (10점)

(1) 빛반응에 의해 생성되는 2가지의 화학 에너지 형태는?

(2) 캘빈회로 탄소 고정 과정에서 각 CO_2 분자를 하나씩 리불로오스 2인산이라는 5탄당에 결합하는데 관여하는 효소의 이름과 캘빈회로가 완료 되었을 때 직접 생성되는 최종 탄수화물의 이름은?

(3) C3 식물은 O_2가 캘빈회로 첨가될때 생산량을 감소시키는데 이때 CAM식물의 특징은?

07 다음 질의에 답하시오. (10점)

(1) 포도당 항상성 유지를 위한 인슐린과 글루카곤의 역할은?

(2) 글루카곤이 분비 되었을 때 간에서 일어나는 포도당 관련 대사는?

(3) 식물에 존재하는 셀룰로스는 동물에 존재하는 글리코젠과 유사한 포도당 종합체이지만 포유동물은 셀룰로스를 직접 포도당 단위로 분해 할 수 없는 이유와 초식동물은 이를 어떻게 극복하는지 쓰시오.

08 **근래 유전자의 정체와 발현 기전이 보고 되면서 다양한 응용기술의 발전 되었다. 다음 질의에 대해 답하시오.(10점)**

(1) 유전자 클로닝 과정은 먼저 클로닝하려는 특정 유전자를 확보하는 과정으로 한 쌍의 프라이머를 이용해서 증폭하는 (a) 과정을 진행한다. 프라이머 서열에 포함된 회문구조 염기서열을 인식하는 (b)를 처리하여 말단 구조를 형성한다. 같은 (b)를 처리한 벡터 DNA에 (c)를 처리하여 연결한 재조합 DNA를 형질전환하여 형질전환 균주를 형성한다. 최근에는 형질전환을 유도하는 유용한 방법으로 단일가닥 RNA가 표적화한 DNA를 절단하는 효소 (d)를 첨가하여 유전자 재조합을 유도하는 방법도 있다.

(2) DNA나 단백질의 분자량을 확인하는 겔전기영동의 원리에 대해 쓰시오.

09 **다음은 신경에서 발생하는 전기적 변화에 대한 설명이다. 질의에 답하시오.(10점)**

(1) 다음은 활동전위 생성기전에 대한 단계별 설명이다. 이에 대한 그래프를 그리고, 그림에 각 단계를 표시하시오.

(2) 활동전위가 휴지전위로 복귀되는 과정의 기전을 설명하라.

10 **다음은 식물 호르몬의 종류와 기능을 연결한 것이다. 옳지 않은 것은? (3점)**

① 옥신 - 굴성 유도
② 사이토키닌 - 잎의 노화 억제
③ 지베렐린 - 세포분열 및 개화 촉진
④ 앱시스산 - 종자 휴면 유도
⑤ 에틸렌 - 열매 성숙

11 **다음은 다양한 면연 관련 질환이다. 이중자가 면역질환이 아닌 것은?**

① 루푸스
② 제1형 인슐린 의존성 당뇨병
③ 다발성 경화증
④ 패혈증
⑤ 류마 티스 관절염

편입문제 2회

01 mitochondria와 chloroplast가 과거에 진핵생물 내에서 공생하던 원핵생물이었다는 증거를 써라.

02 신경의 action potential이 발생하고 전달되는 과정을 이온채널 중심으로 서술하라.

03 DNA 손상 후 일어나는 과정을 p53을 중심으로 서술하라.

유일무이 의치한약수
학교별 기출문제집

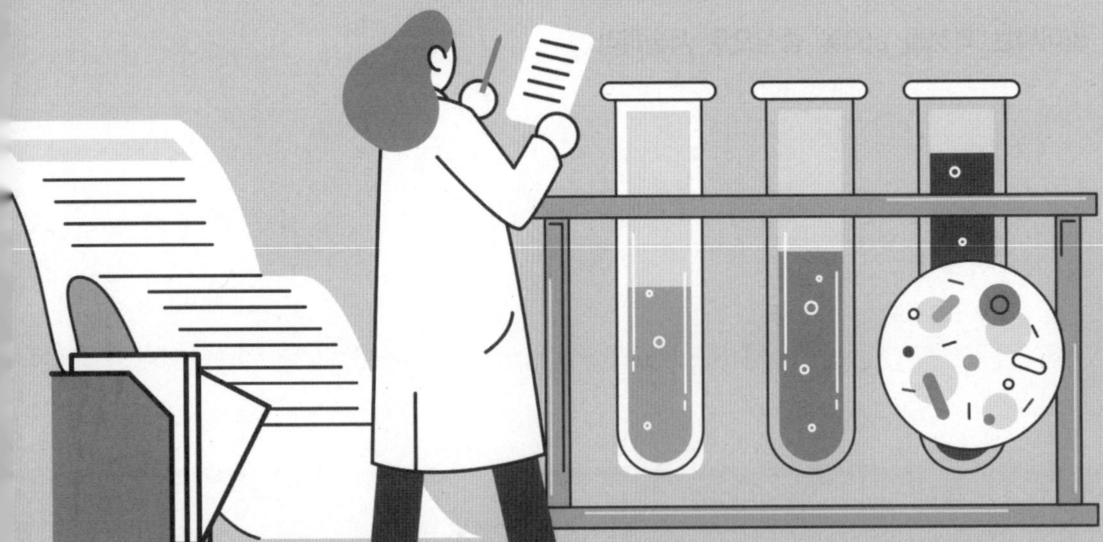

PART 13

아주대학교 · 인하대학교 메디컬 수강능력편입문제

수강능력편입문제

※ 다음의 지문을 읽고 가장 옳은 답을 고르시오. (문항 1-2, 문항당 2점)

While admittedly rare in human medicine, the bacteria referred to should be appreciated for their role in human disease. *Branhamella* is a Gram-negative diplococcus. It has recently been renamed *Moraxella catarrhalis*. While it is a member of the normal flora, it may cause severe upper and lower respiratory tract infection, particularly in the immunosuppressed patients. Most isolates produce β-lactamase and are resistant to penicillin. *Cardiobacterium*, as the name implies, causes endocarditis. This small Gram-negative pleomorphic rod may take a few days to grow. Infection is usually endogenous in that *Cardiobacterium* is part of the normal flora of the gut. *Capnocytophaga* grows best in a carbon dioxide atmosphere as the name implies. It is isolated frequently from patients with periodontal disease but may also cause septicemia in susceptible patients. Rat-bite fever is caused by *Spirillum* and the agent of cat scratch disease is *B. henselae*.

01 **There are a variety of "unusual" bacteria that infect humans. While rare, disease caused by these microorganisms is serious and occasionally difficult to identify. *Branhamella* is best characterized as**

① A Gram-negative pleomorphic rod that can cause endocarditis
② The causative agent of trench fever
③ A Gram-negative rod, fusiforme-shaped, that is associated with peridontal disease but may cause sepsis
④ The causative agent of sinusitis, and pneumonia

02 ***Cardiobacterium* is best characterized as**

① A Gram-negative rod, fusiforme-shaped, that is associated with peridontal disease but may cause sepsis
② The causative agent of rat-bite fever
③ The causative agent of sinusitis, and pneumonia
④ A Gram-negative pleomorphic rod that can cause endocarditis

※ 다음의 지문을 읽고 가장 옳은 답을 고르시오. (문항 3-4, 문항당 2점)

Bacteria have a variety of components; some are unique to certain genera and species, others are characteristic of all bacteria. All bacteria have peptidoglycan in their walls, although the peptidoglycan layer is much thinner in Gram-negative than Gram-positive bacteria. In Gram-positive bacteria, teichoic acids, polysaccharides, and peptidoglycolipids are covalently attached to the peptidoglycans. While *Mycobacterium* also has peptidoglycan, up to 40% of the cell wall may be a waxy glycolipid that is responsible for the "acid fastness" of *Mycobacterium* and *Nocardia*, an aerobic actinomycete. Bacterial lipopolysaccharide (LPS), also known as *endotoxin*, is found in only Gram-negative bacteria. Not only is it a toxic macromolecule, but it also imparts serologic specificity to some Gram-negative bacteria such as *Salmonella* and *E. coli*.
Capsules are found in both Gram-positive and Gram-negative bacteria. With the exception of those found in *Bacteriodes Fragilis*, capsules are not in and of themselves toxic but rather are antiphagocytic and are immunologic (or serologic) determinants. Some examples of capsular components are the following:
a) Sialic acid polymers are found in group B *Neisseria meningitidis*. This identical polymer is also found in *E. coli* K1.
b) Group A streptococci in the early stages of growth have hyaluronic acid capsules. The capsule, however, is rapidly destroyed by the organism's own hyaluronidase.
c) *Bacillus anthracis*, the causative agent of anthrax, is the only bacterium to possess a polypeptide capsule that is a polymer of glutamic acid.
d) *S. pneumoniae* type 3 has a repeating polysaccharide capsule of glucose and glucuronic acid.

03 Group A streptococci are characterized by

① Repeating polysaccharide capsule of glucose and glucuronic acid
② Outer-membrane proteins
③ Sialic acid polymers
④ Hyaluronic acid

04 *Streptococcus pneumoniae* are characterized by

① Repeating polysaccharide capsule of glucose and glucuronic acid
② Outer-membrane proteins
③ Sialic acid polymers
④ Hyaluronic acid

※ 다음의 문항에서 가장 옳은 답을 하나만 고르시오.

05 There is an increase in the absorption of UV light (hyperchromic effect) when double-stranded DNA is denatured because: (2점)

① Base stacking in nucleic acids tends to enhance the adsorption of UV light.
② Denaturation of DNA involves the loss of base stacking.
③ Single-stranded DNA contains more bases.
④ Phosphate backbone of denatured DNA makes the absorption of UV light higher than that of double-stranded DNA.

06 A number of natural proteins are very rich in disulfide bonds, and their mechanical properties are correlated with the degree of disulfide bonding. For example, the hard, tough nature of tortoise shell is due to the extensive disulfide bonding in its α-keratin. What is the molecular basis for the correlation between disulfide-bonding content and mechanical properties of the protein? (2점)

① The disulfide bonds are noncovalent bonds, which are much stronger than other interactions of the protein, increasing the mechanical strength.
② When the protein has the high content of disulfide bonds, the protein tends to contain β-pleated sheet structure, which stabilizes most protein.
③ The strong covalent bonds serve to cross-link protein chains, increasing the stiffness.
④ High disulfide-bonding content reduces the level of oxidation, resulting in stabilization of the secondary protein structure.

07 **The polymerase chain reaction involves all of the following steps, EXCEPT: (2점)**

① The DNA fragment to be amplified(called it X) is inserted into a plasmid vector whose DNA sequence is known.

② The plasmid vector is heated to 90℃ to separate the two DNA strands and then cooled, adding oligonucleotides complementary to the known vector DNA strands.

③ The oligonucleotides bind to the plasmid vector DNA on either side of the X fragment.

④ DNA X and the plasmid vector DNA are copied. The plasmid vector DNA and DNA X are separated by electrophoresis and DNA X is isolated.

08 **Transcription initiation by RNA polymerase could be regulated at least by all of the following, EXCEPT: (2점)**

① mediators
② repressors
③ specific factors
④ activators

09 **Sickle cell hemoglobin (hemoglobin S) differs in primary structure from hemoglobin A in only one residue: valine instead of glutamate at position 6 of the β-chain. Hemoglobin S can be explained as: (2점)**

① Hemoglobin S has the same electrophoretic mobility as hemoglobin A.

② In homozygous form, hemoglobin S leads to a more fibrous deoxyhemoglobin than occurs with hemoglobin A.

③ In theory hemoglobin S should have the same secondary and tertiary structures as hemoglobin A because valine has similar properties to glutamate.

④ Hemoglobin S has a grossly abnormal structure in both its oxy-and deoxy-forms.

10 Red blood cells, which carry oxygen to body tissue, live for only about 120 days. Replacement cells are produced by cell division in bone marrow. How many cell divisions must occur each second in your bone marrow just to replace red blood cells? Here is some information to use in calculating your answer. There are about 5 million red blood cells per mm^3 of blood. An average adult has about 5 L (5000 cm^3) of blood. (2점)

① 2.0×10^6
② 2.0×10^4
③ 1.0×10^5
④ 5.0×10^7

11 Partial pressure is a measure of the relative amount of gas in a mixture. A biologist has the precision equipment needed to determine the partial pressure of oxygen (abbreviated Po_2) in insects body fluids. She is attempting to compare the oxygen consumption of an active insect with that of a resting insect of the same species. One of her new technicians has recently determined the body fluid of Po_2 of an insect that had just been vigorously exercised and of the same insect when fully rested. He had also measured the Po_2 of the surrounding air. The technician obtained the Po_2 values 60, 159, and 40 (in mm of mercury), but unfortunately, he forgot to record them in appropriate columns on the result sheet. The Po_2 of the air was maintained at the same level throughout the experiment, but technician does not know the Po_2 of the air. Before instructing the technician to repeat the experiment, the biologist asks him which columns he thinks the numbers belong in? (2점)

① 60
② 159
③ 40
④ 59

12 A group of transgenic mice remains healthy as long as you feed them regularly and do not let them exercise. After they eat, their blood glucose level rises slightly and then declines to a homeostatic level. However, if these mice fast or exercise at all, their blood glucose drops dangerously. Which hypothesis best explains their problem? (2점)

① The mice have insulin-dependent diabetes.
② The mice lack insulin receptors on their cells.
③ The mice lack glucagon receptors on their cell.
④ The mice cannot synthesize glycogen from glucose.

13 Variation in the length of the human menstrual cycle results mainly from individual differences in the pre-ovulatory phase. The relatively uniform life span of the corpus luteum keeps the length of post-ovulatory phase close to 14 days. A certain woman usually has 34-day cycles. If she last began menstruating on January 1 and it is now January 17, what is her reproductive status? (2점)

① Her endometrium has reached its peak development.
② An ovarian follicle has just started to grow.
③ Unprotected intercourse now has a good chance of resulting in pregnancy.
④ The LH concentration in her blood has surged upward, stopping menstruation.

14 Using microelectrodes, a researcher recorded nerve signals in four neurons in the brain of a snail. The neurons are called A, B, C, and D in the table below. A, B, and C all can transmit signals to D. In three experiments, the animal was stimulated in different ways. The number of nerve signals transmitted per second by each of the cells is recorded in the table. Which nerve signal is inhibitory signal? (2점)

	Signals/sec			
	A	B	C	D
Experiment #1	50	0	40	30
Experiment #2	50	0	60	45
Experiment #3	50	30	60	0

① A ② B
③ C ④ A, B, C

15 For a class project, Insoo made two electron micrographs of mouse cells, two of bean leaf cells, and two of E. coli bacteria. He forgot to label the pictures, and on the way to class he got them mixed up. The micrographs are close-ups; only the structures listed below are visible. Which pictures can you positively identify for bean leaf cells? (2점)

Picture A: Chloroplast, ribosomes, nucleus
Picture B: Cell wall, plasma membrane
Picture C; Mitochondria, nucleolus, plasma membrane
Picture D: Microtubules, Golgi apparatus
Picture E: Plasma membrane, ribosomes
Picture F: Nucleoid region, ribosomes

① E and F ② B and D
③ A and C ④ A and B

16 Last September, Anthony J. Kinney, a crop genetics researcher at Dupont Experimental Station in Wilmington, Del., and his colleagues reported using a technique called RNA interference (RNAi) to silence the genes that encode p34, a protein responsible for causing 65 percent of all soybean allergies. RNAi exploits the mechanism that cells use to protect themselves against foreign genetic material; it causes a cell to destroy RNA transcribed from a given gene, efficiently turning off the gene. What is the function of RNAi? (3점)

① Knockdown of p34 protein
② Amplification of p34
③ Enhancing of p34 RNA
④ Enhancing of soybean allergen

17 Many substances, such as household sugar, dissolve in water. That is, their molecules separate from each other, each becoming surrounded by water molecules. When a substance dissolves in a liquid, the mixture is termed a A. The dissolved substance (in this case sugar) is the B, and the liquid that does the dissolving (in this case water) is the C. Water is an excellent D for many substances because of its polar bonds. What is the proper terminology in A, B, C, and D? (2점)

	A	B	C	D
①	solute	solution	solvent	solvent
②	solution	solute	solvent	solvent
③	solvent	solution	solute	solute
④	solvent	solute	solution	solution

18 The first step a cell takes in reading out a needed part of its genetic instructions is to copy a particular portion of its DNA nucleotide sequence – a gene – into an RNA nucleotide sequence. The information in RNA, although copied into another chemical form, is still written in essentially the same language of a nucleotide sequence. Hence the name is what? (2점)

① termination ② polymerization
③ translation ④ transcription

19 There are two main classes of T cells – cytotoxic T cells and helper T cells. Cytotoxic T cells kill infected cells, whereas helper T cells help activate macrophages, B cells, and cytotoxic T cells. Effector helper T cells secrete a variety of signal proteins called X, which act as local mediators. X receptors are composed of two or more polypeptide chains. All X receptors are associated with one or more Jaks– Jak 1, Jak 2, Jak 3, and Tyk 2. Interferons are X secreted by cells in response to viral infection. What is X? (2점)

① vitamine ② neurotransmitter
③ cytokine ④ complement

20 **아래의 예문과 의미가 같은 것은? (3점)**

Direct injection of the vascular endothelial growth factor (VEGF) gene plasmid DNA into the myocardium was shown to induce development of new blood vessels to increase the circulation in the heart of patients with coronary artery diseases. However, such angiogenic gene therapy (via naked DNA) was limited by low level of gene expression. Furthermore, the temporal and spatial characteristics of VEGF gene transfer in the heart are not known. In this study, we demonstrated that a plasmid vector, containing the human cytomegalovirus immediate early (HCMV IE) promoter and enhancer, induces greater expression of gene in the rat heart monitored by gene fused to the chloramphenicol acetyl transferase (CAT) reporter, than four different viral and cellular promoters. Interestingly, expression of VEGF121 protein showed an earlier peak, a shorter duration, and a wider distribution than that of CAT only. Therefore, a plasmid vector with an HCMV IE promoter/enhancer provides clear advantages over other previously developed plasmids. Furthermore, expression profile of VEGF121 gene may provide useful information in the design of angiogenic gene therapy in the heart.

① VEGF gene plasmid DNA가 심장병 환자의 혈액순환을 증가시킨다.
② naked DNA를 주입하는 angiogenic gene therapy는 gene expression이 매우 효율적이다.
③ HCMV IE promoter와 enhancer를 포함하고 있는 plasmid는 기존의 것보다 약간 효율이 떨어진다.
④ HCMV IE promoter와 enhancer는 기존에 개발된 plasmid의 효과와 비슷하다.

21 **A high intake of which amino acid can prevent pellagra in people consuming a niacin-deficient diet? (1점)**

① lysine
② methionine
③ threonine
④ tryptophan

22 Place the following steps in DNA replication for the lagging strand in order. (2점)

A. DNA polymerase adds NTPs in a 5' to 3' direction.
B. Primase creates an RNA primer.
C. DNA ligase joins the DNA fragments.
D. Unwinding proteins open the DNA double helix.
E. DNA polymerase fills the gap between Okazaki fragments and removes the RNA primer.

① D, B, A, E, C
② A, B, C, D, E
③ D, A, E, C, B
④ C, D, A, B, E

23 Steroid hormones: (1점)

① Act quickly via G protein
② Stimulate tyrosine kinase in membrane receptors.
③ Of all types are underproduced in 21-hydroxylase deficiency.
④ Influence transcription

24 **다음은 어떤 전동차에 흐르는 전류의 세기를 전동차가 출발한 시각부터 3초 간격으로 시간에 따라 나타냈으며, 또한 전동차의 속도도 나타냈다. 다음 보기 중 이 자료에 대한 해석으로 옳은 것을 모두 고르면? (2점)**

시간(s)	0	3	6	9	12	15	18	21	24	27
전류(A)	200	200	200	200	240	240	180	170	160	150
속도(Km/h)	0	5	13	24	37	53	62	67	67	67

〈보기〉

a. 전동차의 운동에너지는 전동차에 공급된 전기에너지에 비례한다.
b. 21초 이후부터 전동차의 운동에너지는 변함이 없으므로 전동차에는 외부로부터 전기에너지가 공급되지 않는다.
c. 21초 이후부터 전동차에 작용하는 알짜힘은 0 이다.

① a ② b
③ c ④ a, b

유일무이 의치한약수
학교별 기출문제집

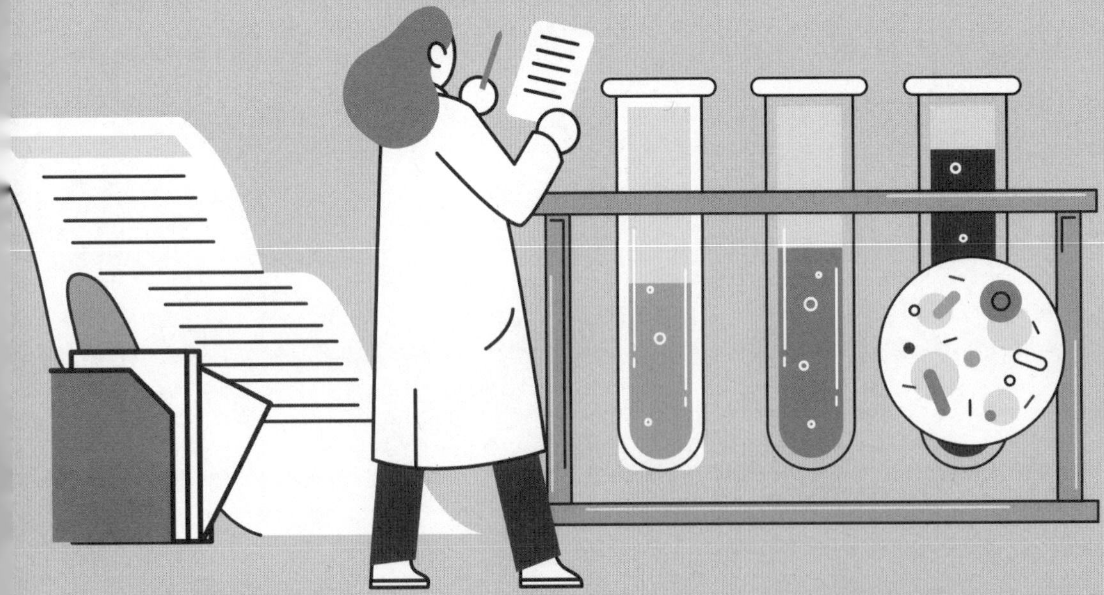

PART 14

우석대학교 한의대 · 약대 · 한약학과

편입문제

01 **다음 세포기관 중 원핵세포에 존재하는 것은?**

① 핵, 리소좀
② 핵, 골지체
③ 리보솜, 세포막
④ 리보솜, 리소좀

02 **가수분해 효소를 함유하고 있어서 세포내 소화를 담당하는 세포기관은?**

① 골지체
② 중심체
③ 리보솜
④ 리소좀

03 **다음의 세포막 투과 현상 중 에너지를 필요로 하지 않은 것은?**

① 단순확산
② 능동수송
③ 식세포작용
④ 외포작용

04 **다음 중 같은 종류의 조직이 아닌 것은?**

① 혈액
② 연골
③ 인대
④ 후각상피

05 **다음 중 모든 식물의 뿌리, 줄기, 잎에서 공통적으로 일어나는 작용은?**

① 증산작용
② 생식작용
③ 광합성작용
④ 세포내 호흡작용

06 **무기염류의 생리적 기능에 해당하지 않는 것은?**

① 완충작용
② 삼투압조절
③ 에너지 저장
④ 효소의 보조인자

07 **효소의 특성에 대한 설명으로 옳지 않은 것은?**

① 온도의 영향을 받는다.
② 특성 기질에만 작용한다.
③ 주성분은 리보솜에서 만들어진다.
④ 한 기질과 결합하면 반응 종료시까지 떨어지지 않는다.

08 **다음 중 호르몬 조절의 특성이 아닌 것은?**

① 위험에 대해 즉각적인 반응을 할 때는 짧은 시간동안 다량으로 분비된다.
② 생장과 발생동안은 소량으로 꾸준히 분비된다.
③ 호르몬의 분비는 음성 피드백을 통해 조절된다.
④ 호르몬 조절은 신경조절보다 일반적으로 빨리 진행된다.

09 **혈당량 조절에 대한 다음의 설명 중 바르지 못한 것은?**

① 혈당량이 증가하면 인슐린의 분비가 증가한다.
② 교감신경이 흥분하면 혈당량이 감소된다.
③ 포도당이 글리코겐으로 변하면 혈당량이 감소된다.
④ 혈당량 조절은 자율신경을 통하여 이루어진다.

10 **다음 중 뇌하수체 후엽을 제거하였을 때 분비되지 않은 호르몬은?**

① 성장호르몬
② 난포자극 호르몬
③ 갑상선 자극 호르몬
④ 항이뇨 호르몬

11 **동물이 위급한 상황에 처했을 때 작용하는 신경계와 그 신경계의 절후섬유 말단에서 분비되는 전달물질은?**

① 교감신경계 - 아세틸 콜린
② 부교감신경계 - 아세틸 콜린
③ 교감신경계 - 노르에피네프린
④ 부교감신경계 - 노르에피네프린

12 **다음 중 그 기능이 서로 길항적인 호르몬으로 짝지어진 것은?**

① 티록신 - 에피네프린
② 칼시토닌 - 항이뇨 호르몬
③ 옥시토닌 - 프로락틴
④ 인슐린 - 글루카곤

13 **다음 중 항원-항체 반응과 관련이 없는 것은?**

① 알레르기
② 혈액응고반응
③ 예방주사
④ 혈액형 판정

14 혈액형이 A형인 사람의 피를 B형에게 수혈할 수 없는 이유로 타당한 것은?

① A형의 응집원 A와 B형의 응집소 α가 만나 항원항체 반응을 일으킨다.
② 혈액형이 A형인 사람에게는 응집원이 없다.
③ A형의 응집소 β와 B형의 응집원 B가 만나 항원항체 반응을 일으킨다.
④ 혈액형이 B형인 사람에게는 응집소가 없다.

15 적아세포증을 일으킬 수 있는 부부와 태아의 혈액형은?

① Rh+(남자) × Rh+(여자) → Rh+(태아)
② Rh+(남자) × Rh-(여자) → Rh+(태아)
③ Rh-(남자) × Rh+(여자) → Rh+(태아)
④ Rh+(남자) × Rh-(여자) → Rh-(태아)

16 광합성의 명반응에서 생성된 것으로 암반응에 이용되는 물질은?

① ATP, NADPH
② ATP, NADPH, O2
③ ATP, CO2, NADPH
④ NADPH, O2

17 명반응의 순환적 광인산화 반응과 비순환적 광인산화 반응에서 공통으로 생성되는 물질은 무엇인가?

① O2
② ATP
③ NADPH
④ ATP, NADPH

18 쓸개에 이상이 생겨서 쓸개즙이 분비되지 않으면 어떤 영양소의 소화나 흡수에 영향을 미치겠는가?

① 지방
② 단백질
③ 비타민
④ 탄수화물

19 소장의 융털에서 흡수되는 아미노산이 심장으로 이동하는 경로가 옳은 것은?

① 암죽관 → 가슴관 → 쇄골하정맥 → 심장
② 암죽관 → 쇄골하정맥 → 가슴관 → 심장
③ 모세혈관 → 간 → 간문맥 → 상대정맥 → 심장
④ 모세혈관 → 간문맥 → 간 → 하대정맥 → 심장

20 다음 중 소화기관과 소화기관의 작용을 바르게 설명한 것은?

① 이자 - 쓸개즙을 만든다.
② 십이지장 - 소화액의 분비는 없고 물을 흡수한다.
③ 소장 - 탄수화물, 지방, 단백질을 최종적으로 분해한다.
④ 간 - 소화된 영양분의 대부분이 흡수된다.

21 사람의 신장에서 오줌이 생성되어 이동하는 경로를 바르게 나타낸 것은?

가. 신우	나. 사구체
다. 세뇨관	라. 집합관
마. 보우만주머니	

① 가 - 나 - 다 - 라 - 마
② 마 - 라 - 다 - 나 - 가
③ 나 - 마 - 다 - 라 - 가
④ 나 - 마 - 다 - 가 - 라

22 **음식물을 삼키면 식도의 연동운동에 의해 위로 내려가는데 녹말과 함께 넘어간 소화효소가 위에서는 녹말을 분해시키지 못하는 이유는?**

① 입안과 위속의 pH가 다르기 때문이다.
② 위속은 입안에 비해 온도가 높기 때문이다.
③ 녹말은 입안에서 최종 분해 상태로 소화되기 때문이다.
④ 침이 위액과 섞이면 녹말 분해효소의 농도가 낮아지기 때문이다.

23 **땀샘의 가장 중요한 기능은?**

① 양분전환
② 해독작용
③ 먼지제거
④ 온도조절

24 **극장과 같은 어두운 곳에 있다가 밝은 곳으로 나오면 처음에는 눈이 부셔 잘 보이지 않다가 차츰 시간이 지나면서 잘 보이게 되는데 이것의 설명으로 옳은 것은?**

① 간상세포에 있는 로돕신이 합성된는데 시간이 걸리기 때문
② 원추세포에 있는 로돕신이 합성되는데 시간이 걸리기 때문
③ 간상세포에 있는 로돕신이 분해되는데 시간이 걸리기 때문
④ 원추세포에 있는 로돕신이 분해되는데 시간이 걸리기 때문

25 **유수신경의 자극 전도 속도가 무수신경보다 훨씬 빠른 이유를 바르게 설명한 것은?**

① 휴지막 전위가 높기 때문에
② 나트륨이온의 이동속도가 빠르기 때문에
③ 나트륨이온의 유입이 랑비에 결절에서만 일어나기 때문에
④ 칼륨이온의 이동속도가 느리기 때문에

26 **피루부산 1분자가 TCA회로와 잔자 전달계를 거쳐 분해 될 때 가장 많은 양의 ATP를 생성하는 단계는?**

① 숙신산 → 말산
② 활성아세트산 → 시트르산
③ 피루브산 → 활성아세트산
④ α-케토글루타르산 → 숙신산

27 **세포분열을 촉진하는 기능이 있어 조직배양에 널리 사용되며 잎의 노화를 막는 호르몬은?**

① 옥신
② 에틸렌
③ 시토키닌
④ 아브시스산

28 **2가 염색체(4분염색체)가 생기고 방추사와 키아즈마가 나타나기 시작하는 시기는?**

① 체세포 분열 전기
② 체세포 분열 중기
③ 감수 제1분열 전기
④ 감수 제2분열 전기

29 **사람의 정자와 난자가 형성되는 과정에서 나타나는 현상 중 바르지 못한 것은?**

① 체세포의 염색체수는 46개, 정자와 난자의 염색체수는 각각 23개씩이다.
② 제1정(난)모세포에서 제2정(난)모세포로 될 때 염색체수가 반감된다.
③ 1개의 제1정모세포에서는 정자4개, 1개의 제1난모세포에서는 난자 1개가 형성된다.
④ 상동 염색체가 분리되는 시기는 제2분열 때이다.

30 **어떤 개체의 유전자형이 AaBbCc라고 할 때, 이 개체로부터 만들어질 수 있는 생식세포는 모두 몇 가지인가? (단, 세쌍의 유전자는 서로 다른 상동염색체상에 위치하며, 돌연변이는 없다.)**

① 2가지
② 4가지
③ 6가지
④ 8가지

31 **DNA의 복제과정에 작용하는 다음의 효소들을 순서대로 배열한 것은?**

가. DNA 라이게이즈(ligase)	나. DNA 중합효소
다. RNA 중합효소	라. 헬리케이즈(helicase)

① 가 - 나 - 다 - 라
② 라 - 다 - 나 - 가
③ 라 - 나 - 다 - 가
④ 가 - 다 - 나 - 라

32 **mRNA의 유전암호에 대한 설명 중 바르지 못한 것은?**

① 메티오닌을 지정하는 mRNA의 코돈은 AUG이다.
② 염기중 하나만 달라도 지정하는 아미노산이 달라질 수 있다.
③ 한 종류의 아미노산은 반드시 한 종류의 코돈만을 갖는다.
④ 단백질의 합성을 종결하는 코돈은 UAA, UGA, UAG이다.

33 **DNA검색을 위한 DNA지문의 특성 중 바르지 못한 것은?**

① 손바닥 지문처럼 유일하다.
② 마르지 않은 혈액만 재료로 이용할 수 있다.
③ 적은양의 조직으로도 검사가 가능하다.
④ 단백질보다 일반환경에서 안정하다.

34 **다음 중 다운증후군에 대한 설명 중 바른 것은?**

① 염색체의 수적이상으로 생기는 유전병이며 21번 염색체가 3개이므로 총염색체수는 47개이다.

② 염색체의 수적이상으로 생기는 유전병이며 21번 염색체가 1개이므로 총 염색체수는 45개이다.

③ 염색체의 구조적이상중 제5번 염색체 단완의 결실로 생긴 유전병이다.

④ 염색체의 구조적이상중 제5번 염색체 단완의 중복으로 생긴 유전병이다.

35 **폐렴 쌍구균에서 형질전환을 일으키는 물질은 무엇인가?**

① 단백질

② DNA

③ RNA

④ 다당류

36 **정상의 어머니와 색맹인 아버지 사이에 태어난 정상의 딸이 색맹인 남자와 결혼하였다. 이들의 아이들이 색맹이 될 확률은 어떻게 되는가?**

① 아들 절반, 딸 절반

② 아들 절반, 딸 모두

③ 아들 모두, 딸 절반

④ 아들, 딸 모두

37 **다음 중 같은 식물문에 속하는 식물로 짝지어진 것은?**

① 다시마, 미역

② 쇠뜨기말, 쇠뜨기

③ 우산이끼, 고사리

④ 우뭇가사리, 청각

38 **다음 동물들의 공통점은?**

가. 창고기	나. 칠성장어	다. 도롱뇽

① 신장으로 배설한다.
② 척색을 갖는 시기가 있다.
③ 폐로 호흡하는 시기가 있다.
④ 척추를 갖는 시기가 있다.

39 **한정된 장소에서만 서식하여 특수한 환경조건을 암시하는 생물은?**

① 표준종
② 지표종
③ 우점종
④ 공통종

40 **생물군집의 우점종을 결정하기 위하여 고려해야 할 사항 중 중요한 것만으로 묶은 것은?**

① 밀도, 빈도, 상관
② 밀도, 빈도, 피도
③ 상관, 빈도, 피도
④ 개체수, 빈도, 피도

유일무이 의치한약수
학교별 기출문제집

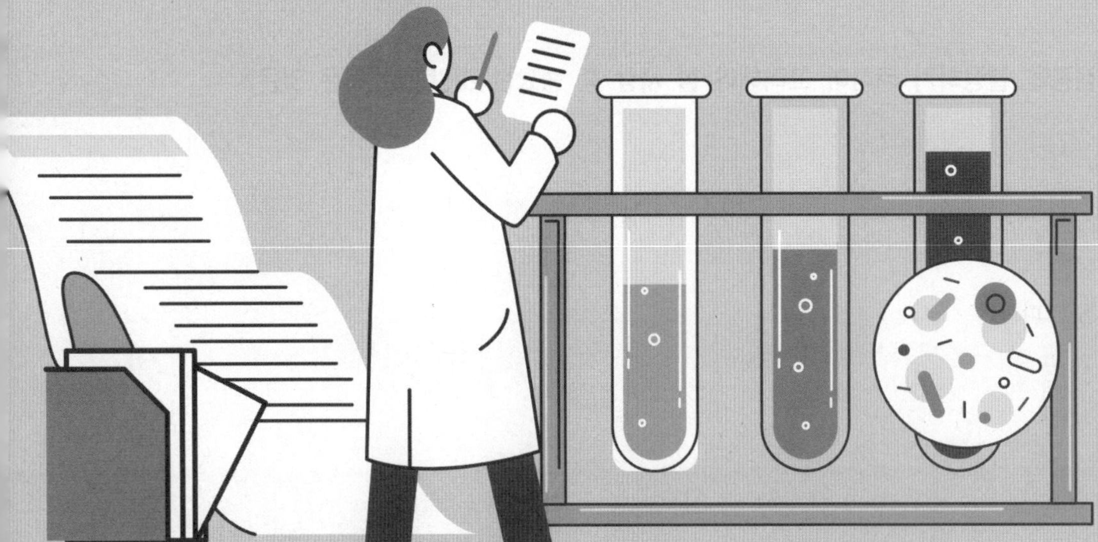

PART 15

인제대학교 의대

편입문제

01 바이러스에 감염되었을 때 바이러스에 대한 인터페론의 기작은 무엇인가?

02 뇌하수체 전엽에서 분비되는 호르몬 중 엔돌핀을 제외한 주요한 호르몬을 기재하시오.

03 신경 흥분 전도의 방향성을 결정하는 주된 원인은 무엇인가?

04 초파리 눈(색깔)에는 두 개가 있는데 초파리 정자에는 이것에 대한 세포가 하나밖에 없다. 이것으로 알 수 있는 것은?

05 인공수정한 배아를 환자 몸에 착상시키기 위해서는 어떤 호르몬을 투입해야 하는가?

06 체세포 전기와 제1 감수분열기의 제일 큰 차이점은 무엇인가?

07 고콜레스테롤 혈중의 유전은 불완전 우성이다. A, B 두 부부는 모두 이 형질에 대하여 이형접합자이며 비교적 높은 수준의 콜레스테롤을 가지나 이 부부의 딸 C는 정상보다 6배나 높은 심각한 콜레스테롤치를 가지며 인자형은 동형접합인 hh일 것이다. 이 딸이 부모와 같은 정도의 콜레스테롤치를 가질 확률은 몇 %인가? 그리고 A, B 두 사람이 아이 하나를 더 낳는다면 이 아이가 C와 같은 정도로 심각한 증상을 가질 확률은 몇 %인가?

08 마우스 췌장에서 단백질이 소화하는 경로는 어떻게 되는가?

09 아세틸 콜린이 작용하면 근육이 수축된다. 이 현상을 설명하는 세포내 신호전달과정을 그림을 그려서 설명하시오.

10 45세 남자가 피부에 색소침착이 나타났다. 병원을 방문하였다. 혈색소 침착증으로 진단되었다. 정상 상태와 비교하여 이 사람의 페리틴과 트랜스페린 수용체 유전자의 발현을 설명하시오.

11 신경전달 물질 중 아미노산으로서 작용을 높이는 것은 무엇인가?

12 식물 잎이 빛 쪽으로 기우는 기작에 대해 서술하시오.

13 꽃이 개화하는 것에 대한 문제 보기에 햇빛 9시간, 암흑 9시간, 등등이 나와서 꽃이 개화할 수 있는 조건에 대해서 물었음.

14 MPF함량이 가장 높은 것은? (G_1기, G_2기, S기, M기)

15 글리옥시좀의 역할은 무엇인가?

16 면역을 위해서 항체 5개가 분비되는데 그 중 가장 먼저 분비되는 항체는 무엇인가?

17 단풍단백뇨증에서 조절해야하는 아미노산 3가지는?

18 형질전환 식물을 만들 때 Ti 플라스미드의 기능은 무엇인가?

19 미토콘드리아 내막에서 일어나는 ATP중 합성 기작을 설명하는 모델은 (   )인 산화 가설이다.

유일무이 의치한약수

학교별 기출문제집

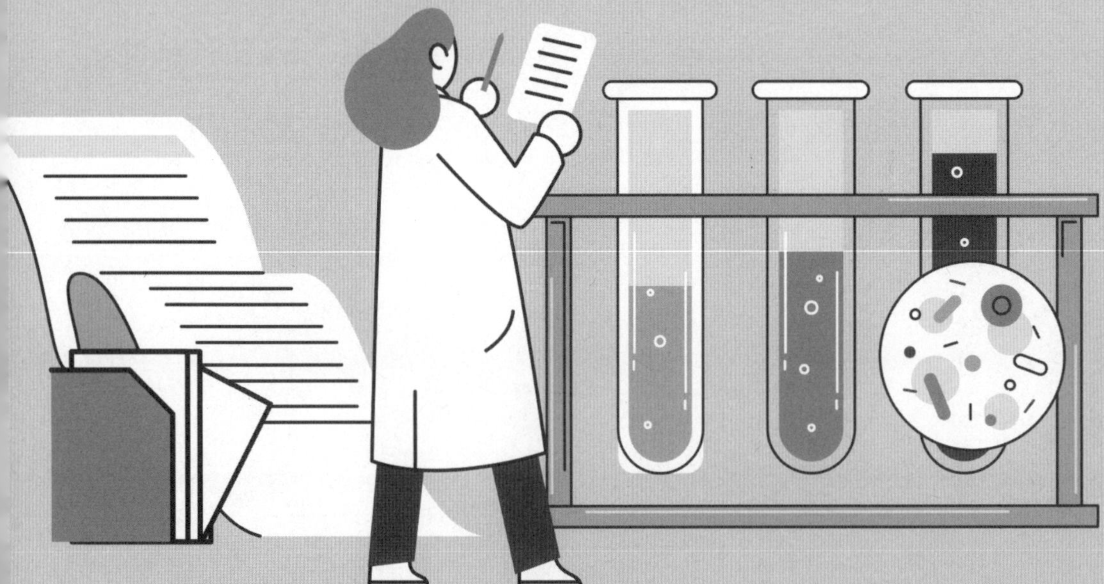

PART 16

건양대학교 의대

편입문제

01 다음 중 세포내에서 ATP와 같은 에너지를 생산하는 조직끼리 짝지워진 것은?

① Mitochondria - Endoplasmic reticulum
② Mitochondria - Chloroplast
③ Peroxisome - Mitochondria
④ Chloroplast - Lysosome
⑤ Peroxisome - Endoplasmic reticulum

02 다음 중 거대분자가 상피세포를 통과하는 과정에 관련하는 작용은?

① Endocytosis
② Autophagy
③ Polarized diffusion
④ Phagocytosis
⑤ Transcytosis

03 병원성 세균이 감염후 세포내에서의 이동에 이용하는 cytoskeleton은?

① Actin filament
② Microtubule
③ Intermediate filament
④ Actin filament 와 intermediate filament
⑤ Microtubule과 intermediate filament

04 다음 중 동물세포 배양 시 혈청결핍(serum deprivation)에 의해 초래되는 변화로 옳은 것은?

① S기 arrest
② G1 checkpoint entry
③ G2기 arrest
④ G0기 진입
⑤ ②와 ④

05 **장관벽을 구성하는 상피조직에 관한 설명으로 옳은 것은?**

① 장내상피를 구성하는 세포는 stem cell로부터 유래한다.
② 장의 lumen쪽에 돌출해 있는 villus는 증식이 활발한 상피세포에 의해 형성된다.
③ 장내 stem cell은 골수(bone marrow)에서 유래한다.
④ 장내에 점액을 분비하는 mucus-secreting goblet세포는 crypt에 존재한다.
⑤ 정답 없음

06 **사람의 genome DNA를 restriction endonuclease Sal I(인식서열은 GTCGAC이다.)로 처리한다면, 이 효소에 의하여 절단되어 만들어지는 DNA 조각의 크기는 얼마가 되겠는가?**

① 256 염기쌍
② 1296 염기쌍
③ 4096 염기쌍
④ 46656 염기쌍
⑤ 78886 염기쌍

07 **DNA 서열 결정에서 Sanger법과 Maxam-Gilbert 법의 핵심적인 차이는 다음 중 어느 것인가?**

① 방사성 표지의 사용
② 분석 방법의 차이, 즉 분석 시료를 주형으로 합성하는 것과 분석 시료를 절단 하는 것
③ DNA 조각의 분리에 electrophoresis 이용
④ 효소의 이용 유무
⑤ 방사선 자동사진을 이용한 검출

08 **DNA 이중나선에 대한 설명 중 옳은 것은?**

① AT 염기쌍의 함량이 클수록 이중나선의 melting temperature가 높다.
② 이중나선을 이루는 두 가닥은 모두 5'→3' 방향으로 나란하다.
③ 염기쌍들은 나선축에 대하여 항상 수직으로 놓여 있다.
④ DNA의 골격은 양으로 하전된 이온들과 결합할 수 있다.
⑤ 모두 맞음

09 **cloning vector의 하나인 cosmid에 대한 설명 중에서 틀린 것은 어느 것인가?**

① plasmid와 λphage의 성질을 모두 부분적으로 가진 hybrid vector이다.

② plasmid에서 유래하지만, cosmid의 양쪽 끝에는 cos 라고 부르는 14 염기쌍의 서열이 있다.

③ cosmid에는 아직 λphage의 필수적인 유전자가 들어 있으므로, λphage처럼 숙주 세균을 죽일 수 있다.

④ cosmid vector는 대략 40kbp 크기의 foreign DNA를 운반할 수 있다.

⑤ 모두 맞음

10 **Histone에 많이 들어있는 amino acid는?**

① Asp, Glu
② Arg, Lys
③ Trp, Phe
④ His, Val
⑤ Asn, Gly

11 **미생물관찰에 사용하는 단위인 1nanometer(1nm)의 크기는?**

① 10^{-2}mm
② 10^{-3}mm
③ 10^{-4}mm
④ 10^{-5}mm
⑤ 10^{-6}mm

12 **다음의 사람세포 중에서 일배체(haploid) 세포는?**

① 상피세포(epitherial cell)

② 난세포(egg cell)

③ 근세포(muscle cell)

④ 백혈구(leucocyte)

⑤ 신경세포(nerve cell)

13 **돌연변이(mutation)가 생기면 올 수 있는 현상은?**

① 암을 일으킬 수 있다.
② 유전질환을 일으킬 수 있다.
③ 다양성을 부여할 수 있다.
④ 불리한 환경에 대한 저항성을 부여할 수 있다.
⑤ 이상 모두

14 **세포주기(cell cycle)중에서 가장 긴 시기는?**

① M phage
② G1 phage
③ S phage
④ G2 phage
⑤ G3 phage

15 **세포막을 통하여 단백질과 같은 거대분자를 배출하는 과정을 무엇이라고 하나?**

① endocytosis
② exocytosis
③ phagocytosis
④ pinocytosis
⑤ transcytosis

16 **당분해 과정의 효소가 존재하는 곳은?**

① 세포질
② 미토콘드리아
③ 세포막
④ 핵막
⑤ 라이보좀

17 **이화과정의 결과 호흡계수(RQ)가 항상 1이 되는 물질은?**

① 단백질
② 지방
③ 탄수화물
④ 비타민
⑤ 핵산

18 **호흡기계에서 가스교환이 주로 이루어지는 장소는?**

① 기관
② 기관지
③ 세기관지
④ 폐포
⑤ 모두 옳다.

19 **다음 중 주변조직과 물질의 교환이 이루어지는 혈관은?**

① 소동맥
② 세동맥
③ 모세혈관
④ 소정맥
⑤ 대정맥

20 **세포외액에 가장 농도가 높은 이온은?**

① K^+
② Na^+
③ Ca^{2+}
④ Cl
⑤ HCO^3

21 **다음 탄수화물 중 ketose에 해당하는 것은?**

① galactose
② fructose
③ glucose
④ mannose
⑤ glyceraldehyde

22 **다음 중 세포의 형태 유지 및, 지지기능, 세포내 물질이동, 세포의 운동성에 관여하는 세포 내 소기관은?**

① 중심체(centriole)
② 미세소관(microtubule)
③ 미토콘드리아
④ 소포체(내형질세망, endoplasmic reticulum)
⑤ 골지체(Golgi apparatus)

23 **효소에 대한 설명중 틀린 것은?**

① 주로 단백질로 된 생체내 촉매이다.
② 효소가 작용하는 물질을 기질이라고 한다.
③ 효소의 특이성은 단백질 특유의 3차원적 구조에 의해 결정된다.
④ 기질의 활성화 에너지를 감소시킨다.
⑤ 효소는 세포내에서만 작용한다.

24 **다음 중 동물체를 구성하는 큰 단위부터 작은 단위로 올바르게 배열된 것은?**

① 신경계, 신경조직, 뇌, 신경세포
② 뇌, 신경계, 신경조직, 신경세포
③ 신경계, 뇌, 신경조직, 신경세포
④ 뇌, 신경계, 신경세포, 신경조직
⑤ 신경계, 뇌, 신경세포, 신경조직

25 **항체를 이용하여 한 단계(one-step)로 단백성분을 정제하는 방법은?**

① Ion-exchange chromatography
② Gel-filtration chromatography
③ Affinity chromatography
④ Isoelectric focusing
⑤ Gel-electrophoresis

26 **다음 중 catalase에 관한 설명으로 옳지 않은 것은?**

① catalase는 간장과 신장세포의 peroxisome내에서의 해독작용에 중요하다.
② catalase는 H_2O_2의 생성을 유도하여 미생물에 대한 감염방어를 돕는다.
③ Catalase는 H_2O_2를 이용하여 phenol, formaldehyde, alcohol등을 산화시킨다.
④ catalase는 H_2O_2를 물과 산소로 전환하는 효소이다.
⑤ Catalase의 기능이 약할 경우 산화 stress에 의한 세포상해가 유발될 수 있다.

27 **다음 중 lysosome에 존재하는 효소(acid gydrolases)에 들지 않는 것은?**

① Nucleases
② Proteases
③ Kinases
④ Sulfatases
⑤ Phosphatases

28 **다음 중 적혈구의 cytoskeleton으로 작용하는 단백질은?**

① Vimentin
② Keratin
③ Tubulin
④ Spectrin
⑤ Actin

29 **다음의 설명 중 옳지 않은 것은?**

① 초기 배세포(early embryonic cell)는 S기와 M기 두 가지 세포주기에 의해 분열이 이루어진다.
② Xenopus에 있어 oocyte는 meiotic G2기에서, egg는 meiotic M기에서 arrest가 일어난다.
③ Xenopus oocyte를 progesterone으로 자극하면 세포주기가 S기까지 진행되어 egg상태로 된다.
④ Maturation-promoting factor(MPF)는 G2기의 oocyte를 M기로 진행시킨다.
⑤ MPF의 cyclin-dependent kinase부위는 cdc2로 불리운다.

30 **백혈구와 혈관내피세포의 결합에 관한 설명 중 옳은 것은?**

① 이들 세포의 초기결합은 crawling(rolling)에 의하며, 이 반응은 극성에 의한 것이다.
② 이들 세포간의 결합에는 여러 접착분자(adhesion molecule)가 관여한다.
③ 여러 단백질 분해효소에 의해 활성화된 selectin이 초기결합에 중요하다.
④ 이들 세포의 결합 중 integrin에 의한 결합은 selection에 의한 결합보다 강하다.
⑤ ②번과 ③번

31 **DNA의 부분 서열이 5'-GAGCAT-3' 일 때, 이것을 주형으로 전사되는 RNA의 서열은 어느 것인가?**

① 5'-ATGCTC-3'
② 5'-AUGCUC-3'
③ 5'-CTCGTA-3'
④ 5'-CUCGUA-3'
⑤ 5'-CUCGUA-3'

32 **대장균의 lactose operon에 있는 lac ZYA 는 다음 중 어떤 경우에 활성이 더 증가하겠는가?**

① operator gene에 돌연변이가 일어나 repressor가 더 이상 결합할 수 없을 때
② 성장배지에 glucose가 존재 할 때
③ inducer가 regulator gene의 생성물과 결합할 수 없을 때
④ 세포 내 cyclic AMP의 생합성이 감소할 때
⑤ lactose가 존재 할 때

33 **진핵세포의 transcription의 조절에 관여 하는 enhancer 서열의 특징이 아닌 것은 어느 것인가?**

① transcription될 구조 유전자의 내부에 위치할 수 있다.
② 구조 유전자의 양쪽 끝 중에서 어디나 있을 수 있다.
③ 구조 유전자에 미치는 영향의 변화없이, 멀리 떨어진 곳에도 있을 수 있다.
④ 유전자의 upstream 또는 downstream 쪽 중에서 어느 방향으로도 있을 수 있다.
⑤ 모두 맞음

34 **genetic code의 degeneracy로부터 알 수 있는 것은 무엇인가?**

① 단백질 구성하는 20가지 amino acid 잔기 이외에도, 변형된 amion acid 들의 존재
② 단일 amino acid 잔기에 대한 다수 codon의 존재
③ 생물 종에 따라 달라지는 genetic code의 존재
④ codon에 대응하는 amino acid이 단백질 생합성시 부족할 때, 다른 amino acid 잔기로 대체 가능성
⑤ 생물종에 따라 달라지는 변형된 amino acid 들의 존재

35 **aspartic acid에 대한 mRNA의 codon은 GAC이다. tRNA에 있는 이것의 정확한 anticodon은 어느 것인가?**

① CUG ② CTG
③ GUC ④ GTC
⑤ CTC

36 **바이러스증식을 비특이적으로 억제하는 물질은?**

① 인터루킨-2 ② 엔돌핀
③ 항체 ④ 인터페론
⑤ 히스타민

37 **플라스미드(Plasmid)에 관하여 잘못 설명한 것은?**

① 세균의 생존과 증식에 필수적이다.
② 유전자 클로닝에서 중요한 vector로 사용한다.
③ 염색체보다 크기가 100분의 1정도로 작다.
④ 세포분열과 관계없이 스스로 복제될 수 있다.
⑤ 세균간에 전달되어 새로운 형질을 나타낼 수 있다.

38 **세균간에는 수평적으로 유전물질이 전달되는 기전은?**

① 접합(conjugation)
② 형질전환(transformation)
③ 형질도입(transduction)
④ 이상 모두
⑤ 이상 모두 아니다.

39 **형질세포(plasma cell)내에 가장 많고 잘 발달된 소기관은?**

① 중심체(centriole)
② 미토콘드리아(mitochondria)
③ 골지체(golgi apparatus)
④ 리보솜(ribosome)
⑤ 용해소체(lysosome)

40 **세균의 지놈(genome)은?**

① 염색체 DNA
② 플라스미드(Plasmid)
③ Prophage DNA
④ 이상 모두
⑤ 이상 모두 아니다.

41 **이온통로를 open 또는 closed state로 바꾸어 줄 수 있는 방법 중 옳은 것은?**

① voltage change
② lignad binding
③ mechanical stimuli
④ light stimuli
⑤ 모두 옳다.

42 **다음은 synapse에서 nerve impulse가 전달(transmission)되는 과정들이다. 옳은 순서대로 열거된 것은?**

> 가. acetylcholine receptor에 acetylholine의 결합
> 나. postsynaptic membrane의 depolarization
> 다. synaptic vesicle에서 synaptic cleft내로 acetylcholine의 분비
> 라. postsynaptic membrane의 Na^+에 대한 투과도 증가

① 가 - 다 - 나 - 라
② 가 - 다 - 라 - 나
③ 다 - 가 - 라 - 나
④ 다 - 가 - 나 - 라
⑤ 라 - 가 - 나 - 다

43 **뇌하수체전엽에서분비되는 호르몬이 아닌 것은?**

① 여포자극 호르몬(FSH)
② 성장호르몬(GH)
③ 갑상선자극호르몬(TSH)
④ 항이뇨호르몬(ADH)
⑤ 부신피질자극 호르몬(ACTH)

44 **근육의 수축에 가장 중요한 이온은?**

① Na^+
② Ca^{2+}
③ Mg^{2+}
④ K^+
⑤ Cl

45 다음 설명 중 옳은 것은?

① 췌장액은 지방을 유화시키는 작용을 한다.
② 대부분의 소화는 위에서 일어난다.
③ 대장의 주된 기능은 영양소를 흡수하는 것이다.
④ 소장의 주된 기능은 영양소 및 수분의 흡수이다.
⑤ 모두 옳다.

46 상동염색체에 대한 설명 중 맞는 것은?

① 한 쌍의 상동염색체는 각각 양친으로부터 받은 것이다.
② 인간은 44쌍의 상동염색체를 가지고 있다.
③ 한 쌍의 상동염색체는 각각 다른 유전자를 가지고 있다.
④ 유사분열시 상동염색체는 복제되지 않고 하나씩 각각의 세포로 전해진다.
⑤ 성염색체와는 달리 한 쌍의 상동염색체중 하나가 잘못되어도 심각한 질환이 생기지 않는다.

47 효소반응에 있어 경쟁적 억제는?

① Km은 증가, Vmax는 변화없음
② Km은 감소, Vmax는 변화없음
③ Vmax는 증가, Km은 변화 없음
④ Vmax는 감소, Km은 변화없음
⑤ Vmax는 증가, Km은 감소

48 세포내 Ca^{2+}에 대한 설명 중 옳은 것은?

① 세포내 Ca^{2+}의 농도는 세포외 보다 높다.
② 세포내 Ca^{2+}은 대부분 유리형이다.
③ protein kinase C에 대한 Ca^{2+}의 작용은 억제적이다.
④ 세포내 Ca^{2+}의 작용은 대부분 calmodulin과의 결합에 의해 나타난다.
⑤ phospholipase C의 활성화는 세포질의 Ca^{2+} 농도의 감소를 초래한다.

49 **사람이 약 24시간 굶은 후에 혈 중 포도당은 다음 중 어느 것으로부터 유래되는가?**

① 간장에 저장된 glycogen
② 근육에 저장된 glycogen
③ acetoacetate
④ amino acids
⑤ lactate

50 **cholesterol에 대한 설명 중 틀린 것은?**

① 동물세포의 세포막에 존재한다.
② 동물세포는 콜레스테롤로부터 성호르몬을 포함한 각종 스테로이드를 합성한다.
③ 혈중 콜레스테롤치는 동맥경화의 발병과 관련이 깊다.
④ 알코올기를 가지고 있어 물에 잘 녹는다.
⑤ 생체내에서 합성할 수 있다.

51 **다음 중 mitochondria protein에 관한 설명으로 옳은 것끼리 짝지은 것은?**

가. 단백질 유입(protein import)에는 hsp70분자가 transport로서 작용한다.
나. Inner membrane protein의 유입에는 signal peptide의 분해가 필수적이다.
다. hsp60분자는 unfold polyepeptide에 부착하여 단백질 folding을 촉진한다.
라. Inner membrane space protein은 signal peptide의 도움없이 유입이 가능하다.

① 가, 나, 다
② 가, 다
③ 나, 라
④ 가, 나, 다, 라
⑤ 라

52 다음 중 lysosome에 의한 분해(degradation)과정을 동반하는 것끼리 짝지은 것은?

가. Phagocytosis
나. Endocytosis
다. Autophagy
라. Lys-Phe-Glu-Arg-Gln배열을 갖는 단백질, 골지체에서 주소를 부여하는 당쇄의 부착이 잘못된 단백질

① 가, 나, 다
② 가, 다
③ 나, 라
④ 가, 나, 다, 라
⑤ 라

53 Actin filament에 관한 설명 중 옳은 것끼리 짝지은 것은?

가. Actin polymerization은 ATP와 1가 또는 2가이온(K^+, Mg^{++})을 필요로 한다.
나. Actin은 등전점에 따라 α-, β-, γ-type의 3종류로 나뉘며, β- 및 γ-actin은 근육세포에 존재한다.
다. Actin filament의 기능발현에는 ATP의 가수분해가 필수적이다.
라. Thymosin과 profillin은 actin의 polymerization을 촉진하는 약제이다.

① 가, 나, 다
② 가, 다
③ 나, 라
④ 가, 나, 다, 라
⑤ 라

54 Retinoblastoma(Rb) gene에 대한 설명으로 옳은 것끼리 짝지은 것은?

가. Rb gene의 결손은 미성숙 망막세포의 이상증식을 초래한다.
나. Rb protein은 세포주기에 상관없이 정상세포에서는 항상 발현되어 있다.
다. Rb protein은 인산화에 의해 불활성화되어 gene transcription이 증폭되고 세포증식이 일어난다.
라. Rb protein은 G1기 말기에서 M기까지는 활성화된 상태로, G1기 초기에서 중기까지는 불활성화된 상태로 존재하여 세포주기를 제어한다.

① 가, 나, 다
② 가, 다
③ 나, 라
④ 가, 나, 다, 라
⑤ 라

55 손상된 DNA 가닥에 있는 pyrimidine dimer의 수선과 관련이 있는 것은 어느 것인가?

가. base-excision repair	나. ABC nucleic acid exconuclease
다. DNA photolyase	라. DNA polymerase

① 가, 나, 다　　② 가, 다
③ 나, 라　　④ 가, 나, 다, 라
⑤ 라

56 Shuttle vector에 대한 설명 중 틀린 것은?

가. 2종류의 서로 다른 origin of replication을 가지고 있다.
나. 서로 다른 유기체 사이에서 유전자를 증식시키고 옮길 수 있다.
다. transformation된 세포를 선택할 수 있는 2종류의 다른 selection marker를 가지고 있다.
라. 원핵 세포의 유전자를 진핵 생물에 도입하여 클론화 한다.

① 가, 나, 다　　② 가, 다
③ 나, 라　　④ 가, 나, 다, 라
⑤ 라

57 Okazaki fragment에 대한 다음 설명 중에서 옳은 것은 어느 것인가?

가. 그 크기는 대략 1kb 정도이다.
나. 짧은 RNA primer의 3'- 끝에 붙어서 새로 합성된 DNA의 조각이다.
다. Lagging strand의 복제시 만들어지는 일종의 중간체이다.
라. 그 합성에 primerase와 DNApolymerase III이 관여한다.

① 가, 나, 다　　② 가, 다
③ 나, 라　　④ 가, 나, 다, 라
⑤ 라

58 σ-factor에 대한 설명 중에서 올바른 것은?

가. RNA transcription를 위한 primer를 합성한다. 나. RNA transcription에서 chain termination signal를 인식한다. 다. DNA 나선의 풀림에 의하여 생긴 supercoil의 무리를 해소시킨다. 라. RNA polymerase가 promoter에 결합하는데 도와준다.

① 가, 나, 다
② 가, 다
③ 나, 라
④ 가, 나, 다, 라
⑤ 라

59 진핵세포에 대한 설명 중 맞는 것은?

가. 동물세포	나. 세균세포
다. 효모(yeast)	라. 바이러스

① 가, 나, 다
② 가, 다
③ 나, 라
④ 가, 나, 다, 라
⑤ 라

60 단백질과 같은 거대분자간의 결합하는 힘은?

가. ionic bond	나. hydrogen bond
다. van der Waals attraction	라. hydrophobic forces

① 가, 나, 다
② 가, 다
③ 나, 라
④ 가, 나, 다, 라
⑤ 라

61 **원핵세포에 없는 구조는?**

가. 세포막(cell membrane)	나. 핵막(nuclear membrane)
다. 리보좀(ribosome)	라. 미토콘드리아(mitochondria)

① 가, 나, 다 ② 가, 다
③ 나, 라 ④ 가, 나, 다, 라
⑤ 라

62 **특정 유전자에 점돌연변이가 유발시킨 후 in vivo에서 발현되는 단백질은?**

가. 아미노산의 변화가 올 수 있다.
나. 단백질구조에는 변화가 없지만 기능을 상실할 수 있다.
다. 단백질구조의 변화로 기능이 완전히 상실할 수 있다.
라. 아미노산의 변화가 없을 수도 있다.

① 가, 나, 다 ② 가, 다
③ 나, 라 ④ 가, 나, 다, 라
⑤ 라

63 **신경세포의 활동전압 형성시 관련이 있는 이온통로는?**

가. voltage-gated Na^+ channel	나. voltage-gated Ca^+ channel
다. voltage-gated K^+ channel	라. voltage-gated Cl^- channel

① 가, 나, 다 ② 가, 다
③ 나, 라 ④ 가, 나, 다, 라
⑤ 라

64 신경세포의 세포막에 대한 설명 중 옳은 것은?

가. 안정상태에서 세포막은 K^+에 투과도가 더 크다.
나. 안정상태에서 막전압은 약-70mV이다.
다. 세포내외의 Na^+과 K^+의 농도경사는 Na^+펌프에 의하여 유지된다.
라. 활동전압이 형성되기 위해서는 Na^+ -통로가 열려야 한다.

① 가, 나, 다
② 가, 다
③ 나, 라
④ 가, 나, 다, 라
⑤ 라

65 ATP에 관한 설명 중 옳은 것은?

가. ATP에서 인산기가 떨어져 나오면 많은 에너지가 방출된다.
나. ATP는 DNA와 RNA의 구성원이다.
다. ATP가 사용되면 열에너지로 발산된다.
라. 수동적인 물질이동에 ATP가 필요하다.

① 가, 나, 다
② 가, 다
③ 나, 라
④ 가, 나, 다, 라
⑤ 라

66 다음 설명 중 옳은 것은?

가. 엔트로피의 단위는 kal/mole.deg이다.
나. 자유에너지변화(ΔG)가 0보다 적으면 반응이 자발적으로 일어난다.
다. 화학반응에서 pH가 7이고 모든 반응물과 생성물의 농도가 1M일 때를 표준상태라 한다.
라. NaCl과 같은 이온성 화합물이 물에 녹을 때 이용액의 엔트로피는 감소한다.

① 가, 나, 다
② 가, 다
③ 나, 라
④ 가, 나, 다, 라
⑤ 라

67 **다음 설명 중 옳은 것은?**

가. 온도가 높으면 물에 녹는 기체의 양이 증가한다.
나. 삼투농도가 높으면 수용액의 빙점이 증가한다.
다. 기체의 부피는 압력에 비례한다.
라. 모든 기체는 같은 몰수에서 같은 부피를 나타낸다.

① 가, 나, 다
② 가, 다
③ 나, 라
④ 가, 나, 다, 라
⑤ 라

68 **동위원소에 대한 설명 중 맞는 것을 고르시오.**

가. 생물학적 실험에서 추적자로 이용된다.
나. 핵 속의 중성자수가 서로 다르다.
다. 불안정한 핵으로 인해 방사선을 방출할 수 있다.
라. 같은 원자량을 가지고 있다.

① 가, 나, 다
② 가, 다
③ 나, 라
④ 가, 나, 다, 라
⑤ 라

69 공유결합에 대한 설명 중 맞는 것을 고르시오.

가. 한 개 이상의 전자쌍이 두 개의 원소에 의해 공유된다.
나. 전자를 공유한 각각의 원자는 전자껍질이 모두 충족된다.
다. 공유결합은 수소결합 보다 강하다.
라. 공유결합은 이온결합 보다 약하다.

① 가, 나, 다
② 가, 다
③ 나, 라
④ 가, 나, 다, 라
⑤ 라

70 다음 중 TCA cycle에서 acetyl-CoA의 산화를 억제하는 경우는?

가. ATP/ADP 비율의 감소	나. AMP 농도의 증가
다. GTP 농도의 감소	라. NADH/NAD^+ 비율의 증가

① 가, 나, 다
② 가, 다
③ 나, 라
④ 가, 나, 다, 라
⑤ 라

유일무이 의치한약수
학교별 기출문제집

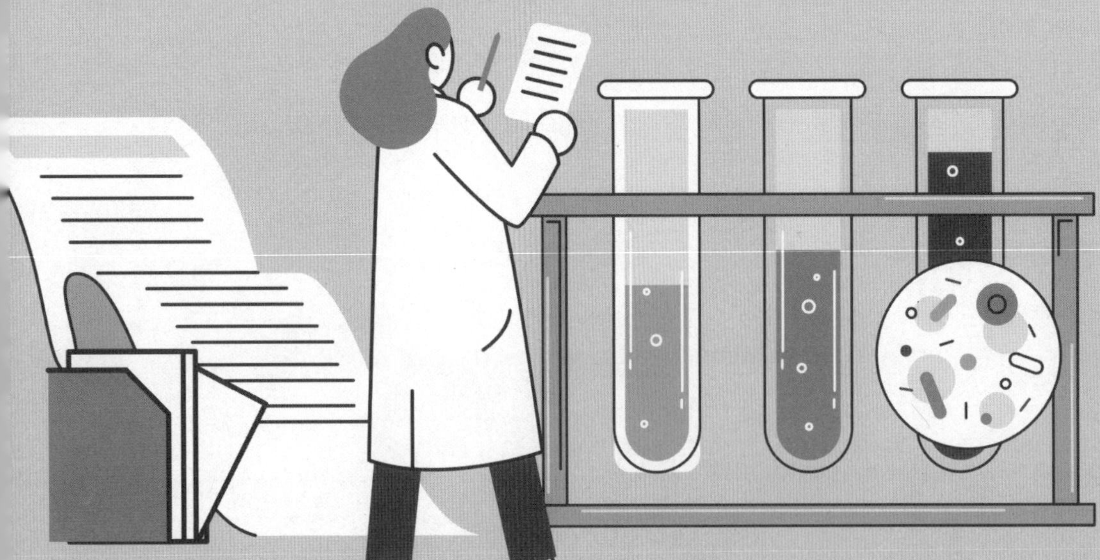

PART 17

경희대학교 의치한약 공통

편입기출문제 1회

01 **단세포인 효모와 세균을 다른 생명 영역(domain)으로 분류하는 이유는? (2점)**

① 효모는 알코올 발효를 한다.
② 효모는 출아법으로 증식한다.
③ 세균은 에너지를 생산하는 미토콘드리아가 없다.
④ 세균은 핵이 없이 핵양체로 염색체를 구성한다.
⑤ 효모와 세균의 크기가 다르다.

02 **효소 활성에 영향을 미치는 조건과 요소들에 대한 설명으로 옳지 않은 것은? (3점)**

① 대부분의 효소는 특정 온도와 pH에서 최고의 활성을 보인다.
② 효소의 촉매 반응에서 기질 농도가 증가하면 기질-효소 복합체는 포화상태에 이르지만, 반응 속도는 지속하여 증가한다.
③ 효소의 활성부위에 붙을 수 있는 억제자는 기질과 유사한 구조를 가져 기질의 접근을 막고 반응 속도를 낮춘다.
④ 되먹임 억제(feedback inhibition) 조절 작용은 대사의 최종산물이 조절 효소의 억제자로 작용하여 대사 중간산물의 합성을 막는다.
⑤ 비단백질성 보조인자는 활성부위에 결합해 촉매 작용에 영향을 미치는데 대표적으로 금속이온 같은 무기물이다.

03 **세포벽 합성을 저해하는 항생제의 작용으로 세균이 죽게 되는 이유는? (2점)**

① 삼투압에 의해 용균되기 때문이다.
② 세포분열에 관여하는 단백질 합성이 억제되기 때문이다.
③ 세포벽과 연결된 세포막이 합성되지 않기 때문이다.
④ 용질이 빠져나가 생기는 원형질 분리에 의해 세포가 분열되지 않기 때문이다.
⑤ 세포 수축에 의해서 단단한 포자가 형성되기 때문이다.

04 **세포호흡 저해물질 A를 동물세포에 투여한 후, 세포호흡에 관여하는 핵심 분자들을 미토콘드리아 내막에서 분석하였다. 물질 A로 인해 산소의 소비가 없어졌고, NADH가 환원되지 않아 축적되었으며, ATP가 합성되지 않았다. 이를 통해서 알 수 있는 물질 A의 기능에 대한 설명 중 옳은 것은? (3점)**

① 전자전달계를 통한 전자의 이동을 저해한다.
② 미토콘드리아 내막에 H+ 이동의 우회경로를 제공한다.
③ ATP 합성효소에 결합하여 효소 기능을 저해한다.
④ 해당과정(glycolysis)과 시트르산 회로에서 합성되는 ATP 생성량에는 변화를 초래하지 않는다.
⑤ 전자전달계를 통해 이동된 전자를 산소 대신 받아 환원된다.

05 **DNA 복제에 대한 설명 중 옳지 않은 것은? (2점)**

① 새롭게 합성되는 DNA는 5′ → 3′ 방향으로 신장(elongation)된다.
② DNA 합성 개시를 위해서 3′ OH기를 제공하는 RNA 프라이머가 필요하다.
③ DNA 중합효소가 주형가닥(template)에 존재하는 티민 이량체(T dimer)를 만나면, 새롭게 합성되는 DNA 가닥을 연속적으로 신장시킬 수 없다.
④ 진핵세포의 경우, DNA 복제원점(replication origin)은 각 염색체의 동원체 부위에 하나씩 위치한다.
⑤ 불연속된 지연가닥(lagging strand)은 DNA 연결효소로 연결된다.

06 **뉴클레오솜(nucleosome)에 대한 설명 중 옳지 않은 것은? (2점)**

① 하나의 뉴클레오솜은 슈퍼코일 형태의 DNA가 히스톤 단백질 복합체를 둘러싸는 구조이다.
② 히스톤 단백질 복합체는 네 종류의 히스톤 단백질을 각각 두 개씩 가진다.
③ 인핸서(enhancer) 주변에는 뉴클레오솜의 밀도가 높아 상대적으로 더 응집된 염색질 구조를 형성한다.
④ 히스톤은 리신(lysine) 또는 아르기닌(arginine)과 같은 양전하를 띠는 아미노산의 수가 상대적으로 많아 음전하를 띤 DNA와 단단하게 결합한다.
⑤ 히스톤 단백질의 N말단 부위의 화학 변형은 염색질의 응집 및 개방 수준에 영향을 준다.

07 가상의 F 플라스미드(F plasmid) 안에 정상적인 lac오페론과 기능상실(loss of function) 돌연변이로 손상된 억제자 유전자 lac I가 포함되어 있다. 접합(conjugation)을 통해 해당 F 플라스미드를 정상 대장균으로 전달하였다. 이와 관련하여 다음 〈보기〉의 설명 중 옳은 것만을 모두 고른 것은? (단, 교차 및 재조합은 고려하지 않는다.) (5점)

〈보기〉

ㄱ. 포도당이 없고 젖당이 풍부한 환경에서 대장균 내 β-galactosidase 유전자의 전체 발현량은 F플라스미드의 존재 여부에 상관없이 같다.
ㄴ. F 플라스미드 내 lac 오페론의 작동자에는 억제자가 결합하지 않는다.
ㄷ. F 플라스미드에 존재하는 lac 오페론은 정상적으로 발현이 유도되지 않는다.
ㄹ. lac 오페론의 발현이 유도되는 일반적인 환경에서 β-galactosidase 유전자의 전체 발현량은 F 플라스미드가 있을 때 더 커진다.

① ㄱ
② ㄹ
③ ㄱ, ㄴ
④ ㄷ, ㄹ
⑤ ㄱ, ㄴ, ㄷ

08 원핵생물의 유전체 염기서열 변화를 유발하는 전위인자(transposable element)인 삽입서열(insertion sequence)에 대한 설명으로 적절한 것을 〈보기〉에서 모두 고른 것은? (5점)

〈보기〉

ㄱ. 세균과 고세균의 유전체에 다양한 종류의 삽입서열이 많이 분포하고 있다.
ㄴ. 크기는 1~3 kb 정도이며, 전위효소 유전자를 가진다.
ㄷ. 일반적으로 독성물질 분해효소 유전자나 항생제 내성 유전자를 포함한다.
ㄹ. 삽입서열 양쪽 말단에는 50 bp 이하의 역위 반복 서열을 포함한다.
ㅁ. 다양한 환경 스트레스에 의해 삽입서열은 유전체의 다른 위치로 이동할 수 있다.

① ㄱ, ㄴ, ㄷ
② ㄱ, ㄴ, ㄹ, ㅁ
③ ㄱ, ㄹ, ㅁ
④ ㄱ, ㄷ, ㄹ, ㅁ
⑤ ㄴ, ㄹ, ㅁ

09 **한 살모넬라 균주는 히스티딘(histidine) 합성에 필요한 효소 하나를 만들지 못하는데, 이것은 해당 효소의 유전자 내에 발생된 단일 염기 치환으로 넌센스 돌연변이(nonsense mutation)가 생겼기 때문이다. 그런데 해당 균주를 계대 배양하는 과정에서 히스티딘을 합성할 수 있는 개체를 우연히 발견했다. 이 개체가 생긴 이유를 설명하는 다음 〈보기〉의 내용 중 가능한 것만을 모두 고른 것은? (5점)**

〈보기〉

ㄱ. 넌센스 돌연변이가 정상 염기서열로 돌아가는 복귀 돌연변이(back mutation)가 발생되었다.
ㄴ. 넌센스 돌연변이로 인해 존재하는 종결코돈에 다른 단일 염기 치환 돌연변이가 발생되어 종결코돈이 아닌 다른 아미노산의 코돈으로 변화되었다.
ㄷ. 한 tRNA 유전자의 안티코돈 서열에 돌연변이가 발생되어 해당 종결코돈을 인식할 수 있는 tRNA가 생성되었다.
ㄹ. 치환 돌연변이가 결실되어 해당 종결코돈이 다른 아미노산의 코돈으로 변화되었다.

① ㄱ, ㄴ, ㄷ
② ㄴ, ㄷ, ㄹ
③ ㄱ, ㄷ, ㄹ
④ ㄱ, ㄴ, ㄹ
⑤ ㄱ, ㄴ, ㄷ, ㄹ

10 **혈액을 구성하는 성분들에 대한 설명으로 적절하지 않은 것은? (2점)**

① 골수의 줄기세포는 적혈구, 백혈구, 혈소판으로 분화되며 일생 동안 지속하여 혈액세포를 생산한다.
② 혈장은 단백질, 이온, 영양소, 비타민, 호르몬, 물질대사 노폐물, 기체가 녹아있는 액체이다.
③ 적혈구는 산소 운반자이며, 성숙 과정에서 핵을 포함한 세포소기관과 리보솜을 잃어버리기 때문에 물질대사 능력과 수명에 한계가 있다.
④ 백혈구는 세포소기관과 리보솜이 없어서 체내의 죽은 세포나 조각들을 제거하며 에너지를 얻어 방어작용에 참여한다.
⑤ 혈소판은 순환계에서 발생한 손상을 수리하는 혈액 응고를 유도한다.

11 **적응성 면역(adaptive immunity)에 대한 설명 중 옳지 않은 것은? (3점)**

① 척추동물만이 선천성 면역(innate immunity) 이외에 적응성 면역 체계를 가지고 있다.
② T세포는 골수 조혈모세포로부터 만들어지는 림프구이며 흉선(thymus)에서 T세포로 발달한다.
③ 항원이 체내로 들어오면 그 항원에 특이적 수용체를 가진 소수의 림프구만 활성화된다.
④ 형질세포(plasma cell)라 불리는 B세포는 수명이 길어 살아있는 동안 같은 항원을 다시 만날 때 항체를 신속하게 다시 만들 수 있다.
⑤ 도움T세포(helper T cell)는 수지상세포, 대식세포 및 B세포를 포함하는 항원제시세포(antigen-presenting cell) 표면에 있는 II형 주조직적합성복합체(major histocompatibility complex, MHC) 분자에 전시된 항원 조각을 인식한다.

12 **콩팥(kidney)은 삼투조절과 노폐물 제거의 두 기능을 모두 수행한다. 요관을 향하는 수많은 관은 모세혈관 망과 연계되어 치밀하고 정교하게 배치되어 있다. 콩팥에 대한 설명 중 옳지 않은 것은? (5점)**

① 콩팥 속질(renal medulla)의 NaCl 농도가 높아 여과액에서 물의 재흡수를 촉진한다.
② 여과액에서 HCO_3-을 재흡수하고, 여과액으로 H+을 분비하여 체액의 pH를 조절한다.
③ 항이뇨호르몬(antidiuretic hormone, ADH)은 혈액의 삼투농도가 기준치보다 낮아지면 뇌하수체 후엽에서 분비된다.
④ 콩팥 내 헨레고리(loop of Henle)를 포함한 역류 증폭계(countercurrent multiplier system)가 콩팥 안쪽의 염농도 기울기를 유지하는데, 여과액이 이동하면서 삼투현상에 의해 물을 빼앗기게 되고 염과 요소 등이 농축된다.
⑤ 콩팥은 그 무게에 비해 높은 대사율을 갖는데, 이는 콩팥에서 NaCl의 능동수송이 많이 일어나서 에너지 소모가 크기 때문이다.

13 간의 기능에 관한 다음 〈보기〉의 설명 중 옳은 것만을 모두 고른 것은? (3점)

〈보기〉

ㄱ. 혈중 포도당을 글리코겐으로 전환하여 간에 저장하고 필요할 때 당을 혈액으로 방출한다.
ㄴ. 지방과 콜레스테롤을 운반하는 지질단백질을 합성한다.
ㄷ. 소화관에서 흡수된 물질을 독성이 더 적은 형태로 변형시킨다.
ㄹ. 쓸개즙을 생성한다.

① ㄱ, ㄴ, ㄷ
② ㄴ, ㄷ, ㄹ
③ ㄱ, ㄷ, ㄹ
④ ㄱ, ㄴ, ㄹ
⑤ ㄱ, ㄴ, ㄷ, ㄹ

14 아래 〈제시문〉은 다양한 신경전달물질의 작용을 설명한다. 이를 기반으로 개발된 치료제의 사례로 적절하지 않은 것은? (5점)

〈제시문〉

- 운동뉴런에 의해 방출된 아세틸콜린은 골격근의 수축을 활성화한다.
- 시냅스후 세포의 수용체에 따라 아세틸콜린은 흥분성 또는 억제성으로 작용한다.
- 중추신경계에서 글루탐산은 흥분성으로, GABA는 억제성으로 작용한다.
- 세로토닌과 도파민은 수면, 기분, 주의력 등에 영향을 주고, 노르에피네프린은 흥분성으로 말초신경계와 중추신경계에 영향을 준다.

① 피부 주름을 제거하는 보톡스는 아세틸콜린 작용을 방해하여 근육 수축을 억제한다.
② 특정 항불안제는 GABA 수용체를 활성화하여 억제성 시냅스에서 신경전달물질의 효과를 증가시킨다.
③ 특정 정신분열증 치료제는 도파민 수용체를 차단하여 시냅스후 뉴런의 흥분을 감소시킨다.
④ 항우울제에는 세로토닌의 재흡수를 억제하는 것도 있다.
⑤ 도파민과 노르에피네프린의 재흡수를 증가시키는 치료제를 쓰면 주의력을 증가시켜 주의력결핍 과잉장애를 완화시킨다.

15 **당신은 오랜만에 만난 친구와 밤늦도록 과음을 하였다. 다음 날 아침, 누워있는데도 천정이 빙빙 도는 정도의 어지러움을 느꼈다. 당신에게 일어난 어지러움 현상을 가장 적절하게 설명한 것은? (3점)**

① 알코올은 시냅스에서 신경전달물질의 기능에 혼선을 일으키므로 운동신경계의 균형 감각이 불안정한 상태이다.

② 뇌의 전두엽 피질에 알코올이 흡수되어 인지능력이 저하되므로 착시현상이 나타났다.

③ 반고리관 체액에 알코올이 흡수되어 액체의 밀도를 감소시켜 털세포가 휘어진 상태이다.

④ 알코올의 자극으로 속귀의 체액이 빠르게 회전하며 흐르므로 놀이공원의 회전기구를 탄 것처럼 어지럽다.

⑤ 알코올은 항이뇨호르몬을 억제하여 몸의 수분 배출이 촉진되므로 감소된 체액만큼 몸의 혈액 순환이 빨라져 어지러움을 느끼는 것이다.

편입기출문제 2회

01 다음 중 핵산(nucleic acid)에 대한 일반적인 설명으로 옳지 않은 것은? (2점)

① 핵산을 구성하는 단량체(monomer)는 뉴클레오타이드(nucleotide)이다.
② RNA의 당은 리보스(ribose)라 불리는 5탄당이다.
③ 중합체인 폴리뉴클레오타이드는 탈수반응을 통해 단량체로부터 합성된다.
④ 중합반응이 일어날 때 폴리뉴클레오타이드의 인산기가 새롭게 추가되는 뉴클레오타이드의 수산기와 결합한다.
⑤ DNA 뉴클레오타이드는 아데닌(A), 타이민(T), 구아닌(G), 사이토신(C)의 네 가지 질소염기 중 하나를 갖는다.

02 다음 〈보기〉 중에서 세포호흡의 해당과정(glycolysis)과 발효(fermentation)에서 공통되는 현상만을 모두 고른 것은? (3점)

〈보기〉

ㄱ. 산소가 필요하지 않다.
ㄴ. 기질 수준의 인산화를 통해 ATP가 생성된다.
ㄷ. 미토콘드리아의 외막에서 일어난다.
ㄹ. NAD +가 NADH로 환원된다.

① ㄱ, ㄴ, ㄷ
② ㄱ, ㄴ, ㄹ
③ ㄱ, ㄷ, ㄹ
④ ㄴ, ㄷ, ㄹ
⑤ ㄱ, ㄴ, ㄷ, ㄹ

03 트립토판 오페론(trp operon)에 대한 설명 중 옳은 것을 고르시오. (3점)

① 트립토판은 트립토판 오페론의 유도자(inducer)로 트립토판 합성과 연관된 효소의 발현을 조절한다.
② 트립토판 리더 유전자(trpL)가 결실되면 트립토판 오페론의 발현속도는 감소한다.
③ 개체 내 트립토판의 농도가 낮아져도 트립토판 리더의 번역(translation) 속도는 일정하다.
④ 트립토판이 부착된 tRNA가 높은 농도로 존재하면 트립토판 오페론의 전사가 빨리 종결된다.
⑤ 트립토판을 모두 소모하였을 때 트립토판 오페론의 활성은 감소한다.

※ (4~5) 다음 제시문을 읽고 물음에 답하시오.

> • 혈액 속의 콜레스테롤은 저밀도 지질단백질(low-density lipoprotein, LDL)이라 불리는 커다란 입자 상태로 몸을 순환하며, 세포 표면에 있는 LDL 수용체에 결합한 후에야 세포 속으로 들어간다.
> • LDL 수용체를 만드는 유전자는 두 개의 대립유전자 H와 h를 가진다. 유전자형이 HH인 사람은 정상적인 수준으로 LDL 수용체를 세포 표면에 발현한다. 이에 비해 유전자형이 Hh인 사람은 정상수준의 절반 정도로 LDL 수용체를 발현하며, 유전자형이 hh인 사람은 LDL 수용체를 발현하지 않는다.

04 혈중 콜레스테롤 수치가 정상 수준인 사람이 대부분인 어느 인구집단에서 1만 명 중 198명이 이형접합체 Hh를 가진 것으로 조사되었다. 이 집단이 멘델집단이라고 가정할 때 이 집단에서 대립유전자 h의 빈도는 얼마로 추정되는가? (2점)

① 0.1
② 0.05
③ 0.01
④ 0.005
⑤ 0.001

05 다음 〈보기〉의 설명 중에서 옳은 것만을 모두 고른 것은? (5점)

〈보기〉

ㄱ. 세포 표면의 LDL 수용체는 촉진확산을 통해 혈액 속의 LDL을 세포 내부로 들여와 혈중 콜레스테롤 수치를 낮춘다.
ㄴ. Hh 유전자형을 가진 사람의 혈중 콜레스테롤 농도는 유전자형이 HH인 사람보다는 높지만 hh인 사람보다는 낮다.
ㄷ. 죽상동맥경화증(atherosclerosis)이 발생할 위험은 유전자형이 hh인 사람이 가장 높다.
ㄹ. 대립유전자 H는 대립유전자 h에 대하여 불완전 우성이다.

① ㄱ, ㄴ, ㄷ
② ㄱ, ㄴ, ㄹ
③ ㄱ, ㄷ, ㄹ
④ ㄴ, ㄷ, ㄹ
⑤ ㄱ, ㄴ, ㄷ, ㄹ

06 인간의 위암 세포를 저해제가 들어 있는 배양액에서, 대조군 위암 세포는 저해제가 없는 배양액에서 72시간 동안 배양한 후 수거하였다. 각 세포가 세포주기의 어느 시기에 있는지 알아보기 위하여 DNA에 결합하는 형광물질을 시료에 처리한 후 각 세포의 형광 수준을 유세포분석기(flow cytometer)로 조사하였다. 결과는 아래의 그림과 같다. 위 실험 결과를 바탕으로, 다음 〈보기〉의 설명 중 옳은 것만을 모두 고른 것은? (5점)

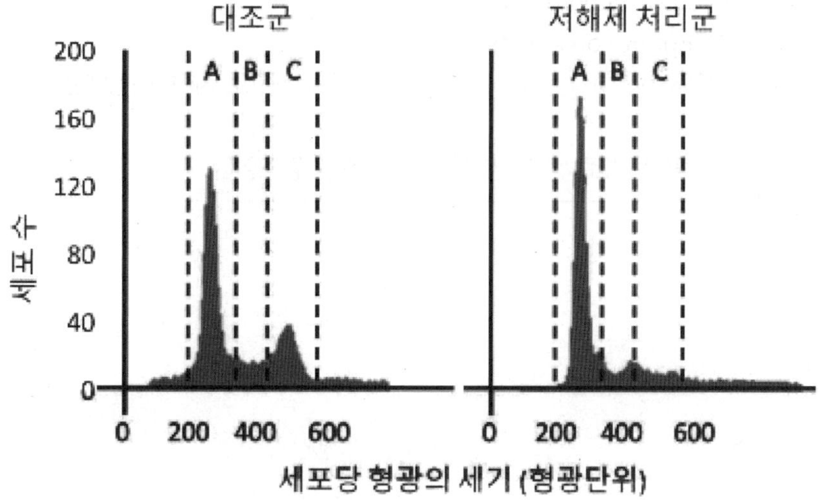

〈보기〉

ㄱ. B 구간에 있는 세포의 DNA는 염색질 형태로 존재한다.
ㄴ. 미세소관(microtubul)의 합성을 억제하는 물질을 넣고 일정 시간이 지나면 저해제 처리군의 실험 데이터와 유사한 결과를 얻을 수 있다.
ㄷ. 교차는 C 구간에 있는 세포에서 주로 발생한다.
ㄹ. UV에 노출된 후 일정 시간이 지나면 저해제 처리군의 실험 데이터와 유사한 결과를 얻을 수 있다.

① ㄱ, ㄴ, ㄷ
② ㄱ, ㄴ, ㄹ
③ ㄱ, ㄷ, ㄹ
④ ㄴ, ㄷ, ㄹ
⑤ ㄱ, ㄴ, ㄷ, ㄹ

07 A 유전자의 단백질 산물은 세포예정사(programmed cell death) 신호 전달을 억제한다. B 유전자의 단백질 산물은 A 단백질의 기능을 억제하는 기능을 한다. 사람의 정상적인 세포에서 B 유전자에 기능상실(loss-of-function) 돌연변이가 1회 발생하였다. 이와 관련하여 다음 〈보기〉의 설명 중 옳은 것만을 모두 고른 것은? (5점)

〈보기〉

ㄱ. B는 암 억제(tumor suppressor) 유전자이다.
ㄴ. B는 원암유전자(proto-oncogene)이다.
ㄷ. 두 개의 B 유전자 중 하나는 정상 기능을 할 수 있으므로 세포 성장에는 변화가 거의 없을 것이다.
ㄹ. B의 기능상실 돌연변이로 생애 암 발생 위험성은 감소한다.

① ㄱ, ㄷ
② ㄱ, ㄹ
③ ㄴ, ㄷ
④ ㄴ, ㄹ
⑤ ㄷ, ㄹ

08 번역(translation) 개시에 관한 다음 〈보기〉의 설명 중 옳은 것만을 모두 고른 것은? (3점)

〈보기〉

ㄱ. 번역의 개시 단계는 mRNA, 메티오닌이 달린 tRNA, 리보솜의 두 소단위체를 한데 모으는 것이다. 개시복합체 형성을 위해 GTP 분자 형태의 에너지를 소모한다.
ㄴ. 세균에서는 리보솜의 작은 소단위(small subunit)가 개시코돈에 바로 결합하는데, 이 부분의 염기서열은 rRNA와 결합력이 높다.
ㄷ. 진핵생물에서는 개시 tRNA가 결합된 작은 소단위가 mRNA의 5'캡에 결합하고 mRNA를 따라 3' 쪽으로 이동하여 개시코돈에 도달한다.
ㄹ. 세균 내 하나의 mRNA에는 하나 이상의 유전자 정보를 포함할 수 있으나 번역 개시는 첫 번째 유전자의 개시코돈에서만 진행할 수 있다. 다수의 유전자가 포함된 경우, 하나의 긴 단백질을 먼저 합성하고 단백질을 잘라 각 유전자의 산물로 변환시킨다.

① ㄱ, ㄴ
② ㄱ, ㄹ
③ ㄴ, ㄷ
④ ㄱ, ㄴ, ㄷ
⑤ ㄴ, ㄷ, ㄹ

09 크리스퍼(CRISPR)를 이용한 유전자 편집 기술에 관한 설명 중 옳지 않은 것을 고르시오. (2점)

① 박테리아와 고세균이 가지고 있는 바이러스 방어 시스템(anti-phage system)에 기반하여 개발되었다.

② 크리스퍼 좌위(locus)에 존재하는 스페이서(spacer)는 바이러스와 같은 외부 물질의 DNA 정보를 포함한다.

③ 크리스퍼 기반의 유전자 편집에 사용되는 단일 가이드 RNA(sgRNA)는 크리스퍼 RNA(crRNA)와 트렌스 활성화 크리스퍼 RNA(tracrRNA)를 단일 가닥으로 연결한 것이다.

④ 스페이서와 일치하는 모든 서열은 Cas9과 같은 핵산내절단효소(endonuclease)에 의해 절단된다.

⑤ 크리스퍼를 이용한 유전자 편집 기술은 살아있는 세포에 적용할 수 있으며, 시간과 비용 측면에서도 매우 경제적이다.

10 레트로바이러스(retrovirus)를 이용한 초기 유전자 치료법은 정상 인터류킨(interleukin) 수용체 유전자의 부재로 인해 발생한 면역결핍 환자의 치료를 위해 사용되었다. 레트로바이러스로 정상 인터류킨 수용체 유전자를 골수세포에 넣어주어 치료는 매우 성공적이었으나 일부 환자들은 백혈병이 발생하는 부작용이 나타났다. 이 부작용의 원인을 가장 잘 설명하는 것을 고르시오. (5점)

① 바이러스의 유전체에 넣어둔 정상 인터류킨 수용체 유전자에 돌연변이가 발생했기 때문이다.

② 강력한 인핸서(enhancer)가 포함된 바이러스의 유전체가 사람의 원암유전자 주변으로 삽입되었기 때문이다.

③ 세포의 성장을 촉진하는 유전자의 발현을 높이는 전사인자가 바이러스의 유전체에 존재하기 때문이다.

④ 바이러스가 사람의 세포핵 안으로 이동하기 위해 세포의 분열을 촉진하여 핵막을 없앴기 때문이다.

⑤ 바이러스를 통해 새롭게 유입된 정상 유전자로 인해 면역작용이 과활성화되어 암이 발생했다.

11 **항생제가 없는 액체 배지에서 성장한 대장균 일부를 항생제 스트렙토마이신(streptomycin)이 포함된 고체 배지에 옮겨 키웠다. 그 결과, 극소수의 대장균 개체가 생존하여 콜로니(colony)를 형성하였다. 이 현상을 가장 잘 설명할 수 있는 것을 고르시오. (2점)**

① 항생제 내성이 있는 대장균이 외부로부터 오염되어 나타난 것이다.

② 스트렙토마이신이 있는 환경에 노출되어 개체의 생존이 어려워지자, 항생제 저항성을 갖게 하는 돌연변이가 일부 개체에서 발생하였다.

③ 스트렙토마이신에 내성을 지닌 대장균이 스트렙토마이신에 노출되기 전에 이미 우연히 존재하고 있었다.

④ 스트렙토마이신이 존재하는 상황에서 생존한 개체는 생존하지 못한 개체와 유전자 서열의 차이가 없다.

⑤ 대장균 개체의 크기에 따라 스트렙토마이신에 대한 저항성에 차이가 있기 때문이다.

12 **A 농장에서 5만 마리의 대초원 닭(Tympanuchus cupido)을 키우고 있었다. 그중 5,000마리의 닭을 B 농장으로 보내고, 50마리를 C 농장으로 옮겼다. 모든 농장의 환경은 매우 유사하며, B 농장과 C 농장에서는 초기 집단의 크기를 유지하면서 대초원 닭을 여러 세대에 걸쳐 키웠다. 가장 최근 세대의 개체들의 유전 변이를 분석한 결과, C 농장의 대초원 닭의 유전적 다양성이 B농장의 대초원 닭보다 매우 낮다는 것을 발견하였다. C농장의 낮은 유전적 다양성의 원인을 옳게 설명하는 내용을 다음 〈보기〉 중에서 모두 고른 것은? (3점)**

〈보기〉

ㄱ. 대립유전자 이동의 우연성으로 인해 유전적 다양성이 감소하였다.
ㄴ. 자연선택에 따라 특정 대립유전자가 집단 내에서 감소하여 유전적 다양성이 감소하였다.
ㄷ. 작은 집단으로 생존하기 위해 적응 진화가 있었다.
ㄹ. 유전적 다양성은 감소했으나, 생존과 생식에 도움이 되는 대립유전자들을 선택적으로 포함하고 있다.

① ㄱ ② ㄷ
③ ㄴ, ㄷ ④ ㄴ, ㄹ
⑤ ㄱ, ㄷ, ㄹ

13 **다음 그림은 여성의 생식 주기 동안 뇌하수체 호르몬 (가)와 (나), 난소호르몬 (다)와 (라)의 혈중 농도의 변화를 나타낸 것이다. 위 그림을 참고하여 여성의 생식 주기와 관련된 아래 설명 중 옳지 않은 것을 고르시오. (5점)**

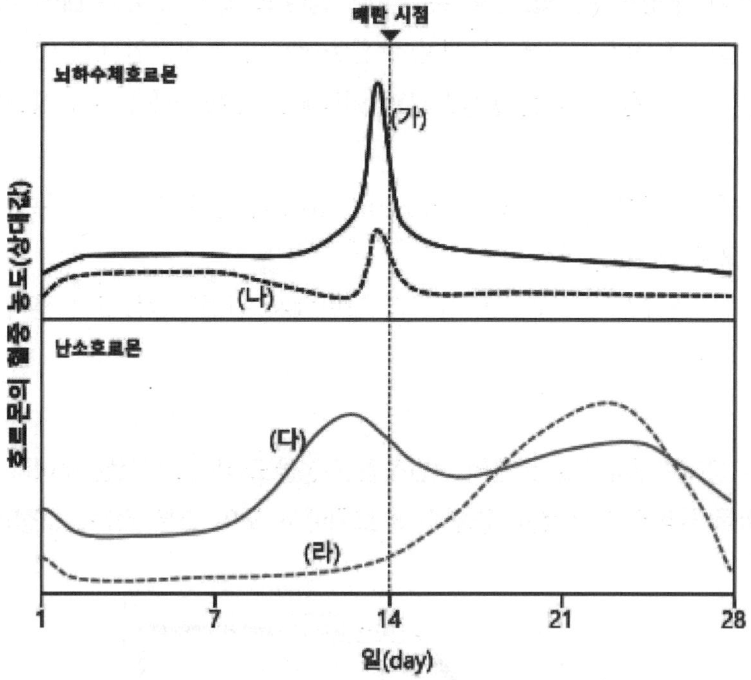

① 임신이 되지 않았을 때 월경주기(자궁주기)에 따른 자궁속막의 두께 변화는 호르몬 (나)의 혈중 농도에 의존한다.

② 배란 전기에 뇌하수체호르몬 (가)와 (나)의 혈중 농도가 비교적 낮게 유지되는 이유는 난소호르몬 (다)가 뇌하수체에 음성 되먹임(negative feedback) 작용을 하기 때문이다.

③ 호르몬 (다)의 수치가 최고치에 오른 직후 호르몬 (가)와(나)의 혈중 농도가 급상승하는 이유는 고농도의 호르몬 (다)가 시상하부에 양성 되먹임(positive feedback) 작용을 하기 때문이다.

④ 배란 직후에 난소호르몬 (다)와 (라)의 수치가 증가하는 이유는 난포가 황체(corpus luteum)로 분화하여 호르몬 (다)와 (라)를 다량 분비하기 때문이다.

⑤ 흔히 사용되는 경구용 피임약(oral contraceptive)은 호르몬 (다)와 (라)의 합성 제제를 섞어서 사용하는데, 이 약물은 뇌하수체에 음성 되먹임 작용을 하여 호르몬 (가)와 (나)의 분비를 억제한다.

14 **신경 신호의 전달에 대한 일반적인 설명으로서 옳지 않은 것은? (3점)**

① 대부분 뉴런에서 세포의 내부는 K+ 농도가 세포 밖보다 높지만, 세포 밖은 Na+ 농도가 세포 안보다 높다.

② 활동전위가 형성될 때 Na+ 통로는 빨리 열리고 빨리 닫히는 데에 비하여 K+ 통로는 천천히 열리고 천천히 닫히기 때문에 활동전위의 특징적인 패턴이 나타난다.

③ 활동전위가 축삭을 따라 한 방향으로만 이동하는 주된 이유는 K+ 통로의 불활성화 특성 때문이다.

④ 전기적 시냅스에서는 사이 연접(gap junction)을 통해 시냅스전 뉴런의 전류가 시냅스 후 뉴런으로 직접 흘러간다.

⑤ 화학적 시냅스에서는 시냅스전 뉴런의 말단에서 신경전달물질이 분비되어 시냅스후 세포로 신호를 전달한다.

15 **아래 그림은 생태계에서 질소 순환의 전반적인 과정을모식도로 나타낸 것이다. (가)~(라)에 적합한 박테리아를 올바르게 연결한 것을 아래 보기에서 모두 고른 것은? (2점)**

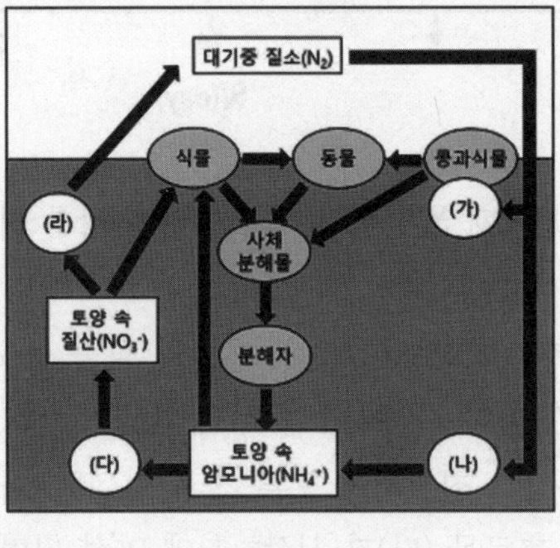

〈보기〉

ㄱ. (가) - 뿌리혹에 공생하는 질소 고정 박테리아
ㄴ. (나) - 자유 생활을 하는 질소 고정 박테리아
ㄷ. (다) - 탈질화(denitrifying) 세균
ㄹ. (라) - 질화(nitrifying) 세균

① ㄱ, ㄴ
② ㄷ, ㄹ
③ ㄱ, ㄷ, ㄹ
④ ㄴ, ㄷ, ㄹ
⑤ ㄱ, ㄴ, ㄷ

편입기출문제 3회

01 **근육에 관한 설명 중 옳지 않은 것을 고르시오. (2점)**

① 미오신머리(myosin head)에 ATP가 결합되면 미오신머리와 액틴(actin) 사이의 가교가 와해된다.
② 근수축 과정 중 굵은 필라멘트와 가는 필라멘트 사이의 활주는 미오신머리로부터 ADP와 Pi가 방출되면서 이루어진다.
③ 미오신머리가 액틴과 가교를 형성하기 위해서는 트로포닌(troponin)의 구조변화가 일어나야 한다.
④ 칼슘과 결합한 트로포미오신(tropomyosin)은 트로포닌의 구조변화를 유도한다.
⑤ 근수축시 실제로 절대적 길이가 짧아지는 단백질은 없다.

02 **호르몬에 대한 설명으로 옳지 않은 것을 고르시오. (2점)**

① 뇌하수체전엽은 온전한 분비샘이다.
② 시상하부는 자극호르몬을 분비하여 하위의 분비샘에서의호르몬 분비를 조절한다.
③ 항이뇨호르몬과 옥시토신은 뇌하수체의 동일한 부위에서 분비된다.
④ 부신피질(adrenal cortex)에서 분비되는 호르몬 중 글루코코르티코이드의 혈당에 대한 작용은 인슐린의 작용과 반대이다.
⑤ 부신수질(adrenal medulla)에서 분비되는 호르몬 중 아드레날린은 혈당을 높이고 노르아드레날린은 혈당을 낮춘다.

03 **다음 보기 중에서 미토콘드리아 내막에서 일어나지 않는 현상을 고르시오. (2점)**

① ATP의 합성
② NADH와 FADH2의 환원
③ 물의 생성
④ 화학삼투(chemiosmosis) 현상
⑤ 산소의 환원

04 **배설에 관한 설명으로 옳지 않은 것을 고르시오. (3점)**

① 수생동물은 대부분 암모니아, 육상동물은 주로 요소의 형태로 질소노폐물을 배출한다.
② 요붕증(diabetes insipidus)은 신장에서 물의 재흡수를 촉진하는 바소프레신의 과도한 분비에 의해서 발생하는 질환이다.
③ 여과액의 삼투농도는 헨리고리(loop of Henle)의 부위 마다 다르다.
④ 신장이 최대로 농축시킨 소변의 삼투농도는 신장속질 세포사이액의 삼투농도와 같다.
⑤ 배설 기능의 주요 단계는 여과 → 재흡수 → 분비 →배설의 순서이다.

05 **다음 보기 중에서 동일한 세포골격계가 사용되는 현상을 모두 고른 것은? (3점)**

〈보기〉

ㄱ. 장세포에서 미세융모를 구성하는 핵심물질
ㄴ. 식물세포에서 원형질 유동(cytoplasmic streaming)
ㄷ. 자매염색분체(sister chromatid) 분리
ㄹ. 세포질 분열(cytokinesis)
ㅁ. 섬모와 편모의 운동

① ㄱ, ㄴ, ㄷ, ㄹ, ㅁ
② ㄱ, ㄴ, ㄹ, ㅁ
③ ㄱ, ㄴ, ㄹ
④ ㄱ, ㄷ, ㅁ
⑤ ㄱ

06 다음 그래프는 A 신경세포와 B 신경세포의 축삭에 전류를 각각 주입한 후 축삭의 부위별로 세포막 전위를 측정한 결과이다. 그래프에서 보는 바처럼 자극 부위에서 발생한 세포막전위(V0)는 거리가 멀어짐에 따라서 지수함수적으로 변화한다. 이 그래프를 통해서 알 수 있는 사실을 다음 보기 중에서 모두 고른 것은? (5점)

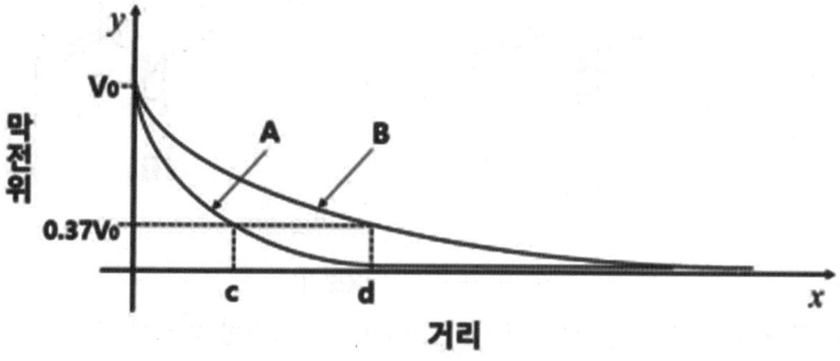

〈보기〉

ㄱ. 만일 세포막의 전기적 저항이 동일하다면, A신경세포보다 B 신경세포가 더 가는 축삭을 가지고 있다.

ㄴ. 만일 축삭의 직경이 동일하다면 A 신경세포보다 B 신경세포가 훨씬 치밀한 수초를 가지고 있다.

ㄷ. c, d에서의 x값은 거리상수(length constant)이고 그 값이 클수록 신경전달 속도가 빠르다.

ㄹ. 매우 뜨거운 물체를 잡았을 때 물체의 감촉(촉각)은 A 신경세포, 열로 인한 통증은 B 신경세포에 의해서 각각 전달된다.

① ㄱ, ㄴ, ㄷ, ㄹ

② ㄱ, ㄷ, ㄹ

③ ㄴ, ㄷ, ㄹ

④ ㄴ, ㄷ

⑤ ㄱ, ㄷ

07 다음 반응은 세포내 효소활성에 의해서 일어난다. 보기 중에서 옳은 설명을 모두 고른 것은? (5점)

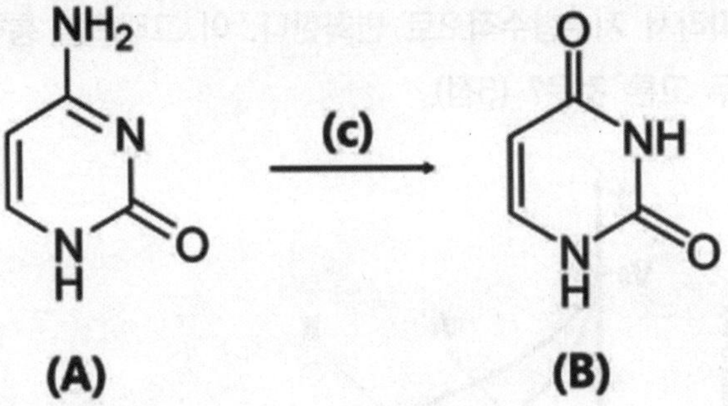

〈보기〉

ㄱ. DNA 상에서 (A) 분자는 구아닌(guanine)과 동일한 비율로 존재한다.
ㄴ. (B) 분자는 RNA 상에서 아데닌(adenine)은 물론 구아닌(guanine)과도 상보적인 결합을 할 수 있다.
ㄷ. (c)는 탈아미노화(deamination) 반응이다.
ㄹ. DNA 상의 (B) 분자는 염기절제수선(base excision repair)에 의해서 (A) 분자로 복구된다.
ㅁ. 세포내 (c) 반응과 염기절제수선에 의한 DNA 복구현상은 DNA가 구성 염기로서 (B)를 사용할 수 없는 이유일 것이다.

① ㄱ, ㄴ, ㄷ, ㄹ, ㅁ
② ㄱ, ㄴ, ㄷ, ㄹ
③ ㄱ, ㄷ, ㄹ, ㅁ
④ ㄱ, ㄴ, ㄹ
⑤ ㄱ, ㄷ, ㄹ

08 이중나선의 선형 DNA (linear DNA) 분자는 말단이 자유롭기 때문에 말단의 회전을 통해서 두 단일 가닥 간의 꼬임수(twist number)의 변화를 수용할 수 있다. 공유결합상 닫힌 원형 DNA (covalently closed circular DNA, cccDNA)의 경우는 두 말단이 공유결합으로 묶여 있다. 따라서 cccDNA는 말단의 회전이 불가능하기 때문에 꼬임수의 변화가 이중나선 간의 비틀림 형태인 초나선회전수(writhe number)의 변화로 수용된다. 즉, 단일 사슬 간의 꼬임수가 감소하면 이중나선 간의 초나선회전수가 증가한다. 양전하를 띠는 판상형의 다환성 고리구조(polycyclic ring)를 가진 에티듐(ethidium)은 DNA의 이웃한 염기쌍 사이에 삽입될 수 있고 자외선 조사에 의해서 형광을 띠기 때문에 DNA의 염색시약으로 사용된다. DNA에 에티듐이 삽입되면 이웃한 염기쌍 사이의 회전각도를 36°에서 10°로 감소시킨다. 그림 A는 동일한 염기서열과 길이를 가진 cccDNA에 에티듐의 농도를 달리하여 섞어준 후에 젤 전기영동(gel electrophoresis)한 사진이며, 그림 B는 그 결과를 그래프로 나타낸 그림이다. 다음 보기 중에서 옳은 설명을 모두 고른 것은?

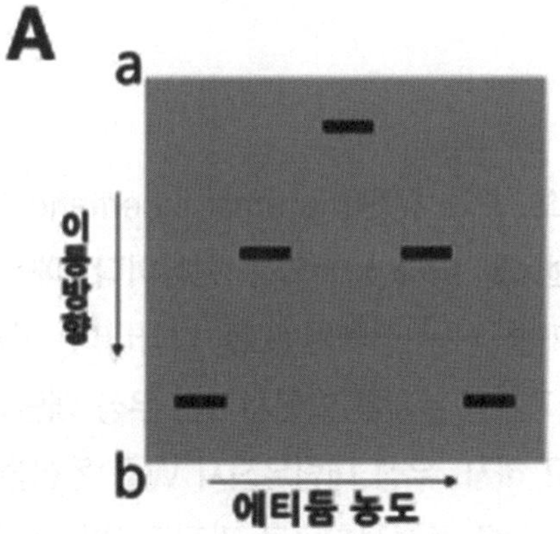

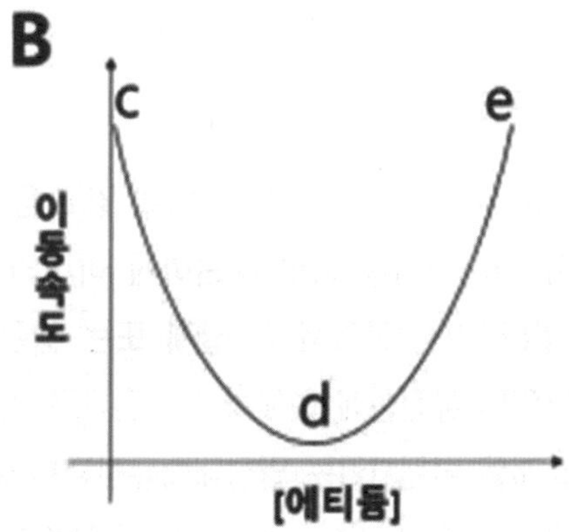

〈보기〉

ㄱ. a는 -극이고 b는 +극이다.
ㄴ. DNA에 에티듐이 삽입되면 꼬임수는 감소하고 초나선회전수는 증가한다.
ㄷ. c는 이중나선을 유지하는 염기 간의 상보적 결합이 파괴되기 어려운 음의 초나선(negative supercoiling) 구조이다.
ㄹ. d는 초나선 구조가 없는 원형(circular) 상태의 DNA이다.
ㅁ. 에티듐이 포화된 상태의 e는 양의 초나선(positive supercoiling) 구조이다.

① ㄱ, ㄴ, ㄷ, ㄹ, ㅁ
② ㄱ, ㄴ, ㄷ, ㄹ
③ ㄱ, ㄴ, ㄹ, ㅁ
④ ㄱ, ㄴ, ㅁ
⑤ ㄱ, ㄴ

09 다음 중 간상세포(rod cell)가 빛을 감지하는 과정에서 보이는 반응 중 옳지 않은 것을 고르시오. (3점)

① 빛은 로돕신(rhodopsin)을 활성화시킨다.
② 간상세포가 빛을 받으면 모든 Na+ 통로(sodium channel)가 열려서 Na+이 세포내로 유입된다.
③ 고리화 GMP(cGMP)는 Na+ 통로를 계속 열어두는 기능을 한다.
④ 활성화된 포스포디에스터라제(phosphodiesterase, PDE)는 cGMP를 GMP로 변환시킨다.
⑤ 트랜스듀신(transducin)은 PDE를 활성화시킨다.

10 모계 유전에 관한 다음 설명을 읽고 답하시오. 모계 유전(maternal inheritance)은 자손의 표현형이 자손의 유전형과 무관하게 어미의 유전형을 따라 발현되는 현상이다. 예를 들어 같은 종의 귀뚜라미 집단에서 긴 날개 또는 짧은 날개를 지닌 성체가 모두 나타나며, 날개 길이의 발현은 어미의 유전형에 의해서 결정된다고 가정하자. 긴 날개를 발현시키는 우성 대립유전자를 W, 짧은 날개를 발현시키는 열성대립유전자를 w라고 하자. 우성 대립유전자 W를 동형접합(homozygote)으로 가지고 있는 수컷과 열성 대립유전자 w를 동형접합으로 가지고 있는 암컷을 교미 시켜서 생성된 자손(F1)의 표현형은 모두 짧은 날개였다. 위에서 얻은 F1 개체끼리 교배(intercrossing)를 시켜서 F2 세대의 개체를 얻었다면, F2 세대에서 긴 날개 대 짧은 날개를 가진 개체 수의 비율(긴 날개 개체 수 : 짧은 날개 개체 수)은 얼마인가? (5점)

① 3 : 1
② 1 : 3
③ 1 : 0
④ 0 : 1
⑤ 1 : 1

※ 다음 HIV/AIDS에 관한 설명을 읽고 답하시오. (문제 11, 문제 12)

HIV(human immunodeficiency virus)는 레트로바이러스 (retrovirus)의 일종으로 체내 T세포의 손실을 유발하여 심각한 체액성/세포성 면역 장애를 일으키며, 결과적으로 AIDS(acquired immunodeficiency syndrome) 발병을 유도한다.

11 AIDS 치료가 어려운 이유를 다음 보기 중에서 모두 고른 것은? (2점)

〈보기〉

ㄱ. HIV는 돌연변이율이 높기 때문이다.
ㄴ. HIV는 숙주 세포의 시스템을 이용하기 때문이다.
ㄷ. HIV 지놈 크기가 작기 때문이다.
ㄹ. HIV는 주로 기억세포(memory cell)를 공격하기 때문이다.

① ㄱ, ㄴ, ㄷ
② ㄱ, ㄴ
③ ㄴ, ㄷ
④ ㄱ
⑤ ㄴ

12 HIV가 AIDS를 일으키는 것을 막기 위해서 여러 약제를 동시에 사용하는 HAART(highly active antiretroviral therapy)라는 치료법이 있다. 다음 보기 중에서 HAART에 대한 설명 중 옳은 것을 모두 고른 것은? (3점)

〈보기〉

ㄱ. HIV가 B cell을 공격하는 것을 차단하는 방법
ㄴ. HIV의 변이를 줄여서 진화 속도를 낮추는 방법
ㄷ. 역전사효소의 작용을 막을 수 없다는 것이 한계

① ㄱ, ㄴ
② ㄴ, ㄷ
③ ㄱ
④ ㄴ
⑤ ㄷ

※ 다음 연구 내용을 읽고 답하시오.(문제 13~15)

사람의 COL1A1 유전자는 뼈의 콜라겐을 만드는데 관여한다. 이 유전자위(locus)의 정상유전자는 S로, 열성유전자는 s로 각각 표시하며, 대립유전자 s는 골밀도를 감소시켜서 Ss 또는 ss의 유전자형(genotype)을 지닌 여성에게 골다공증을 유발한다고 가정하자. 500명의 여성을 대상으로 COL1A1 유전자에 대한 유전자형을 조사했을 때, 320명이 SS, 160명이 Ss, 20명이 ss 유전자형을 나타냈다.

13 다음 중 위의 개체군이 하디-바인베르그 평형을 유지 하지 못하게 만드는 요소가 아닌 것을 고르시오. (2점)

① 새로운 개체의 이입
② 자연선택
③ 무작위적 교미
④ 돌연변이
⑤ 기존 개체의 이출

14 이 개체군에 대한 다음 보기의 설명 중에서 옳은 것을 모두 고른 것은? (3점)

〈보기〉

ㄱ. 이 개체군은 현재 하디-바인베르그 평형을 이루고 있다.
ㄴ. 이 개체군은 다른 대립유전자(allele)의 유입 또는 돌연변이가 없다면 앞으로 하디-바인베르그 평형을 유지할 것으로 예측된다.
ㄷ. 현 세대에서 유전자형 Ss의 빈도는 0.32이다.

① ㄱ, ㄴ, ㄷ
② ㄴ, ㄷ
③ ㄱ, ㄴ
④ ㄱ, ㄷ
⑤ ㄷ

15 다음 중 COL1A1 유전자의 변이를 증가시킬 수 있는 메커니즘을 모두 고른 것은? (5점)

〈보기〉

ㄱ. 방향성 선택(directional selection)
ㄴ. 분단성 선택(disruptive selection)
ㄷ. 안정화 선택(stabilizing selection)
ㄹ. 초우성(overdominance)
ㅁ. 음의 빈도 의존적 선택(negative frequency-dependent selection)

① ㄴ, ㄹ, ㅁ

② ㄴ, ㄷ, ㅁ

③ ㄱ, ㄴ

④ ㄴ, ㅁ

⑤ ㄴ, ㄹ

유일무이 의치한약수
학교별 기출문제집

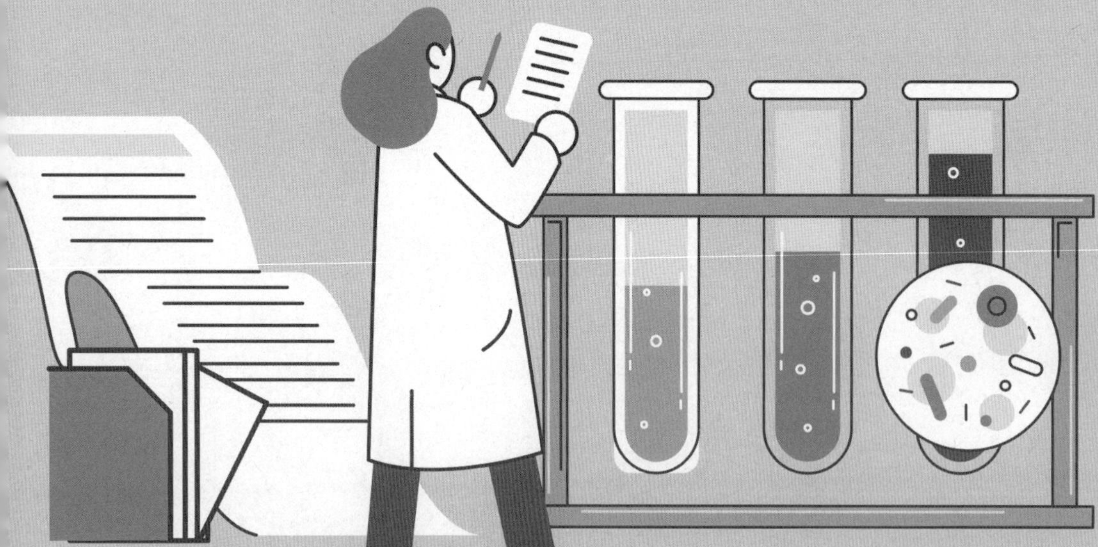

PART 18

단국대학교 의치약

편입기출문제 1회

01 **다음은 혈액의 가스운반에 대한 설명이다. 옳은 항목을 모두 고른 것은?**

> 가. 허파와 조직에서 혈액을 통해 산소와 이산화탄소가 교환된다.
> 나. 이산화탄소는 대부분 중탄산염(HCO_3) 형태로 이동한다.
> 다. 산소와 헤모글로빈의 결합능은 pH가 낮아질수록, CO_2 분압이 올라갈수록 증가한다.
> 라. 헤모글로빈 1분자는 최대 2분자의 산소와 결합할 수 있다.

① 가, 나　② 가, 나, 다
③ 나, 라　④ 가, 라
⑤ 가, 나, 다, 라

02 **다음은 신경세포에 대한 설명이다. 옳은 항목을 모두 고른 것은?**

> 가. 신경 세포의 활동전위의 발생은 Na+의 막 투과성이 커져서 발생한다.
> 나. 일반적으로 신경세포는 여러가닥의 수상돌기, 하나의 신경세포체, 하나의 축삭돌기로 이뤄져 있다.
> 다. 사람의 신경계는 뇌와 척수로 이뤄진 중추신경계와 체성신경과 자율신경으로 이뤄진 말초신경계로 구분할 수 있다.
> 라. 시냅스 전도는 시냅스전 신경세포(presynaptic neuron)내 Ca2+농도의 증가로 신경전달물질이 유리되어 일어난다.

① 가, 나, 다
② 가, 다
③ 나, 라
④ 라
⑤ 가, 나, 다, 라

03 **다음은 사람의 항체에 관한 설명이다. 옳은 항목을 모두 고른 것은?**

가. 항체는 단백질의 일종이다.	나. T 림프구에서 생산된다.
다. 체액성 면역에 관여한다.	라. 변이부가 항원과 결합한다.

① 가, 나, 다
② 가, 나
③ 가, 다
④ 가, 다, 라
⑤ 나

04 **다음 중 인간의 혈액 내 칼슘의 농도를 일정하게 유지하는데, 이와 관련된 호르몬은 갑상선에서 분비하는 (ㄱ)와 (ㄴ)에서 분비하는 PTH이다. ㄱ/ㄴ에 알맞은 용어는?**

① 알도스테론/부신
② 칼모듈린/부신
③ 코르티졸/췌장
④ 인슐린/췌장
⑤ 칼시토닌/부갑상선

05 **피자 식물의 화분 (꽃가루)을 설명한 것이다. 옳은 항목을 모두 고른 것은?**

가. 4개의 소포자로 구성되어 있다.	나. 두 핵을 지닌다.
다. 하나의 세포로 구성된다.	라. 생식세포는 분열하지 않는다.
마. 배우체이다.	

① 가
② 나, 다
③ 나, 마
④ 가, 나, 다
⑤ 가, 라, 마

06 **만약 AB/ab 인자형을 가진 개체가 감수분열시 4분염색체 (tetrad)의 20%가 A와 B 유전자좌 사이에 키아스마(chiasma)를 형성했다면, Ab 배우자가 생길 기대 확률은?**

① 40%
② 20%
③ 12.5%
④ 10%
⑤ 5%

07 **어떤 꿀벌의 경우, b+ 우성유전자에 의해 정상적인 눈 색깔 (갈색)이 나타나며, b- 열성유전자는 분홍색을 결정한다고 가정하자. 만약 분홍색 눈의 여왕벌이 갈색 눈의 수펄과 교배가 되었을 때, 이들 사이에 생긴 자손은 거의 대부분이 다음 중 어떤 표현형이 될까?**

① 모두 정상적인 눈을 가진 자손

② 정상적인 눈의 일벌과 분홍색 눈의 수펄

③ 모두 분홍색 눈을 가진 자손

④ 일벌은 각각 절반씩, 정상 눈과 분홍색 눈을 가지며 수펄은 모두 정상적인 눈

⑤ 본 설명만으로 알 수 없음

08 **다음은 호르몬(hormone)조절에 대한 설명이다. 옳은 항목을 모두 고른 것은?**

가. 갑상선에서 주로 분비하는 호르몬은 요오드를 함유한 아미노산의 일종이다.
나. 뇌하수체 전엽에서는 성장호르몬, 항이뇨호르몬이 분비된다.
다. 호르몬 분비조절은 혈액내 호르몬 농도가 높을 때 그 호르몬의 분비를 억제하는 음성되먹이기 (negative feedback) 기작에 의해 조절된다.
라. 스테로이드 호르몬과 단백질 호르몬은 세포막에 존재하는 수용체와 결합하여 표적세포에서 그 효과가 나타난다.

① 가, 나, 다 ② 가, 다

③ 나, 라 ④ 다, 라

⑤ 가, 나, 다, 라

09 **피자식물에서 뿌리의 굴지성에 관여하는 호르몬(A)과 잎의 엽록소 탈황화를 억제하는 호르몬(B)을 올바르게 연결한 것은 (A/B)?**

① 옥신(auxin)/지베렐린(gibberellin)

② 옥신/시토키닌(cytokinin)

③ 앱시스산(abscissic acid)/에틸렌(ethylene)

④ 지베렐린/옥신

⑤ 옥신/앱시스산

10 **다음은 사람의 심장에 대한 설명이다. 옳은 항목을 모두 고른 것은?**

가. 심장은 횡문근으로 2심방 2심실로 구성되어 있다.
나. 심장의 혈액공급은 관상동맥만을 통해 이뤄진다.
다. 산소포화도가 가장 높은 혈액은 폐정맥에서 관찰된다.
라. 심장의 박동은 중추신경계에서 시작하여 동방결절, 심방, 방실결절, 심실로 전달된다.

① 가, 나, 다　② 가, 다
③ 가, 나, 라　④ 가, 라
⑤ 가, 나, 다, 라

11 **다음은 동물의 발생에 관한 설명이다. 옳은 항목을 모두 고른 것은?**

가. 난할 결과 세포의 크기는 커지지 않는다.
나. 난황이 적으면 포배강의 크기도 작다.
다. 낭배 형성은 배엽의 형성이 따른다.
라. 발생은 세포질의 영향을 받는다.
마. 사람 피부의 진피는 외배엽으로부터 만들어진다.

① 가, 다, 라, 마　② 가, 라, 마
③ 가, 나, 다, 라, 마　④ 가, 다, 라
⑤ 가, 라

12 **식물 뿌리 세포에 존재하는 카스파리대(Casparian stripe)에 대한 설명 중 옳은 항목을 모두 고른 것은?**

가. 표피를 보호하는 기능을 한다.
나. 내피세포에 존재한다.
다. apoplastic pathway로 물을 물관부(xylem)로 들어가게 한다.
라. 세포벽 성분에 목전소(suberin)가 침적되어 있다.

① 가, 다　② 나, 다
③ 나, 다, 라　④ 나, 라
⑤ 가, 나, 다, 라

13 **다음은 세포 내에서 분비 단백질의 합성 과정의 일부를 사건 별로 열거한 것이다. 이 단백질 합성의 과정을 순서대로 바르게 표시한 것은?**

가. 신호펩티드가 signal peptidase에 의해 절단된다.
나. SRP(신호인식입자)가 신호펩티드에 결합한다.
다. 신호펩티드가 번역된다.
라. 신호펩티드-SRP 복합체가 ER로 간다.
마. 세포질 내에서 단백질 해독이 일시적으로 중단된다.

① 다 → 나 → 마 → 라 → 가
② 마 → 다 → 나 → 가 → 라
③ 다 → 나 → 가 → 라 → 마
④ 마 → 다 → 나 → 라 → 가
⑤ 다 → 마 → 나 → 가 → 라

14 **다음 표는 밀폐된 용기 속에 들어 있는 어떤 식물의 잎에서 일어나는 광합성량과 빛의 세기와의 관계를 CO_2의 변화량으로 나타낸 것이다. (+: CO_2 배출, −: CO_2 흡수) 아래 표에서 알 수 있는 것을 모두 고른 것은?**

빛의세기(Lux)	0	1,000	2,000	3,000	5,000
CO_2의 변화량(mg/h)	+2.0	0	−1.6	−3.4	−4.6

가. 이 식물의 광포화점은 5,000 Lux이다.
나. 이 식물의 호흡량은 2.0 mg/h(CO_2양)이다.
다. 빛의 세기가 1,000 Lux일 때 호흡량과 광합성량은 같다.
라. 빛의 세기가 3,000 Lux일 때 호흡량은 1.4mg/h(CO_2양)이다.
마. 빛의 세기가 2,000 Lux 이상이 되면 CO_2 소비량은 비례적으로 감소한다.

① 가, 나, 다, 마
② 나, 라, 마
③ 나, 다, 마
④ 나, 다
⑤ 다

15 **생태계 군집의 특성에 관한 설명이다. 옳은 항목을 모두 고른 것은?**

> 가. 천이의 발전단계에 서식하는 생물은 주로 K 생장형을 보이며, 천이의 성숙 단계에서는 r 생장형을 보인다.
> 나. 1차 천이에 걸리는 기간이 2차 천이 기간보다 짧은 경향을 보인다.
> 다. 극상에 이르면, 군집은 극심한 환경변화가 없는 한 안정을 지속한다.

① 가, 나, 다
② 나, 다
③ 다
④ 나, 다
⑤ 가

16 **동물 분류의 기준에서 발생상 입이 생기는 위치와 양식에 따라 선구동물과 후구동물로 나눌 수 있다. 다음 동물 중 낭배의 원구가 입을 만들지 않고, 항문만 만드는 것은?**

① 연체동물
② 환형동물
③ 극피동물
④ 편형동물
⑤ 윤형동물

17 **다음은 호흡에 대한 설명이다. 옳은 항목을 모두 고른 것은?**

> 가. 흡식 시 횡격막이 수축하여 아래로 내려오며, 외늑간근도 이에 참여한다.
> 나. 호흡중추는 CO_2 농도 변화에 민감하게 반응한다.
> 다. 정상호흡은 1분간 15-18회 호흡을 한다.
> 라. 폐 기관지에서 가스교환이 원할하게 이뤄진다.

① 가, 나, 다
② 가, 다
③ 나, 다, 라
④ 나, 라
⑤ 가, 나, 다, 라

18 **다음 문항 중 중합효소 연쇄반응 (PCR)의 실험과정을 가장 잘 설명한 것은?**

① 시료 DNA, DNA 중합효소, DNA primer 등을 95℃로 올려 DNA 2중나선을 단일나선으로 만든다.

② 시료 DNA를 95℃로 높이고, 다시 온도를 낮춘 다음, DNA 중합효소와 DNA primer 등을 넣고 60℃로 더욱 낮춘다.

③ 시료 DNA, DNA 중합효소, DNA primer등을 95℃로 올린 다음, 온도를 40℃로 낮추는, 이러한 가열과 식히는 과정을 반복한다.

④ 시료 DNA, DNA 중합효소, DNA primer를 40℃로 일정시간 유지한 후, 95℃로 올린다.

⑤ 시료 DNA, DNA 중합효소, DNA primer를 120℃로 올려 DNA 나선 사이의 수소결합을 끊는다.

19 **티벳과 같은 고산지대에서 생활하는 사람을 저지대에서 생활하는 사람과 비교했을 때, 고산지대 사람에서 뚜렷이 낮게 나타나는 것은?**

① 분당 호흡수

② 적혈구 개수

③ 헤모글로빈의 양

④ 세포 내 미토콘드리아의 개수

⑤ 혈액내 CO_2 분압

20 **일반적으로 항체는 면역글로불린(immunoglobulin) 또는 Ig라고 알려진 다섯 종류가 있고, 각각 특이적 기능을 담당한다. 이 중 장내 기생충이나 병원체 침입이 있을 때 염증을 유도하기도 하고, 항원과 결합하면 히스타민을 방출하게 하는 Ig는?**

① IgA ② IgE

③ IgG ④ IgM

⑤ IgD

21 **사람의 혈액순환계와 면역 또는 방어기능에 대한 다음의 설명 중에서 틀린 것은?**

① 세포독성 T-세포(cytotoxic T cells)는 병원성 미생물에 감염된 세포를 공격하고 대식세포(macrophage)를 활성화 시키며 B-세포의 항체 생성을 돕는다.

② 염증반응은 신체에서 비특이적 방어기작의 중요한 부분을 차지하며, 조직을 방어하고 손상된 부위를 제거한다.

③ 보체는 병원균을 둘러싸서 대식세포가 식작용을 쉽게 하도록 도우며 염증반응을 촉진한다.

④ 신체내부에 깊은 상처가 생기면 히스타민이 분비되고, 혈관확장, 혈액량 증가, 혈관삼투압 증가로 인해 조직이 붓는다.

22 **유전과 진화에 관한 다음의 설명 중에서 틀린 것은?**

① X-염색체연관 우성질환인 남자가 정상인 여자와 결혼하여 얻은 아이 중에서 남자아이에게만 아버지의 질환이 나타난다.

② 유성생식을 하는 고등생물체의 유전적 다양성(genetic variety)을 나타내는 원인은 제1감수분열 중기에 염색체의 적도판 배열, 배우자 세포의 무작위 수정, 염색체 교차 등이다.

③ 유전자형이 AaBbCc인 세포에서 서로 다른 염색체에 각각의 유전자가 있을 때, 체세포분열 후 딸세포의 유전자형은 AaBbCc이다.

④ 생물의 다양성(diversity)은 생명체의 환경적응의 결과이다.

23 **아래에 서술한 내용 중 옳은 것은?**

① ATP를 가수분해하여 AMP를 생성하는 것은 ATP를 가수분해하여 ADP를 생성하는 에너지의 거의 두 배에 가깝다.

② 활성화된 수송자인 NADH와 NADPH에서 발견되는 것과 같은 고에너지 전자는 원자핵 주위를 빠르게 움직인다.

③ 산화는 에너지를 방출시키지만 환원은 에너지공급을 필요로 한다는 사실은 모든 화학반응에 적용되지만 살아있는 세포에서 발생하는 화학반응에서는 적용되지 않는다.

④ X → Y의 첫 반응과 에너지적으로 유리한 두 번째 반응인 Y → Z를 연결하면, 첫 반응의 평형상수가 변화된다.

24 **세포의 당(glucose)산화는 일반적 반응인 $C_6H_{12}O_6$(포도당) + $6O_2 \rightarrow 6CO_2$ + $6H_2O$ + 에너지에 의거해 일어난다. 다음 문항 중에서 틀린 것은?**

① 에너지는 탄소 원자의 산화에 의해서 생성된다.

② 세포에서 위 반응은 한 단계 이상에 걸쳐 일어난다.

③ 당 분자의 산화과정 중 여러단계에서 산소를 필요로 하는 반응이 일어난다.

④ 어떤 생명체는 O_2가 없는 상태에서 CO_2를 생산하지 않고 생장할 수 있다.

25 **과학적인 연구 방법에 대한 다음의 설명 중에서 틀린 것은?**

① 사람에게 사용할 의약품을 개발한 후, 우선 동물을 대상으로 실험한다.

② 동물은 유전적으로 조작할 수 있기 때문에 유용한 실험대상체이다.

③ 가약실험(Placebo test)은 효과에 대한 원인이 여러 개 일 때 이용된다.

④ 과학적 방법은 관찰에서부터 시작하고, 가설은 실행 가능한 설명을 말한다.

편입기출문제 2회

01 콩팥의 기능과 관련된 설명으로 옳지 않은 것은?

① 땀을 많이 흘린 후 첫 소변이 양도 적고 진하게 나타나는 원인 중 하나는 항이뇨호르몬에 의한 수분의 재흡수 결과이다.
② 콩팥의 세동맥 세포에서 레닌이라는 효소가 분비되는데, 이는 고혈압과 연관성이 높다.
③ 짠 음식을 많이 섭취한 경우 헨레고리(Henle's loop) 내강으로부터 나트륨 재흡수가 증가한다.
④ 콩팥은 나트륨과 수분을 재흡수하고 배설하는 기능이 있다.

02 세포시계를 제공하는 텔로미어에 관한 다음 설명 중 옳지 않은 것은?

① 사람의 경우 특별한 8개 DNA가 수십 번 반복된다.
② DNA분자의 복제와 안정성과 연관이 있다.
③ 텔로머라아제를 생산하도록 한다.
④ 일반적으로 세포가 분열할 때마다 텔로미어는 짧아진다.

03 다음 중 세포골격과 관련된 것 들이다. 옳지 않은 것은?

① 분비낭의 이동
② 세포 자체의 이동
③ 세포와 세포의 연결
④ 100 nm 정도의 굵기

04 다음은 세포분열에 대해 설명한 것이다. 잘못 설명된 것은?

① 방추사 부착점은 염색체의 동원체에서 자란다.
② 막 물질은 G_2기에 조립되어 빈 낭에 저장된다.
③ 세포질 분열은 세포막 밖의 수축환 수축으로 일어난다.
④ 전기가 시작됨에 따라 세포 전체의 미세소관은 해체된다.

05 다음 중 동일한 개체에서 만들어진 생식세포의 다양성 증가와 관련이 가장 큰 것은?

① 시발체(trigger)
② 키아즈마(chiasma)
③ 대립유전자(allele)
④ 동형접합자(homozygote)

06 식물군집의 천이에 있어서 K-선택종(K-selected)은 다음 중 어느 단계에서 주로 나타나는가?

① 개척단계
② 중기단계
③ 극상단계
④ 모든 단계

07 다음은 사람의 학명을 이명법으로 표현한 것이다. 올바른 것은?

① *Homo Sapiens L.*
② Homo sapiens L.
③ *Homo sapiens* L.
④ *Homo sapiens* L.

08 어떤 동물의 암컷이 AaBbCcDd인 이형접합자 상태의 유전자를 가지고 있다. 유전자가 연관되지 않은 상태라면 몇 종류의 유전자형을 가진 난자가 만들어질 수 있는가?

① 2개
② 4개
③ 8개
④ 16개

09 **다음은 원핵생물에 대한 설명이다. 옳지 않은 것은?**

① 단백질을 합성하는 리보솜은 진핵생물과 구조적으로 동일하다.
② 진화과정에서 엽록체와 미토콘드리아의 기원이 되었다.
③ 해양 및 지표면 토양층에 가장 많이 존재한다.
④ 생태계에서 생물과 무생물 사이의 물질순환에 중요한 역할을 수행한다.

10 **멘델의 비에 따른 유전자 발현은 몇 가지 요인에 의해 변경된다. 이와 관련된 아래 사항 중 잘못 짝지어진 것은?**

① 치사유전자 - 발생 초기단계의 죽음
② 복대립유전자 - 사람의 ABO 혈액형
③ 온도 - 샴고양이의 털색
④ 다면발현 - 사람의 키와 피부색

11 **식물의 기본조직에 대한 다음의 설명 중 옳지 않은 것은?**

① 후각세포는 죽은 세포로 식물체를 지지하는 역할을 한다.
② 유세포는 감자나 옥수수처럼 녹말을 저장하기도 한다.
③ 후벽세포는 나무의 주성분인 리그닌이 포함된 견고한 2차 세포벽을 갖는다.
④ 양분통도세포는 살아있는 세포로 얇은 1차 세포벽을 갖는다.

12 **바이러스는 노출된 구조 때문에 종종 입자(particle)로 불린다. (   )을(를) 갖지 않는 매우 단순한 구조로, (   ) 단백질이 유전물질과 연결되는 방법 등은 비리온을 구별하는 특성이 된다. 빈칸에 알맞은 것은?**

① RNA, 마이게닌
② RNA, 캡시드
③ 세포질, 마이게닌
④ 세포질, 캡시드

13 **지구온난화에 의한 온도 상승은 거의 모든 생물의 생리적 활성에 영향을 미친다. 현재 지구온난화를 유발하는 다음 원인물질 중 두 번째로 기여도가 큰 것은?**

① CO_2 ② N_2O
③ CH_4 ④ CFC

14 **척추동물의 면역반응에 대한 설명이다. 옳지 않은 것은?**

① 보체는 세균 세포막에 구멍을 내어 세균을 죽인다.
② 디펜신은 척추동물이 갖는 면역물질의 하나이다.
③ 세포성 면역반응은 T세포에 의해 일어난다.
④ 체액성 면역반응은 B세포에 의해 일어난다.

15 **세포는 지속적인 항상성 유지를 위해 끊임없이 에너지를 획득해야 한다. 이와 관련된 내용으로 옳지 않은 것은?**

① 호흡과정의 에너지는 ADP를 ATP로 인산화시키는데 사용된다.
② 해당과정에서 포도당의 에너지는 몇 개의 전자로, 전자는 NADH나 ATP로 전환된다.
③ 미토콘드리아로 들어간 피루브산은 아세틸 CoA로 전환된다.
④ 크렙스회로에서 아세틸 CoA는 옥살아세트산으로 전환된다.

16 **다음은 어떤 과학 잡지에서 발췌한 문장이다. 문장의 내용과 관련성이 적은 하나는?**

이 생물은 DNA를 숙주 게놈 DNA에 삽입하며 얼마 동안 숨은 상태로 존재하며, 숙주세포가 분열할 때 같이 복제된다.

① 용원성주기 ② 캡소머 단백질
③ 프로파지 ④ 헤르페스바이러스

17 **척추동물의 심장은 신체조직으로 혈액을 공급하는 중요한 역할을 담당한다. 다음 순환계의 혈액 중 산소 포화 농도가 가장 낮은 곳은?**

① 후대동맥(descending aorta)
② 폐정맥(pulmonary vein)
③ 대동맥(aorta)
④ 폐동맥(pulmonary artery)

18 **혈액 내 혈당농도가 비정상적으로 높아지는 것을 당뇨병이라 하며, 인슐린과 깊은 연관성이 있다. 이에 대한 설명 중 옳지 않은 것은?**

① 당뇨환자에게 주사된 인슐린은 glycogen의 합성을 유발한다.
② 당뇨질환이 있는 경우 세포 속에 존재하는 미토콘드리아의 당분 이용이 낮아진 상태이다.
③ 노령성 당뇨는 인슐린 분비 부족이 주된 원인이다.
④ 혈당의 증가는 세포 내 산소 공급 저하와 밀접한 관계가 있다.

19 **다음은 뼈와 관련된 호르몬의 feedback 작용에 대한 설명이다. 괄호 안에 들어갈 적합한 용어는?**

혈액 내 칼슘 농도가 높아지면 (   )에서 칼시토닌을 분비하여 골로부터 칼슘이 혈액 내로 방출되는 것을 억제한다.

① 갑상선　　② 부갑상선
③ 부신　　④ 흉선

20 **뇌하수체는 전엽과 후엽으로 나뉘며 다양한 호르몬이 분비된다. 다음 중 뇌하수체 후엽에서 분비되는 호르몬은?**

① 항이뇨호르몬(ADH: antidiuretic hormone)
② 여포자극호르몬(FSH: follicle stimulating hormone)
③ 성장호르몬(GH: growth hormone)
④ 부신피질자극호르몬(ACTH: adrenocorticotropic hormone)

21 **생물의 분류에 관한 설명 중에서 틀린 것은?**

① 같은 범주에 속하는 모든 종들이 같은 수준의 범주에 속하는 다른 종들보다는 가까운 과거에 공통 조상을 가졌을 것이다.

② 자연분류는 진화적 유연관계에 기초를 두는데, 유연성의 근거가 불충분 할 때는 많은 세균에서의 경우와 같이 다른 기준을 이용한다.

③ 현재 살아 있는 덜 복잡한 어떤 생물종은 다른 생물의 조상이 될 수 있다.

④ 지구상 생명체의 역사는 여러 가지 종류의 생물이 형성되어온 과정이다.

22 **세포분열에 관한 다음의 설명 중에서 틀린 것은?**

① 유사분열은 체세포 증식, 상처의 치유, 암 발생과 관련 있다.

② 세포분열의 결정적인 시기는 G2기이다.

③ 감수분열의 첫째 기능은 유전적 다양성의 증가보다는 염색체 수를 감소시켜 딸세포를 만드는 것이다.

④ 여아가 태어나면 난소의 난포(follicle)는 제1 감수분열 전기(prophage)에 멈추어 있는 반배체 난자를 포함하며 사춘기가 되어 FSH호르몬에 의하여 자극 받아 제1 감수분열이 끝난다.

23 **세포에서 단백질이 합성되는 장소, 접힘(folding)이 일어나는 부위 및 접히게 하는 힘은?**

① 활면소포체(smooth endoplasmic reticulum), 골지체, hydrogen bond

② 핵, 리보솜, ionic interaction

③ 인(nuclolus), 세포질, Van der Waals interaction

④ 리보솜, 소포체, hydrophobic interaction

24 **생물체의 본자생물학적인 특성에 관한 설명 중에서 틀린 것은?**

① 진핵세포 DNA의 일부 단편이 제놈(Genome)내에서 다른 부위로 이동 할 수 있는 특징을 가진 것을 전이요소(transposon)라고 한다.

② 많은 세균에서 항생제 내성에 대해 저항성을 나타내는 유전자를 포함하고 있는데 이것을 F factor라고 한다.

③ 세균이 직접 접촉하여 다른 쪽 세균에 유전물질을 전달하는 것을 접합(conjugation)이라고 한다.

④ 유전자 재조합 기술에서 DNA 운반체로 사용될 수 있는 것은 세균플라스미드(plasmid)와 파지(phage)이다.

25 **사람이 심한 불안감 또는 공포 상황에 처하게 되면 생리적 변화가 동반된다. 이러한 변화 중 신경학적 변화에 대한 옳지 않은 설명은?**

① 교감신경의 흥분으로 안구 모양근이 수축하게 된다.

② 교감신경성 흥분으로 에피네프린 분비가 증가한다.

③ 교감신경성 흥분으로 방광이 이완하게 된다

④ 교감신경성 흥분으로 소화장기의 운동성이 낮아져 있다.

편입기출문제 3회

01 리보좀은 단백질과 (A)로 구성되어 있으며 (B)의 합성이 주 기능이다. (A), (B)에 적절한 것은?

① A: DNA, B: 지질
② A: RNA, B: 단백질
③ A: DNA, B: 탄수화물
④ A: RNA, B: 탄수화물
⑤ A: 지질, B: 단백질

02 수분이 부족한 가뭄 같은 조건에서 공변세포(guard cell)내에서 증가하는 식물호르몬은?

① 에틸렌
② 시토키닌
③ 오옥신
④ 앱시스산
⑤ 지베렐린

03 다음 중 피자식물(속씨식물)의 목부(xylem)의 구성요소가 아닌 것은?

① 도관(vessel)
② 가도관(tracheid)
③ 유세포(parenchyma cell)
④ 반세포(companion cell)
⑤ 섬유(fiber)

04 뇌는 생명 유지와 정신활동을 위해 중요한 장기이다. 뇌세포 기능을 유지하기 위해 직접적으로 작용하는 주된 에너지원은 무엇인가?

① 단백질(protein)
② 고농도 필수 아미노산(amino acid)
③ 포도당(glucose)
④ 필수 지방산(fatty acid)

05 **영양액 중 크놉씨액에서는 10대 원소 중 탄소만 빠져 있다. 이 원소는 식물체의 어느 부위를 통하여 흡수되는가?**

① 코르크층
② 뿌리털
③ 잎의 기공
④ 잎맥의 수공
⑤ 저장 뿌리

06 **뇌하수체 전엽에서 분비되는 호르몬의 작용과 관계 있는 내용으로 잘못 나타낸 것은?**

① 갑상선 자극 호르몬 - 갑상선 - 티록신 - 이화작용 촉진
② 황체형성 호르몬 - 황체 - 프로게스테론 - 배란억제
③ 부신피질 자극 호르몬 - 부신피질 - 아드레날린 - 혈당량 증가
④ 여포자극 호르몬 - 여포 - 에스트로겐 - 2차성징 발현
⑤ 프로락틴 - 유선(mammary gland) - 젖 분비 촉진

07 **신장의 기능적인 단위인 네프론에서는 여과와 재흡수, 분비의 과정을 거쳐 소변이 형성된다. 아래의 표는 혈장, 신여과액, 소변의 성분과 그 함량을 비교한 것이다. 이 표에 의해 사구체에서 보우먼 주머니로 여과되지 않는 물질은?**

물질	혈장	신여과액	소변
요소	0.03	0.03	1.80
포도당	0.10	0.10	0.00
아미노산	0.05	0.05	0.00
단백질	0.90	0.00	0.00
무기염류	0.90	0.0	0.90

① 요소
② 무기염류
③ 단백질
④ 포도당
⑤ 아미노산

08 다음 동물 중 무체강동물(Acoelomata)에 속하는 것으로 바르게 짝지은 것은?

① 회충, 조개
② 거미, 나비
③ 불가사리, 멍게
④ 게, 새우
⑤ 플라나리아, 디 스토마

09 다음 중 내이를 구성하는 요소가 아닌 것은?

① 이소골
② 삼반규관
③ 와우각
④ 정원창
⑤ 난원창

10 정상적인 사람은 한 피부세포내에 46개의 염색체를 가지고 있다. 그렇다면 신장(kidney)의 한 세포내에는 상염색체(autosome)가 몇 개 있는가?

① 46
② 23
③ 47
④ 44
⑤ 앞 보기 중에는 답이 없음

11 어떤 피자식물의 경우 두 개의 핵이 수정하여 접합자(zygote)를 형성할 때 이들 각각의 핵을 A와 B로 표시하고, 같은 배낭(embryo sac) 내에서 또 한번의 수정에 의해 생성된 것을 ABB라고 한다면, 화분관 속에 있던 웅성 배우자의 핵은?

① A
② AB
③ B
④ BB
⑤ ABB

12 **AaBbccDDEe 인자형을 가진 개체는 유전적으로 서로 다른 배우자를 몇 가지 만들 수 있겠는가?**

① 5
② 8
③ 10
④ 32
⑤ 앞 보기 중에는 답이 없음

13 **어떤 집단내에서 200명을 대상으로 어느 유전자에 관한 유전적 변이를 조사한 결과, AA = 80, Aa = 100, aa = 20명으로 관찰되었다. 본 조사에서 분석된 A 대립인자의 빈도는 약 얼마인가? (단, 본 집단은 Hardy-Weinberg 평형 모델에 적합함)**

① 0.8
② 0.65
③ 0.5
④ 0.4
⑤ 0.35

14 **어떤 DNA 분자는 180쌍의 염기들로 구성되어 있으며 이들의 20%가 adenine이라면, 이 DNA 내에는 몇 개의 cytosine nucleotide가 들어있겠는가?**

① 90개
② 72개
③ 216개
④ 54개
⑤ 108개

15 **진핵생물의 mRNA 특징을 잘못 설명한 것은?**

① 성숙한 mRNA는 3'말단에 poly-A tail을 볼 수 있다.
② 성숙한 mRNA는 5'말단에 7-methyl guanosine이 부착된 capping구조가 있다.
③ polycistronic mRNA이다.
④ 보통, 핵내에서 intron이 splicing된다.
⑤ 정답 없음

16 **다음은 여성의 생식주기에 관한 설명이다. 이 중 맞지 않는 것은?**

① 난자는 난소에서 만들어진다.
② 월경이 시작되고 2주가 지나면 여포가 파열되고 배란이 된다.
③ 월경이 끝나면 즉시 에스트로겐의 양은 감소한다.
④ 배란 시 황체형성 호르몬은 최대로 분비한다.
⑤ 에스트로겐의 농도가 증가하면 자궁내막도 두꺼워진다.

17 **다음은 효소의 일종인 트립시노오겐에 대해 설명한 것이다. 이 효소에 관해 가장 적절히 설명한 것은?**

① 가스트린에 의해 활성화되어 젖당분해에 작용한다.
② 염산에 의해 활성화되어, 전분을 분해한다.
③ 염산에 의해 활성화되어, 단백질을 분해한다.
④ 엔테로키나아제에 의해 활성화되어, 단백질 분해에 관여한다.
⑤ 정답 없음

18 **생태계의 구성 요소 중에서 생산자에 대한 설명으로 적절하지 않은 것은?**

① 스스로 유기물을 분해하고, 남은 에너지를 타 생물에게 공급한다.
② 독립영양생물로서 녹색식물이 여기에 해당한다.
③ 생태 피라미드의 가장 아래쪽에 위치한다.
④ 소비자에 비해 개체수나 개체량이 현저히 많다.
⑤ 일차 소비자에게 포식된다.

19 **동물의 생식세포 형성과정에서 암컷의 제1극체는 정자 형성과정 중 어디에 해당되는가?**

① 정원세포　② 제1차 정모세포
③ 제2차 정모세포　④ 정세포
⑤ 정자

20 **하천의 오염도를 나타내는 'BOD'란 용어는 다음 중 어느 물질의 양과 직접적으로 관계가 있는가?**

① CO_2
② CO
③ N_2
④ O_2
⑤ SO_2

21 **다음은 뉴런의 흥분전도과정에서 일어나는 변화이다. 역치 이상의 자극을 받는 부분에서 일어나는 과정을 순서대로 나열한 것은?**

〈보기〉

가. Na^+의 재 방출, K^+의 재유입	나. Na^+의 유입
다. K^+의 방출	라. 활동전위의 형성

① 나 - 라 - 다 -가
② 나 - 라 - 가 -다
③ 나 - 가 - 라 -다
④ 나 - 가 - 다 -라

22 **유전과 성에 관련된 다음의 설명 중에서 틀린 것은?**

① 염색체 교차 시 한 부위의 교차가 이웃 부위의 이중교차에 영향을 주는 것을 간섭(interference)이라고 하고, 텔로미어(telomere)보다 센트로미어(centromere)에 가까운 곳에서 더 번번히 일어난다.
② X-염색체 불활성화는 여성의 두 X-염색체 중에서 하나의 기능이 억제되기 때문이다.
③ 반성(Sex-linked)형질은 성에 따라 출현 빈도가 달라지고, 한성(Sex-limited)형질은 한쪽 성에만 양향을 나타내며, Sex-influenced 형질은 한쪽 성에는 우성으로, 다른 성에는 열성으로 나타난다.
④ 유전자형이 AaBbDd인 개체에서 A와 B가 동일 염색체상에 있고 D는 독립되어 있을 때, 교차에 의해 생성되는 배우자는 AbD, Abd, aBD, aBd이다.

23 **다음은 유전공학을 활용한 예 들이다. 이들과 관련된 유전공학기술이 틀리게 짝지어진 것은?**

① 포마토 - 세포융합

② 인슐린의 대량생산 - DNA 재조합

③ 복제 개구리 - 핵치환

④ 단일클론항체 - Polymerase Chain Reaction

24 **원핵세포와 진핵세포의 유전물질과 리보솜에 대한 설명 중에서 틀린 것은?**

① 각 리보솜(ribosome)의 큰 소단위체와 작은 소단위체는 단백질 합성시 같이 있으며, 새로운 단백질을 합성할 때마다 일정한 짝이 갖는다.

② 진핵세포는 원핵세포보다 DNA양이 많고, 반복서열이 있다.

③ G-C염기쌍은 A-T염기쌍보다 더 안정적이다.

④ 포유동물의 미토콘드리아에 있는 대부분의 유전자는 heavy single strand에 존재하고, 제놈(Genome)은 모계유전 된다.

25 **호메오 유전자(Homeotic gene)에 대한 다음의 설명 중에서 옳은 것은?**

① 유전자 전사를 억제한다.

② 다른 유전자의 전사를 조절하는 산물을 생산한다.

③ 단백질의 활성에 필요한 유전자를 작동 시킨다.

④ 배 발생동안 세포집단의 발달을 조절하는 총괄 유전자이다.

MEMO

유일무이 의치한약수
학교별 기출문제집

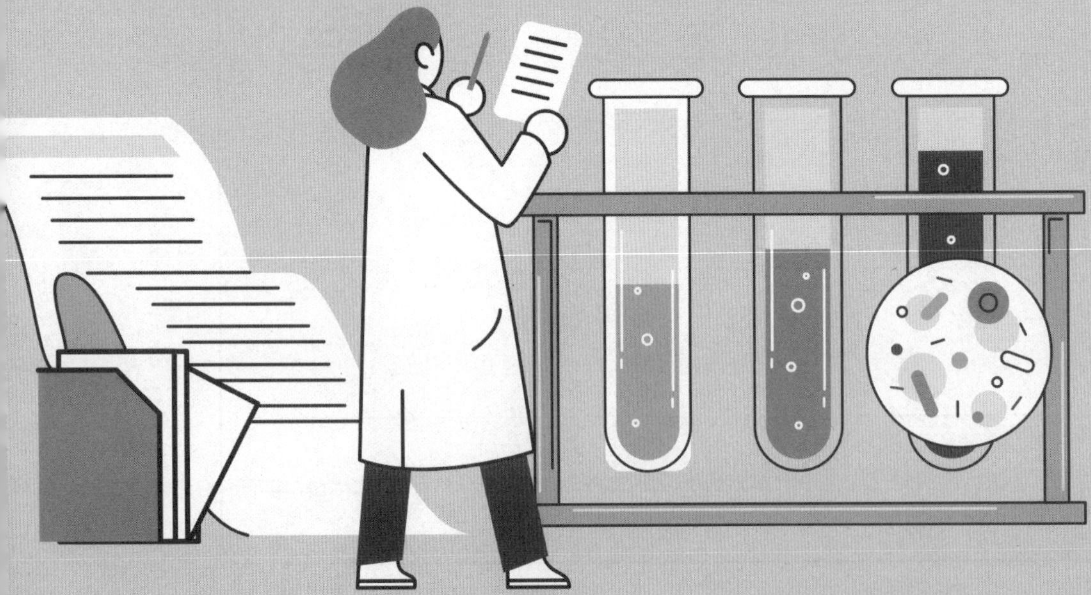

PART 19

충남대학교 약대 · 수의대

편입기출문제 1회

01 종(種)의 개념을 잘못 설명한 것은?

① 동일한 조상에서 분화되었다.
② 중요한 기초적 형질이 유사하다.
③ 일정한 생존 구역이 없다.
④ 염색체수와 모양이 같다.
⑤ 초기 생물학자들은 형상, 질료, 및 생식 중 종은 형상이라 생각하였다.

02 생물의 분류 단계를 "큰 무리에서 → 작은 무리로" 나눌 때 맞는 것은?

① 문 → 목 → 강 → 계 → 과 → 속 → 종
② 계 → 문 → 강 → 속 → 과 → 목 → 종
③ 계 → 문 → 강 → 목 → 과 → 종 → 속
④ 계 → 목 → 강 → 문 → 과 → 속 → 종
⑤ 계 → 문 → 강 → 목 → 과 → 속 → 종

03 이산화탄소와 물을 이용하여 자신의 영양분을 만드는 생물은?

① 녹색 곰팡이
② 녹색 식물
③ 버섯
④ 효모
⑤ 세균

04 개와 붕어를 분류할 때 어느 단계가 일치하는가?

① 문
② 종
③ 목
④ 강
⑤ 속

05 **일반적으로 동물 및 식물 세포의 구성 요소 중 서로 다른 것은?**

① 세포막 ② 소포체
③ mitochondria ④ 세포벽
⑤ ribosome

06 **다음 중 광학 현미경으로 관찰할 수 없는 것은?**

① 동물의 적혈구 ② 식물세포
③ 감기 virus ④ 구형 세균
⑤ 간형 세균

07 **다음의 화합물 중 RNA에는 있으나 DNA에는 없는 것은?**

① adenine ② guanine
③ cytosine ④ uracil
⑤ thymine

08 **다음 중 단당류가 아닌 것은?**

① glucose ② fructose
③ mannose ④ lactose
⑤ galactose

09 **단백질은 amino 산이 선상으로 결합된 고분자 화합물이다. 그 결합은?**

① 비공유 결합 ② 수소결합
③ amino 결합 ④ ester 결합
⑤ amide 결합

10 **효소에 대한 설명 중 틀린 것은?**

① 어떤 효소는 활성을 갖기 위하여 무기염류 또는 vitamin을 필요로 한다.
② 화학반응에 참여하여 화합물의 활성화 에너지를 낮추는 작용을 한다.
③ 효소의 작용은 pH의 영향을 받지 않는다.
④ 일반적으로 많은 효소는 37℃에서 활성을 잘 나타낸다.
⑤ 효소 작용은 어떤 RNA에서도 볼 수 있다.

11 **세균이나 아메바, 짚신벌레, 트리파노소마 등의 원생동물에서의 생식(reproduction) 방법은?**

① 유성생식 ② 이분법
③ 출아법 ④ 영양생식
⑤ 포자법

12 **몸을 구성하는 세포에서 포자(spore)가 생겨 이것이 발아하여 새로운 개체로 발생하는 생식(reproduction)을 하는 것은?**

① 효모, 해면, 말미잘 ② 미역, 다시마 등의 조류
③ 감자, 고구마, 양딸기 ④ 개, 고양이 등의 소동물
⑤ 성게, 불가사리

13 **성숙분열에 의해 생긴 암수생식세포가 합해져서 새로운 개체를 만드는 생식방법을 유성생식이라 하는데, 이때 암수 각각의 생식세포를 무엇이라 하는가?**

① 배우자(gamete)
② 유주자(zoospore)
③ 출아(budding)
④ 포자(spore)
⑤ 분할(cleavage)

14 **다음 중 정자의 형성과정 순서가 맞는 것은?**

① 정원세포 → 제1정모세포 → 제2정모세포 → 정세포 → 성숙정자
② 정원세포 → 정세포 → 제1정모세포 → 제2정모세포 → 성숙정자
③ 정세포 → 정원세포 → 제1정모세포 → 제2정모세포 → 성숙정자
④ 정세포 → 제2정모세포 → 제1정모세포 → 정원세포 → 성숙정자
⑤ 정원세포 → 정세포 → 제2정모세포 → 제1정모세포 → 성숙정자

15 **정자의 모양은 동물에 따라 다양하나 기본적으로 두부(head), 중편(middle piece), 미부(tail)의 세 부분으로 구성되어 있다. 이중 중편(middle piece)에 대부분을 차지하는 것은?**

① 골지체
② 핵
③ 미토콘드리아
④ 형질세포
⑤ 편모(fragellum)

16 **남자의 생식기관이 아닌 것은?**

① 정소(testes)
② 수정관(vas deferens)
③ 생식부속선(accessary gland)
④ 음경(penis)
⑤ 경부(cervix)

17 **황체(corpus luteum)에서 주로 분비되는 호르몬은?**

① 에스트로겐(estrogen)과 프로게스테론(progesteron)
② 에스트로겐(estrogen)과 여포자극호르몬(follicle stimulating hormone; FSH)
③ 여포자극호르몬(FSH)과 프로게스테론(progesteron)
④ 황체형성호르몬(luteinizing hormone; LH)과 여포자극호르몬(FSH)
⑤ 프로게스테론(progesteron)과 안드로겐(androgen)

18 **한 개의 수정란이 분화(differentiation)되고 형태와 기능이 서로 다른 조직이 형성되고 그 결과 하나의 생물개체가 이루어지는 과정을 발생(development)이라 한다. 다음 중 발생과정에 속하지 않는 것은?**

① 성장(growth)
② 포배형성(blastulation)
③ 낭배형성(gastrulation)
④ 기관형성(organogenesis)
⑤ 재생(regeneration)

19 **내배엽, 외배엽, 중배엽으로부터 각종 기관(organ)이 형성되는데, 다음 중 주로 외배엽에서 만들어지는 기관(organ)은?**

① 뇌, 척수 등의 신경계
② 소화기관
③ 호흡기관
④ 장골(long bone) 및 척추(vertebra)
⑤ 간, 이자, 소화샘

20 **뇌하수체 후엽에서 분비되는 자궁근수축 호르몬은?**

① 옥시토신(oxitosin)
② 프로게스테론(progesterone)
③ 에스트로겐(estrogen)
④ 테스토스테론(testosterone)
⑤ 안드로겐(androgen)

21 **다음 중 유전물질로 DNA와 RNA 둘 중 하나 만을 가지고 있는 것으로 조합된 것은?**

① 세균 - 곰팡이
② 동물의 정자 - 바이러스
③ 흰쥐의 백혈구 - 사람의 간세포
④ 곰팡이 - 박테리오파아지
⑤ 박테리오파아지 - 바이러스

22 **핵염기가 상보적으로 맞게 짝 지워진 것은?**

① G : T
② A : C
③ A : T
④ T : C
⑤ C : C

23 **DNA의 티민(thymine)은 RNA에서 어떤 염기로 대치되어 있는가?**

① 아데닌(adenine)
② 구아닌(guanine)
③ 시토신(cytosine)
④ 우라실(uracil)
⑤ 티민(thymine)

24 **Nonsense codon 만으로 조합된 것은?**

① UAA-UAG-UGA
② UAC-UAG-UAA
③ UGG-UCG-UGA
④ UCA-UCC-UGA
⑤ UAC-UGG-UCA

25 **다음 중 단백질 합성 개시코돈에 해당되는 것은?**

① AAG-Lysine
② AUG-Methionine
③ GUU-Valine
④ UUG-Leucine
⑤ CUA-Leucine

26 **비병원성 폐렴구균의 생균과 병원성 폐렴구균의 DNA를 동일한 시험관내에서 배양하면 병원성 구균이 증식되는 현상은?**

① 형질전환(transformation)
② 접합(conjugation)
③ 형질도입(transduction)
④ 용원성변환(lysogenic conversion)
⑤ 방황변이(fluctuation)

27 **단백질 합성과정에서 3,000개의 핵염기쌍으로부터 합성되는 아미노산의 수에 가장 가까운 것은?**

① 100
② 1,000
③ 10,000
④ 100,000

28 **PCR(polymerase chain reaction)에 대한 설명 중 적합한 것은?**

① DNA합성효소를 다량 생산하는 기술
② 핵염기 서열을 판독하는 기술
③ 소량의 제한효소를 대량 증산하는 반응
④ 아미노산을 합성하여 단백질을 생산하는 반응
⑤ 소량의 유전자를 대량 증폭시키는 기술

29 **당뇨병에 대한 기술 중 적합한 것은?**

① 탄수화물 대사질환
② 아미노산 대사질환
③ 지질 대사질환
④ 무기물 대사질환
⑤ 종양성 질환

30 **자외선조사에 의해 유발되는 돌연변이에서 나타나는 핵산구조의 변형은?**

① Guanine dimer
② Adenine dimer
③ Thymine dimer
④ Cytosine dimer
⑤ Uracil dimer

31 **식물의 생장조절물질이 아닌 것은?**

① 오옥신(auxin, indole-3-acetic acid)
② 지베렐린(gibberellin)
③ 에틸렌(ehylene)
④ 사이토카인(cytokine)
⑤ 아브시스산(abscisic acid)

32 **고등척추동물에서 알레르기(allergy)와 관련이 있는 것만으로 묶인 것은?**

a. 형질세포(plasma cell)	b. Ig E
c. 비만세포(mast cell)	d. 히스타민(histamine)
e. 림포카인(lymphokine)	

① a, b, c ② b, c, d
③ c, d, e ④ a, d, e
⑤ a, c, e

33 **고등척추동물에서 생체의 정상세포는 암유발원(carcinogen) 등에 의해 암세포로 전환된다. 생명체에서 이러한 암세포를 제거하는 기능을 담당하는 면역계 세포는?**

a. 세포독성 T-세포(cytotoxic T-cell)	b. 보조 T-세포(helper T-cell)
c. 비만세포(mast cell)	d. 탐식세포(macrophage)
e. NK-세포(natural killer cell)	

① a, b, c ② b, c, d
③ c, d, e ④ a, d, e
⑤ a, c, e

34 **고등척추동물에서 내분비 기능을 수행하는 장기와 분비되는 호르몬(hormone)의 연결이 잘못된 것은?**

① 갑상선(thyroid gland) - 갑상선 자극호르몬(thyroid stimulating hormone)
② 췌장(pancreas) - 글루카곤(glucagon)
③ 부신(adrenal gland) - 성장호르몬(growth hormone)
④ 뇌하수체(pituitary gland) - 성장호르몬(growth hormone)
⑤ 난소(ovary) - 에스트로겐(estrogen)

35 **고등척추동물의 근육에 관한 설명 중 잘못된 것은?**

① 골격근, 내장근, 심근으로 분류할 수 있다.
② 내장근은 평활근이면서 불수의근이다.
③ 골격근은 횡문근이면서 수의근이다.
④ 심근은 횡문근이며 불수의근이다.
⑤ 대부분의 골격근은 인대(ligament)에 의해 골격에 부착한다.

36 **고등척추동물에서 청각이 감각되는 기관은?**

① 코르티기관(Corti's organ)
② 유스타키오관(Eustachian tubule)
③ 반고리관(삼반규관, semicircular duct)
④ 달팽이관(cochlea duct)
⑤ 고막(tympanic membrane)

37 **동물과 배설기관의 연결이 잘못된 것은?**

① 원생동물 - 수축포
② 편형동물, 윤형동물 - 원신관
③ 환형동물 - 신소체
④ 절지동물 - 말피기관
⑤ 척추동물 - 신장

38 **고등척추동물에서 뇌의 각 부분에 대한 설명으로 잘못된 것은?**

① 시상하부 - 위장기능, 체온, 혈관운동, 수면 등 조절
② 중뇌 - 몸의 평형조절
③ 소뇌 - 몸의 평형 및 운동조절
④ 연수 - 호흡, 혈관운동, 소화액분비 조절
⑤ 시상 - 심장박동, 정서반응, 체내 수분함량 조절

39 **동물의 순환기관에 대한 설명으로 잘못된 것은?**

① 절지동물이나 연체동물은 개방순환계이며, 환형동물이나 척추동물은 폐쇄순환계이다.
② 고등척추동물에서 심장박동 조절중추는 연수에 있으며, 교감신경은 심장의 박동을 감소시키며, 부교감신경은 심장의 박동을 증가시킨다.
③ 고등척추동물에서 폐와 심장 사이의 혈액순환을 폐순환(pulmonary circulation)이라 한다.
④ 고등척추동물에서 혈액은 혈구와 혈장으로 이루어져 있으며, 세포성분인 혈구에는 적혈구, 백혈구, 혈소판이 있다.
⑤ 고등척추동물에서 혈액이 흐르는 속도는 동맥, 정맥, 모세혈관 순이다.

40 **고등척추동물의 소화효소와 그 분비기관의 연결이 잘못된 것은?**

① 아밀라아제(amylase) - 타액선(salivary gland)
② 리파아제(lipase) - 췌장(pancreas)
③ 펩신(pepsin) - 위(stomach)
④ 락타아제(lactase) - 장(intestine)
⑤ 아미노펩티다제(aminopeptidase) - 위(stomach)

편입기출문제 2회

01 **고등 척추동물에서 몸의 한 곳에서 다른 곳으로 흥분을 전도해 주는 신경계의 구조적, 기능적 단위는?**

① 축색돌기(axon)
② 수상돌기(dendrite)
③ 뉴런(neuron)
④ 수초(myelin sheath)

02 **다세포 생물에서는 세포막에 특수한 세포간 결합부를 가지는데 이중 분자 및 이온 수송 등 세포간 물질이동이 가장 자유로운 것은?**

① 데스모솜(desmosome)
② 타이트 정션(tight junction)
③ 갭 정션(gap junction)
④ 플라스모데스마타(plasmadesmata)

03 **생명체의 기본단위인 세포(cell)에 대한 설명이다. 잘못된 것은?**

① 진핵생물은 고도로 분획화된 막 결합-세포기관들을 가지며, 유전물질이 막으로 구분되는 핵(nucleus)을 갖지만, 원핵생물의 DNA는 핵막으로 둘러싸여 있지 않으며, 다른 막 결합-세포기관이 없다.
② 염색체(chromosome)는 유전형질의 발현을 조절하는 유전자(gene)가 들어 있으며, 유사분열이나 감수분열의 중기세포에서 가장 뚜렷하게 관찰된다.
③ 병적인 세포에서는 다핵세포(multi-nuclear cell)나 무핵세포(non-nuclear cell)가 관찰되나 정상적인 세포는 모두 1개의 세포에 1개의 핵이 존재한다.
④ 핵은 염색질(chromatin), 인(nucleolus), 핵질(karyoplasm)으로 구성되어 있으며, 핵막(nuclear membrane)에는 핵공(nuclear pore)이 있어 핵과 세포질 사이에 RNA를 포함한 과립성 물질 등의 이동을 가능하게 한다.

04 세포질을 구성하는 소기관들에 대한 설명이다. 잘못된 것은?

① 미토콘드리아(mitochondria)는 과립상 또는 관상으로 2중 막으로 싸여 있으며 ATPase, 시토크롬산화효소(cytochrome oxidase), TCA 회로 효소계 등 효소가 존재하고, 기질의 중요부분에 DNA가 원형(circular form)으로 존재하며, DNA 합성은 핵의 DNA 합성과는 다른 합성효소에 의해 이루어진다.

② 형질내세망(소포체; endoplasmic reticulum, ER)은 RNA와 단백질로 구성된 리보솜(ribosome)의 부착 여부에 따라 과립형질내세망(조면소포체, rough ER), 무과립형질내세망(활면소포체, smooth ER)로 나뉘어지며, 과립형질내세망은 단백질 합성기능을 하고 무과립형질내세망은 세포내 물질대사 및 막지질의 형성에 관여한다.

③ 골지복합체(Golgi complex)는 적혈구를 제외한 거의 모든 동물세포에 존재하며, 특히 분비세포에서 잘 발달되어 있고 과립형질내세망에서 운반되어 온 단백질에 다당류를 첨가하여 당단백질을 형성하며, 농축포의 형태로 세포외로 이동시키는 기능을 한다.

④ 라이소솜(lysosome)과 과산화소체(peroxisome)는 막에 싸인 과립으로 동물세포 내 소화기관으로서 불필요한 세포내 기관이나 이물질을 제거하며, 라이소솜(lysosome)은 카탈라아제(catalase)나 과산화수소(peroxisome)를 가지고 있어 아미노산이나 알콜 등을 분해시킨다.

05 진핵세포 세포막의 구조, 기능 및 구성성분에 대한 설명으로 잘못된 것은?

① 지질이중층 - 유동성과 투과장애를 제공한다.

② 내재성(막통과) 단백질 - 막에 고정되어 있어 이동이 불가능하며, 세포종류에 따라 존재하는 양이 다르고 물질과 정보의 출입을 담당한다.

③ 표재성 단백질 - 세포 내부에서 막골격으로 작용하는 섬유성 망을 형성하거나 내재성 단백질과 결합하여 막을 관통하는 신호를 세포 내부로 전달한다.

④ 세포막이 부분적으로 특수하게 분화한 구조로는 세포와 세포의 결합부위로 작용하는 각종구조와 미세융모, 섬모 등이 있다.

06 **세포내에서 에너지 생성경로 중 포도당이 피루브산(pyruvic acid)를 분해되면서 ATP를 생성하는 해당과정(glycolysis)에 관여하는 효소로만 묶인 것은?**

a. 헥소키나아제(hexokinase) b. 푸마르산(fumarase) c. 탈수소효소(dehydrogenase) d. 피루브산 탈수소효소 복합체(piruvate dehydrogenase complex) e. 포스포프럭토키나아제(phosphofructokinase) f. 아코니타아제(aconitase) g. 이성화 효소(isomerase)

① b, c, d, g
② a, d, e, f
③ a, c, e, g
④ a, b, d, f

07 **연골 및 골조직에 대한 설명으로 잘못된 것은?**

① 연골은 혈관공급이 이루어지는 조직으로 연골세포가 길게 신장한 작은 통로를 통해 모세혈관과 연락하여 영양공급을 받으며, 골조직은 혈관이 없으므로 기질로부터 양분과 산소를 공급받는다.
② 골조직의 기질은 콜라겐, 점액성 다당류, 인산칼슘이 침착된 수산화인회석 등으로 구성되어있다.
③ 골조직은 골막에 있는 조골세포(osteoblast)에 의해 만들어지며, 조골세포는 기질은 분비하면서 골세포로 변하고 골세포(osteocyte)는 골수강 안에 위치한다.
④ 대부분의 뼈 중앙의 골수강(marrow cavity)에는 골수가 있으며, 황색골수는 주로 지방으로 구성되어 있고, 적색골수는 혈구세포를 생성하는 결합조직으로 되어 있다.

08 **척추동물의 중추신경계에 대한 설명이다. 잘못된 것은?**

① 뇌와 척수로 이루어져 있으며, 이들 조직은 뼈와 3겹의 뇌척수막인 경수막(dural meter), 지주막(arachnoid) 및 유막(pia meter)으로 덮여 있다.

② 지주막과 유막 사이인 지주막 하강(subarachnoid cavity)에는 뇌척수액이 차 있어 외부충격을 완화시키는 기능을 한다.

③ 뇌 속에는 뇌척수액이 차있는 4개의 뇌실이 있으며 모두 모세혈관망이 발달되어 있어 혈액과 뇌척수액 사이의 물질교환이 지속적으로 이루어진다.

④ 뇌실은 섬모상피로 덮혀 있어 뇌척수액의 순환을 돕는다.

09 **진핵세포의 세포호흡에서 포도당이 분해되어 에너지가 형성되는 경로 중 세포질에서 일어나는 과정은?**

① 해당과정
② 아세틸-CoA 형성
③ 시트르산 회로
④ 전자전달 및 산화적 인산화

10 **고등척추동물의 생식활동은 호르몬의 지배를 받는다. 다음 중 생식호르몬의 활동부위가 아닌 곳은?**

① 시상(thalamus)
② 뇌하수체(pituitary)
③ 생식소(gonad)
④ 태반(placenta)

11 **단백질 분석을 위해 주로 사용하는 방법은?**

① Dot blot
② Western blot
③ Northern blot
④ Southern blot

12 유전자 증폭 PCR법 중에서 미량 존재하는 mRNA를 검출하거나 민감도 증가를 위해서 사용하는 방법은?

① Reverse transcriptase-PCR
② Real Time-PCR
③ PCR-RFLP
④ Quantitative-PCR

13 사람의 백혈병과 관련하여 유전자 재배열이 주로 발생하는 것은?

① BCR / ABL
② BRCA
③ P53
④ TCR

14 다음 vector 중에 insert가 가장 큰 것은?

① plasmid
② Phage
③ BAC
④ YAC

15 다음 DNA 복제메카니즘 중에서 마지막 단계는?

① DNA로부터 RNA primer 합성
② DNA polymerase에 의해서 RNA primer가 성장하여 새로운 DNA 복제
③ DNA polymerase에 의해서 RNA primer가 제거되고 gab이 메꿔짐
④ DNA ligase에 의해서 DNA가 서로 연결됨

16 **대장균의 복제 개시와 관련한 것은?**

① dna A
② Alu
③ SV 40
④ TATA box

17 **전사단계에 포함되지 않는 것은?**

① 개시단계
② 합성단계
③ 신장단계
④ 종결단계

18 **진핵생물의 promotor 부위와 거리가 먼 것은?**

① CAAT box
② GC box
③ Gilbert(TTGACA) box
④ TATA box

19 **진핵생물의 핵의 인에 가장 많이 존재하는 rRNA를 합성하는 RNA polymerase는?**

① RNA pol Ⅰ
② RNA pol Ⅱ
③ RNA pol Ⅲ
④ RNA pol Ⅳ

20 **다음 중 단백질 합성을 위한 initiation codon은?**

① AUG
② UCA
③ AUC
④ UGG

21 **다음 중 연수가 가지고 있는 중추가 아닌 것은 어느 것인가?**

① 호흡중추
② 흡인 및 저작중추
③ 심장억제중추
④ 심장활동중추

22 **Prothrombin에 대한 설명으로 옳지 않은 것은?**

① globulin에 속하는 단백질이다.
② 간에서 만들어진다.
③ 합성시에 비타민 B12가 필요하다.
④ Ca이 있으면 thromboplastin에 의해 thrombin으로 된다.

23 **산소해리 곡선이 우하방으로 이동되면 산소해리가 증가한다. 산소해리 곡선을 오른쪽으로 이동하는 인자가 아닌 것은?**

① PCO_2의 상승
② pH 상승
③ 2, 3-DPG(diphosphoglycerate) 증가
④ 젖산(latic acid) 증가

24 **질산염(nitrate)을 많이 함유한 푸른 생초를 일시에 다량 섭취한 동물의 혈액에 methemoglobin 함량이 증가된다. 이 methemoglobulin을 맞게 설명한 것은?**

① 산소와 잘 결합한다.
② 일산화탄소와 잘 결합한다.
③ 이산화탄소와 잘 결합한다.
④ Hb의 철분이 산화($Fe2+ \rightarrow Fe3+$)

25 **피하조직, 관절, 건(tendon), 장간막 등에 분포하는 수용체로서 보통 타원형 모양을 하고 있으며 직경이 수 mm 정도의 큰 것도 있는 수용체는?**

① Pacinian corpuscle
② Meissner's corpuscle
③ Free nerve ending
④ Merkel's disk

26 시(시각) 세포에는 여러 세포들이 존재하는데 약한 빛에 예민하여 명암의 형태만을 느끼는 세포는 다음 중 어느 것인가?

① 시세포 ② 추세포
③ 간상세포 ④ 수평세포

27 겸형 적혈구의 아미노산 구조 중 적합한 것은 어느 것인가?

① 발린 - 히스티딘 - 루이신 - 트레오닌 - 푸로린 - 글루탐산 - 글루탐산 - 리신
② 발린 - 히스티딘 - 트레오닌 - 루이신 - 푸로린 - 글루탐산 - 글루탐산 - 리신
③ 발린 - 히스티딘 - 루이신 - 트레오닌 - 푸로린 - 발린 - 글루탐산 - 리신
④ 발린 - 히스티딘 - 루이신 - 트레오닌 - 푸로린 - 글루탐산 - 리신 - 발린

28 분만 후 5~7일 이내에 분비되는 젖을 초유(colostrum)라 하는데, 초유 성분 중 정상 유보다 그 함량이 낮은 것은?

① 비타민 A ② 알부민
③ 유당(lactose) ④ globulin

29 기생충 감염이나 알러지(allergy)시에 정상보다 증가하는 백혈구는?

① 호중구 ② 호염기구
③ 호산구 ④ 단구
⑤ 림프구

30 빈혈(anemia)의 발생과 관련이 없는 것은 어느 것인가?

① 혈액량의 부족 ② 적혈구 수의 감소
③ Hb 농도의 감소 ④ Met-Hb의 감소

31 **Pseudomonas 속의 세균에 대한 설명 중 해당하지 않는 것은?**

① 직선 간균이거나 약간 구부러진 간균이다.

② 한 개 또는 몇 개의 극성 편모에 의해 운동성을 갖고 sheath가 있다.

③ 호기성이다.

④ 기능적 TCA 회로를 가지고 있고 기질을 CO_2로 산화시킬 수 있다.

32 **Mycoplasmas에 대한 설명 중 바른 것은?**

① 세포벽이 있다.

② 펩티도글리칸 전구체을 합성할 수 있다.

③ 페니실린에 내성을 지니지 않는다.

④ 삼투압 쇼크에 의해 분해된다.

33 **동물이나 사람에게 주입되었을 때 특이면역을 야기하는 이 물질을 무엇이라 하나?**

① 유도체(inducing body) ② 항체(antibody)

③ 항원(antigen) ④ 물체(substance)

34 **다음 중 선천성 면역(innate immunity)에 해당하지 않는 것은?**

① 항체반응 ② 상피세포막 저지

③ 탐식작용 ④ NK 세포 작용

35 **백신을 근육에 주사할 때 면역반응을 야기하기 위해 주사된 백신을 포착하는 세포는?**

① Langerhans 세포 ② B 임파구

③ T 임파구 ④ 거식세포(macrophage)

36 다음 중 뇌에 있는 거식세포는?

① Macrophage ② Microglia
③ Kupffer cells ④ Osteoclasts

37 다음 중 T 임파구 성장을 위해 가장 중요한 cytokine은?

① IL 4 ② IL 8
③ IL 2 ④ IL 6

38 다음 중 바이러스 감염된 상피세포가 바이러스를 억압하기 위해 분비하는 cytokine은?

① Interferon-α ② Interferon-γ
③ IL 8 ④ IL 7

39 다음 중 에이즈 바이러스(HIV)가 주로 감염하는 세포는?

① 상피세포 ② 지방세포
③ CD4 T임파구 ④ CD8 T임파구

40 다음 중 세포면역을 야기하는데 가장 효과적인 바이러스 백신은?

① 정제된 바이러스 단백질 백신 ② DNA 백신
③ 사독화된 바이러스 백신 ④ 약독화된 바이러스 백신

유일무이 의치한약수
학교별 기출문제집

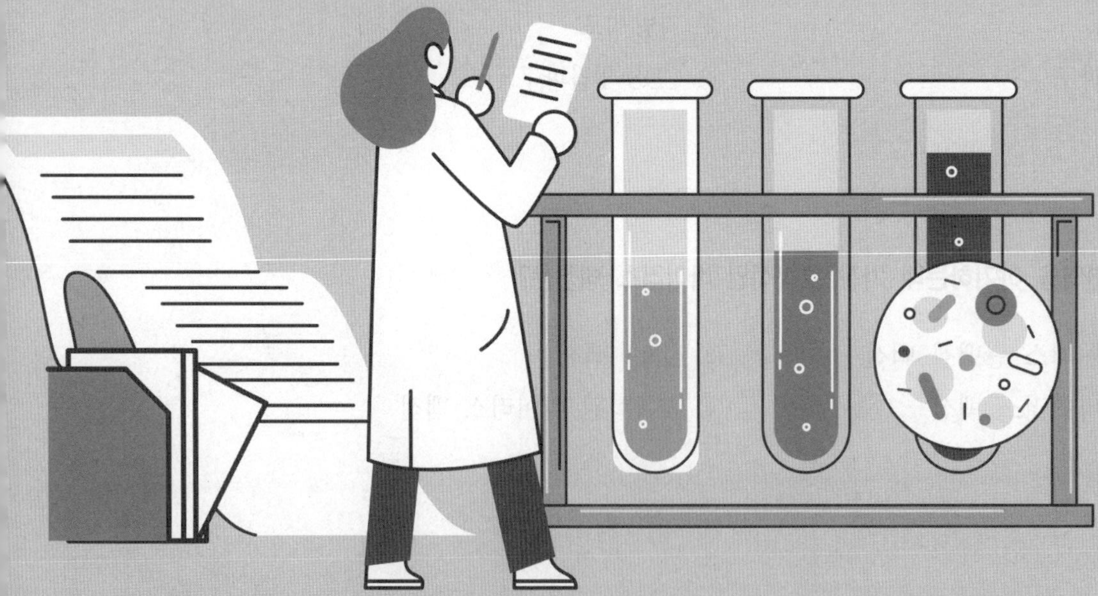

PART 20

충북대학교 약대 · 수의대

약대 편입기출문제 1회

01 해당과정 중 ADP → ATP로 전환시키는 중간산물의 명칭 혹은 구조를 그리시오.

02 DNA가 uracil 대신 thymine을 가지는 이유를 유전정보의 저장과 관련하여 설명하시오.

03 1mol의 지방산(팔미트산)이 이산화탄소와 물로 분해될 때 생성되는 ATP 몰수를 구하시오.

04 아데닌의 함량이 26%일 때, G + C의 함량을 구하시오.

05 페니실린의 세포벽 합성저해 기작을 설명하시오.

약대 편입기출문제 2회

01 한세균에서 다른 세균으로 chromosome 이동방법 3가지

02 A형은 AB형에게 수혈할 수 있으나 AB형은 A형에게 수혈할 수 없는 이유

03 암세포와 정상세포 비교설명

04 세포내외 칼슘농도와 ATP생성과의 관계-칼슘농도 증가하면 ATP생성 촉진한다.

05 리보솜에 작용하는 항생제의 종류와 기능을 쓰시오. (4가지)

수의대 편입기출문제 1회

01 다음 중 기공(stomata)을 닫게 하는 조건에 해당하지 않는 것은?

① 삼투압(osmotic pressure)으로 인하여 주변세포의 수분이 공변세포(guard cell)로 이동할 경우에 닫히게 한다.

② 잎 내부 CO_2의 농도가 높아질 경우에 닫힌다.

③ 공변세포(guard cell)의 K^+ 이온이 주변세포로 이동할 경우에 닫힌다.

④ 앱시스 산(ABA- abscisic acids) 호르몬을 처리할 경우에 닫힌다.

02 다음 설명은 포유동물에 관한 것이다. 이들 설명 중 옳지 않은 것은?

① 단공류는 호주와 뉴기니아에만 살고 유대류는 호주에 많고 남미와 북미에 서식한다.

② 대부분의 포유류는 태반류로서 거의 모든 육상과 수중 서식지를 점유한다.

③ 포유류의 3개의 주요 군, 원수류인 유대류와 진수류의 두 계통인 유대류와 태반류는 생식 유형이 서로 다르다.

④ 포유류의 주요 적응은 활동을 왕성하게 하는 내온성, 이빨과 털의 변형, 자손에 대한 극진한 보살핌, 크고 복잡한 뇌이다.

03 클로닝을 통해 유전자의 여러 사본을 만드는 것은 일반적으로 유전자의 구조나 기능연구 또는 유전조작을 위한 첫 번째 단계이다. 클로닝에 관한 다음 설명 중 옳지 않은 것은?

① 연구하려는 유전자를 함유하고 있는 클론은 표지된 핵산 탐침으로 DNA 혼성화를 하여 일련의 클론들로부터 식별할 수 있다.

② 유전체 라이브러리는 유전체 내 모든 DNA 서열의 부분적인 조각들을 함유하는 클론들의 집합체이다. cDNA(상보 DNA) 라이브러리는 세포로부터 분리한 mRNA를 가지고 cDNA를 만들어 클로닝한 cDNA의 집합체이다.

③ 클로닝은 유전체 DNA와 클로닝 벡터를 같은 제한효소로 잘라 조각들을 붙여서 재조합 플라스미드를 만들고, 이 플라스미드를 세균과 같이 살아 있는 세포에 넣어 복제하는 것이다.

④ cDNA라이브러리는 mRNA를 이용하여 만들었기 때문에 세포 내 모든 유전자들의 서열을 포함한다.

04 **선구동물에는 여러 동물군들이 있다. 이들에 대한 설명 중 옳은 것은?**

① 선형동물은 부식된 유기물을 섭취하거나 식물이나 동물에 기생한다. 이들은 체벽의 환상근의 수축에 의해 이동한다.
② 발톱벌레(유조동물문)는 체절화된 몸과 관절이 있는 다리를 갖는다.
③ 절지동물은 성장하거나 생활주기의 새로운 단계에 진입함에 따라 외골격을 탈피하는 탈피동물분류군에 속한다.
④ 절지동물은 폐쇄혈관계와 고등한 신경계, 그리고 일부 집단에서는 고도로 발달된 호흡계와 배설계를 갖는다.

05 **적색 눈을 가진 초파리를 교배하여 태어난 초파리들의 눈 색깔의 형질을 조사한 결과 적색 수컷 77, 루비색 수컷 71, 적색 암컷 152마리이었다. 눈 색깔을 결정하는 유전자에 대한 다음의 설명 중 맞는 것은?**

① 성 염색체에 있고 적색이 우성이다.
② 성 염색체에 있고 적색이 열성이다.
③ 상 염색체에 있고 적색이 우성이다.
④ 상 염색체에 있고 적색이 열성이다.

06 **보전생물학은 계통분류학, 개체군 유전학, 개체군생태학, 행동학, 군집생태학, 경관생태학에 이론적 근거를 둔다. 보전생물학에 관한 설명 중 옳지 않은 것은?**

① 개체군생태학 연구는 종/면적 효과의 보편성을 확인했다: 작은 서식지 조각들은 큰 서식지 조각들보다 더 많은 종을 보유한다.
② 목표종의 개체군생태와 행동을 연구하는 것 외에도, 보전생물학자들은 위협종 보전에 필요한 최소생존개체군 크기를 결정하기 위하여 개체군생존력분석을 이용한다.
③ 보전생물학자들은 보존되고 있는 종들의 유전적 변이를 유지하거나 증가시키기 위한 품종 개량 프로그램을 입안한다.
④ 계통분류학자들은 보전 우선순위 확립에 도움이 되는 생물다양성의 분류목록을 제공한다.

07 **생물의 역사에서 절멸이 흔했지만, 인간 활동은 역대 최대일 수 있는 대절멸을 최근 발생시켰다. 생물다양성을 위협하는 것과 관련된 다음 설명 중 옳지 않은 것은?**

① 외래종은 경쟁, 포식 또는 기생을 통해 종종 자생종의 절멸을 가져온다. 인간은 의도적 또는 비의도적으로 외래종을 빈번히 군집에 도입시킨다.

② 오염이 국지적으로 발생하지만, 특히 대기에서는 종종 지역적, 지구적으로 퍼져나간다.

③ 삼림벌채는 특히 열대 지역에서 놀라운 속도로 일어나고 있다. 과도한 벌채는 사막화와 모든 생태계의 소실을 가져올 수 있다. 삼림벌채와 사막과, 지구 온난화는 음성되먹임 순환으로 서로를 강화한다.

④ 서식지 단편화는 온전한 서식지 조각들의 크기를 감소시키고, 가장자리효과는 잔존 서식지의 질을 저하시킨다. 유전자 부동과 절멸의 가능성이 높은 작은 개체군들만이 작은 서식지 조각에 서식할 수 있다.

08 **다음 중 세포간연접의 모든 종류를 포함하는 조직은?**

① 상피조직

② 결합조직

③ 신경조직

④ 근육조직

09 **다음 중 동맥의 혈류에 미치는 영향이 가장 작은 것은?**

① 혈압

② 골격근육의 수축

③ 심박출량

④ 혈관의 직경

10 **다음 중 항원제시세포의 기능을 옳게 서술한 것은?**

① 외인성 펩티드 항원 조각을 MHC Ⅰ 분자에 결합하여 세포표면에 제시한다.
② 외인성 펩티드 항원 조각을 MHC Ⅱ 분자에 결합하여 세포표면에 제시한다.
③ 내인성 펩티드 항원 조각을 MHC Ⅰ 분자에 결합하여 세포표면에 제시한다.
④ 내인성 펩티드 항원 조각을 MHC Ⅱ 분자에 결합하여 세포표면에 제시한다.

11 **다음 중 물고기가 육지에서 겪게 되는 가장 큰 어려움에 해당하는 것은?**

① 체외 환경의 산소 농도의 감소
② 신체수분의 손실
③ 호흡표면적의 감소
④ 호흡 중 에너지 소모의 증가

12 **다음 중 오줌의 농축 기전과 연관된 네프론의 부위는?**

① 근위세뇨관과 원위세뇨관
② 근위세뇨관과 헨레고리
③ 원위세뇨관과 헨레고리
④ 헨레고리과 집합관

13 **세포 내 K^+, Na^+, Cl^-의 농도가 각각 120, 10, 10mM인 신경세포를 K^+, Na^+, Cl^-의 농도가 각각 4, 100, 90mM인 용액에 담갔다. 이 용액에 잠긴 세포의 막전위의 크기를 측정했더니 −70㎷이었다. 이 용액에 잠긴 신경세포의 세포막에 있는 각 이온들이 누출이온채널들을 통하여 이동하는 방향으로서 옳은 것은?**

① K^+은 세포 밖으로 이동하고 Na^+과 Cl^-은 세포 안으로 이동한다.
② K^+은 이동하지 않고 Na^+과 Cl^-은 세포 안으로 이동한다.
③ K^+은 이동하지 않고 Cl^-은 세포 밖으로 이동하며 Na^+은 세포 안으로 이동한다.
④ K^+과 Cl^-은 세포 밖으로 이동하고 Na^+은 세포 안으로 이동한다.

14 **다음 중 근육세포 내에 ATP가 고갈되었을 때에 일어나는 사건이 아닌 것은?**

① 근육세포질 내의 Ca^{2+}의 농도가 증가한다.
② 근육세포질 내의 Na^{+}의 농도가 증가한다.
③ 근육세포가 이완한다.
④ 미오신머리가 액틴분자에 결합해있다.

15 **다음 중 신체가 스트레스를 받았을 때 일어나는 내분비계 연관 반응으로서 옳지 않은 것은?**

① 일시적 스트레스 시에는 부신수질에서 분비된 에피네프린에 의하여 간의 글리코겐 분해가 촉진된다.
② 지속적 스트레스 시에는 부신피질에서 분비된 당질 코르티코이드에 의하여 당신생합성이 촉진된다.
③ 일시적 스트레스 시에는 에피네프린의 작용으로 심장박동이 빨라진다.
④ 지속적 스트레스 시에는 당질 코르티코이드의 작용으로 혈액 양이 증가한다.

16 **효소에 대한 다음 설명 중 옳은 것은?**

① 기질과 화학적 반응을 하여 생체 내 대사를 진행시킨다.
② 주로 단백질로 되어 있으나 RNA로 되어 있는 것도 있다.
③ 기질이 결합하는 부위를 조절부위라고 한다.
④ 반응의 활성화 에너지를 높혀 반응속도를 증가시킨다.

17 **세포분열 관찰을 광학현미경으로 관찰하였다. 특정 세포 구성 요소 염색체에 대한 현미경 사진이다. 이에 대한 설명 중 틀린 것은?**

① 세포분열 중기 때 가장 잘 관찰할 수 있다.
② 감수분열 전기에는 두 개씩 접합한다.
③ 휴지기의 염색질이 변하여 이루어진 구조이다.
④ 개개의 구성요소가 복제된 것이 상동염색체이다.

18 **cDNA를 제작하는데 있어 관여되지 않는 것은?**

① DNA dependent DNA polymerase
② DNA dependent RNA polymerase
③ reverse transcriptase
④ RNA extracts

19 **효소 촉매반응의 저해 중 경쟁적 저해 시 나타나는 결과로 맞는 것은?**

① Km값이 감소한다.
② 반응속도는 기질농도에 상관성이 없다.
③ Vmax 값은 저해가 없을 때와 동일하다.
④ 초기 반응속도는 동일하다.

20 **다음 중 연관에 관한 기술 중 옳지 않은 것은?**

① 연관된 대립인자는 감수분열시 함께 존재하려는 경향이 있다.
② 연관되지 않은 유전자 사이에 교차가 일어나 재조합이 이루어진다.
③ 연관되지 않은 유전자는 감수분열 시 독립분리를 한다.
④ 두 대립인자간 연관 거리가 멀수록 교차가 일어날 확률이 크다.

21 **진핵생물의 유전자 발현은 전사 단계, 전사후 단계, 번역 단계 그리고 번역 후 단계에서 일어난다. 유전자 발현 조절에 관한 설명으로 옳지 않은 것은?**

① 진핵생물에는 오페론이 없다. 진핵생물의 경우에는 연관된 기능을 갖는 단백질들을 만드는 유전자들이 대개 유전체 내에 산재되어 있지만, 이들은 함께 조절되는 경우가 많다.

② 전사가 활발히 일어나는 유전자들은 전사가 비활성인 유전자들에 비해 염색질의 구조가 더 치밀하다. 특정 유전자의 전사 활성을 수반하는 염색질 구조의 변화는 특히 유전자 프로모터 구역에서의 염색질 재구성-특정 히스톤 단백질의 변화를 포함한다.

③ 연관된 기능의 유전자들이 함께 발현되는 것은 각각의 유전자들이 같은 조절 서열을 가지고 있기에 가능하다.

④ 유전자 전사의 전체적인 통제는 프로모터 근접요소와 증폭자 서열에 붙는 특정한 조절 단백질들에 따라 달라진다. 조절 단백질들은 세포의 종류에 따라 특이적이며, 활성자 또는 억제자이다.

22 **동물의 순환계에 관한 서술로서 옳지 않은 것은?**

① 부교감신경의 흥분은 심장박동수와 1회 박동량을 감소시킨다.

② 심실이 수축할 때 방실판막은 닫히고 심실이 이완할 때 동맥판막은 닫힌다.

③ 동맥이 수축하면 혈압이 상승한다.

④ 혈류의 국소조절은 전모세혈관괄약근에 의하여 이루어진다.

23 **다음의 요인 중 호흡을 가장 촉진시키는 것은?**

① 체온의 하강

② 혈액의 산소분압의 감소

③ 혈액의 이산화탄소 분압의 증가

④ 혈액 pH의 증가

24 **다음은 진핵생물의 유전자 발현에 대한 설명이다. 이들 설명 중 옳지 않은 것은?**

가. 진핵유전자가 발현하는 데에는 프로모터, DNA 중합효소 등이 필요하다.
나. 진핵유전자가 발현하는데 관여하는 전자인자 조절단백질은 활성자(activator)이다.
다. 활성자가 부착하는 DNA의 염기부위는 사일랜서(silencer)와 인헨서(enhancer)가 있다.
라. 프로모터와 TATA 박스는 DNA 중합효소가 붙는 부위이다.
마. 진핵유전자에서 프로모터를 도와 전사활성을 증가시켜주는 DNA 염기부위는 인핸서(enhancer)이다.

① 가, 다
② 나, 다
③ 다, 마
④ 가, 라

25 **세포의 전자전달을 억제하는 화학물질이 투여된 경우에 가장 영향을 많이 받게 되는 수송은?**

① 소장 상피세포에서 1차 능동수송에 의한 아미노산의 흡수
② 소장 상피세포에서 2차 능동수송에 의한 아미노산의 흡수
③ 소장 상피세포에서 물의 흡수
④ 소장 상피세포에서 NaCl의 흡수

유일무이 의치한약수
학교별 기출문제집

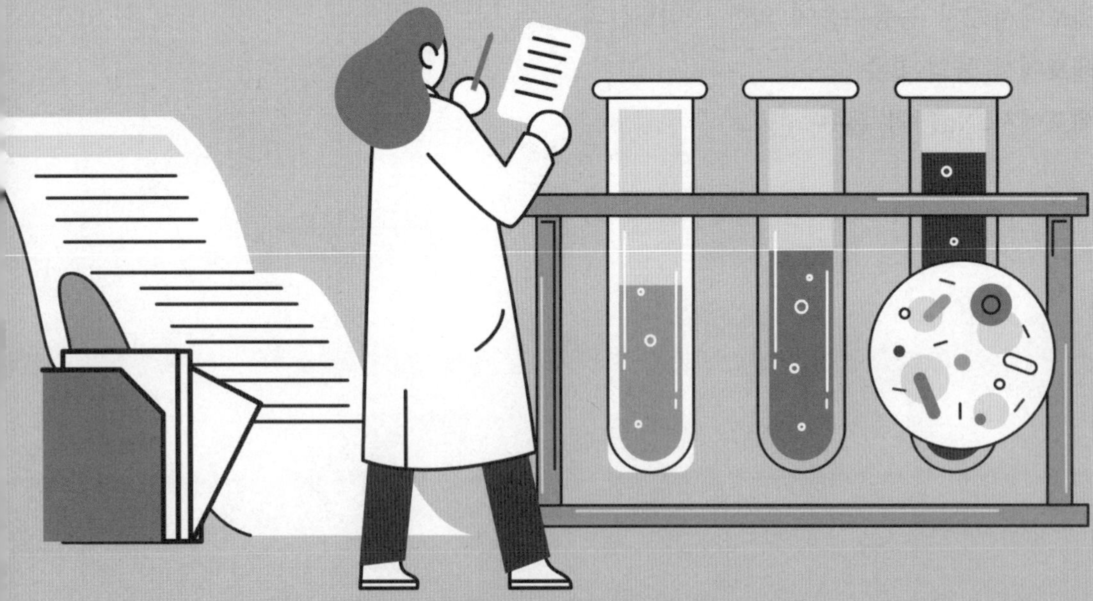

PART 21

건국대학교 수의대

수의대 편입기출문제

※ 다음의 문제를 읽고 알맞은 답을 고르시오. (20문제 × 5점 = 100)

01 콜레스테롤을 설명한 것 중에서 맞지 않는 것을 고르시오.

① 동물세포막의 구성성분이며 steroid hormone의 기초물질이다.
② 고지혈증은 LDL 수용체가 없어서 콜레스테롤을 혈관벽에 과도하게 축적시킨다.
③ 4개의 고리와 8개의 탄소로 이루어지 탄화수소 사슬로 구성된다.
④ 혈중 콜레스테롤은 주로 고밀도 지질단백질(HDL)이란 입자속에 들어 있다.

02 DNA 분자 한쪽가닥의 염기서열이 5′AAGCT 3′이면 반대편 가닥의 상보적인 염기서열은?

① 5′AAGCT 3′
② 5′AGCTT 3′
③ 5′UUCGA 3′
④ 5′TTCGA 3′

03 물 분자의 특성이 아닌 것은?

① 극성 공유결합
② 145°의 결합각도
③ 높은 표면장력
④ 수소 결합

04 **유전자 클로닝을 위한 방법에 대한 설명 중에서 맞지 않는 것은?**

① 세포로부터 염색체 DNA를 분리하고 제한효소를 이용하여 수천 조각으로 절단한 후 운반체(vector)에 연결하여 서로 다른 대장균 숙주세포로 들어가게 한다.
② 진핵생물의 염색체는 인트론(intron)을 가지고 있어서 유전자를 얻기가 쉽지 않기 때문에 mRNA를 분리한 후, 역전사 효소를 사용하여 cDNA를 만들어 클로닝 한다.
③ 중합효소 연쇄반응(PCR)을 이용하면 유전자의 염기서열에 대한 정보 없이도 특정 유전자를 클로닝 할 수 있는 혁신적인 방법이다.
④ 특정유전자의 염기 서열이나 단백질의 아미노산 서열을 일부라도 알고 있는 경우 분자 탐침자(probe)를 만들어 특정유전자를 발견하여 클로닝 할 수 있다.

05 **북반구의 고위도 지역에는 침엽수가 많이 분포한다. 그 이유로 맞지 않는 것은?**

① 이 지역의 동물들은 활엽수의 씨앗을 즐겨먹기 때문에 활엽수보다 생존에 유리하다.
② 겨울에 눈이 많이 오기 때문에 활엽수보다 생존에 유리하다.
③ 활엽수에 비해 불에 내성을 갖기 때문에 산불이 많은 이 지역의 생존에 유리하다.
④ 짧은 여름기간을 갖기 때문에 이 기간동안 잎이 자라야 하는 활엽수보다 생존에 유리하다.

06 **다음의 아미노산 가운데 단백질 내부에 위치할 가능성이 가장 큰 것은?**

① Glu
② Lys
③ Val
④ Asp

07 **생물체에서의 기체교환에 대해 맞지 않게 설명한 것은?**

① 모세혈관과 조직세포 사이의 기체교환은 확산에 의해 이루어진다. 기체는 분압이 높은 곳에서 낮은 곳으로 이동하므로 산소가 풍부한 혈액에서 조직으로 들어간다.
② 혈중 산소의 대부분은 물에 잘 녹지 않고 적혈구의 헤모글로빈에 의해 이동되는데, 헤모글로빈 한 분자는 1분자의 산소를 이동시킨다.
③ 호흡조절중추는 교뇌와 연수에 위치하는데 연수조절중추에서 나온 신경이 횡격막과 늑간근에 수축신호를 보냄으로써 숨을 들이쉬게 된다.
④ 역류교환에 의해 산소가 물고기 아가미의 혈관속으로 유입된다.

08 **동물의 조직특성을 바르게 설명한 것은?**

① 혈액은 액체상태의 결합조직이며, 물렁뼈는 성긴결합조직으로 유연성 섬유를 갖는다.
② 편평상피와 입방상피는 많은 세포질을 가지고 있어 물질을 분비하거나 흡수하기에 유리하다.
③ 뉴우런(neuron)의 수상돌기는 세포체로부터 신호전달을 받는다.
④ 성인은 일정한 수의 골격근 세포를 갖고 있어 운동을 해도 세포수의 변화없이 그 크기만 커진다.

09 **균류의 설명 가운데 맞지 않는 것은?**

① 셀룰로오스로 이루어진 세포벽이 있어서 지의류와 균근과 같이 식물과의 공생관계를 이루기가 용이하다.
② 포자가 발아하면 반수체의 균사체로 성장한다.
③ 효모는 유사분열에 의해서만 생식하지만 그 외의 균류는 다양한 생활사를 갖는다.
④ 균류는 반수체와 이배체 단계 이외에도 한 세포에 핵이 두 개가 들어 있는 이핵세포 단계를 가진다.

10 **세포골격에 대한 설명 중 맞지 않는 것은?**

① 미세섬유는 액틴으로 이루어졌으며 근육세포를 수축시킨다.
② 미세소관은 운반소포를 골지체에서 원형질막으로 옮겨준다.
③ 미세소관은 미엘린으로 이루어진 관상의 단백질이다.
④ 중간섬유는 핵을 일정한 공간에 머물도록 한다.

11 **캘빈회로에서 포도당 합성에 사용되는 수소원자는 어디로부터 오는가?**

① NADH
② $FADH_2$
③ $n(CH_2O)$
④ H_2O

12 **크렙스 회로에서 포도당 분자로부터 이동된 대부분의 에너지는 어디로 옮겨지는가?**

① ATP
② NADH와 $FADH_2$
③ oxalic acid
④ citric acid

13 **인간의 수명이 연장됨에 따라 알쯔하이머 또는 헌팅턴병과 같은 퇴행성 신경질환이 크게 대두되고 있다. 이러한 질병의 주원인은 무엇인가?**

① 단백질의 분해
② RNA 생성 이상
③ RNA의 splicing 이상
④ 단백질의 3차구조 변화

14 **추운 지방에 사는 동물은 더운 지방에 사는 동물에 비해 세포막의 불포화/포화 지방산 함량비에 있어서 어떤 특성을 나타내는가?**

① 증가한다.
② 감소한다.
③ 불규칙적이다.
④ 동일하다.

15 **최근 복제인간이 사회적 문제로 큰 논란이 되고 있다. 생물복제가 증명할 수 있는 가설은 다음 중 어느 것인가?**

① 진화설
② 창조설
③ 세포전능설
④ 전생설

16 **음식을 적게 섭취하면 장수한다고 알려져 왔다. 그렇다면 다음 중 무엇이 적게 생산되어 노화에 영향을 미치게 되는가?**

① 금속
② 자유라디칼
③ 무기이온
④ 당

Q 주관식 문제

※ 다음 문제를 간단히 답하시오.

17 식물의 2기 생장으로 줄기의 두께가 비후된다. 이에 관여하는 2가지 조직은 무엇인가?

18 B세포와 T세포에 의한 면역반응을 각각 무엇이라 하는가? (순서대로 답하시오.)

19 virus가 특정 세포만을 공격하는 특성을 무엇이라 하는가?

20 자궁내막의 발달과 유지에 관여하는 2가지 호르몬은 무엇인가?

유일무이 의치한약수
학교별 기출문제집

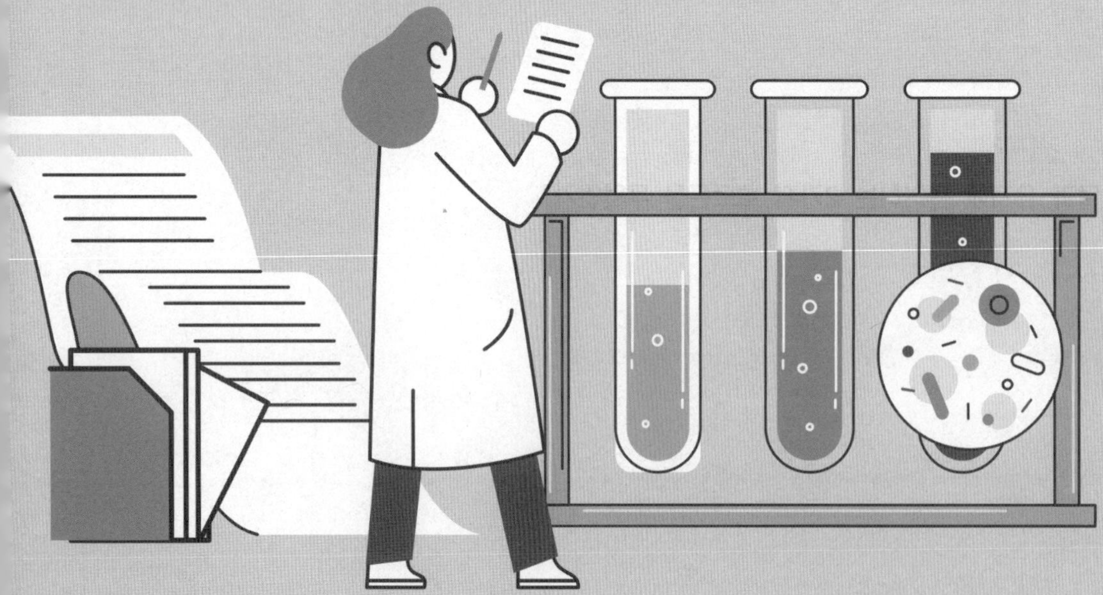

PART 22

전남대학교 약대

편입기출문제

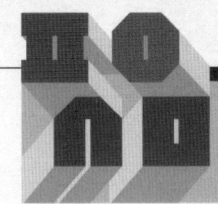

01 **민물에 살고 있는 아메바는 세포 내에 수축포가 있고, 플라나리아는 체내에 불꽃세포가 있다. 이러한 것들은 아래에 있는 생명의 특성 가운데 어느 것에 해당되는가?**

① 항상성
② 자극감수성
③ 다양성
④ 유전성

02 **다음은 물에 대한 설명이다. 틀린 내용은?**

① 물분자 사이에 형성되는 수소결합 때문에 높은 표면장력을 나타낸다.
② 물분자는 104.5의 결합각을 가진 극성화합물이다.
③ 물분자를 이루고 있는 수소원자는 음전하를, 산소원자는 양전하를 띠고 있다.
④ 물은 비슷한 크기의 다른 분자들에 비해 열용량이 높다.

03 **다음은 단백질에 대한 설명이다. 틀린 내용은?**

① 단백질은 아미노산들이 펩티드결합을 함으로서 이루어진다.
② 단백질은 종류에 따라 일정한 아미노산 서열과 분자량 그리고 입체구조를 가진다.
③ 아미노산은 하나의 수소원자에 아미노기와 카르복실기가 함께 붙어 있다.
④ 단백질 분자를 이루고 있는 아미노산 배열순서를 그 단백질의 1차 구조라 부른다.

04 **세포는 세포막을 통해 물질을 이동시킬 때 몇 가지 방법을 이용한다. 세포 밖에서 안으로 물질을 이동시킬 때 세포막을 통과할 수 없는 큰 물질은 어떤 방법을 이용할까?**

① 삼투압작용
② 내포작용
③ 외포작용
④ 확산작용

05 **세포막 표면의 단백질이나 지질에 붙어 있는 탄수화물을 무엇이라 부르는가?**

① 글루코스
② 글리코겐
③ 글리코칼릭스
④ 글루타민

06 **다음은 유전자 풀(gene pool)에 대한 설명이다. 올바른 내용은?**

① 유전자 풀은 절대 변하지 않는다.
② 유전자 풀은 동물에만 있다.
③ 한 집단 내의 일부 유전자를 말한다.
④ 한 집단 내의 전체 유전자를 말한다.

07 **어떤 한 종이 다양한 환경에 오랫동안 살게되면 그 환경에 적응한 새로운 종이 출현하게 되는데 이러한 과정을 일컫는 용어를 무엇이라 하는가?**

① 안정적 진화
② 수렴진화
③ 적응방산
④ 공동진화

08 **다음 중 자포동물이 아닌 것은?**

① 히드라
② 해파리
③ 빗해파리
④ 산호

09 **다음 중 개체군 밀도를 측정하는 방법이 아닌 것은?**

① 총계법
② 밀도법
③ 방형구법
④ 포획-재포획법

10 **다음은 생태적 천이를 설명한 것이다. 틀린 내용은?**

① 생물군집이 시간이 흐르면서 변화되는 과정을 말한다.
② 산불이나 홍수가 난 뒤에도 천이가 일어난다.
③ 최종적으로 안정된 군집을 극상이라 한다.
④ 극상단계의 군집은 더욱 감소해지는 경향이 있다.

11 **다음은 적조현상을 설명한 것이다. 틀린 내용은?**

① 적조는 수온이 낮을 때 보다 높을 때 잘 발생한다.
② 적조는 염분농도가 낮을 때 보다 높을 때 잘 발생한다.
③ 적조는 영양염류의 양이 적을 때 보다 풍부할 때 잘 발생한다.
④ 적조의 주된 원인생물은 규조류 또는 쌍편모조류이다.

12 **물질대사 결과 생성된 질소노폐물 가운데 암모니아상태로 배설한 동물은?**

① 아메바
② 메뚜기
③ 도마뱀
④ 두루미

13 **다음 중 신경전달물질이 아닌 것은?**

① 아세틸콜린
② 트로포닌
③ 세로토닌
④ 도파민

14 **다음은 생물학적 종의 개념을 설명한 것이다. 틀린 내용은?**

① 같은 종에 속하는 개체들 사이에서는 교배가 이루어져야 한다.
② 유전자 풀을 공유해야 한다.
③ 무성생식을 하는 생물들에게는 적용할 수 없다.
④ 모든 생물들에게 적용할 수 있는 종의 개념이다.

15 **세포주기에 있어서 세포분열로의 진행여부를 결정하는 가장 중요한 단계는?**

① M기
② G1기
③ S기
④ G2기

16 **감수분열 단계에서 일어나는 상동염색체간의 교차는 생물체의 유전적 다양성을 형성하는데 도움을 준다. 감수분열 단계 중 교차가 형성되는 단계는?**

① 전기 I
② 중기 I
③ 전기 II
④ 중기 II

17 **인간의 대뇌 반구는 4개의 엽(lobe)으로 되어 있는데 이 중 언어 중추가 있는 부위는?**

① 전두엽 ② 측두엽
③ 두정엽 ④ 후두엽

18 **세포노화 과정에 가장 중요하게 영향을 끼칠 수 있는 세포소기관은?**

① 리보좀 ② 골지체
③ 중심립 ④ 미토콘드리아

19 **DNA의 구조적 안정성에 기여하는 요인이 아닌 것은?**

① 수소결합 ② DNA 염기의 상보성
③ DNA의 뉴클레오좀 구조 ④ DNA의 메틸화

20 **다음 효소 중 다른 셋과 기능적으로 차이가 있는 효소는?**

① superoxide dismutase ② peroxidase
③ phosphofructokinase ④ catalase

21 **단백질은 종류에 따라 여러 가지 다른 기능을 가질 수 있다. 아래 보기중 생물체의 물리적 형태를 유지하는 데 관여하는 구조단백질은?**

① 헤모글로빈 ② 미오글로빈
③ 인슐린 ④ 콜라겐

22 **다음 식물 호르몬 중 과일의 숙성이나 낙엽과 같은 노화 반응을 유도하는 것은?**

① 에틸렌
② 앱시스산
③ 옥신
④ 시토키닌

23 **식물의 잎에서 형성된 영양분이 식물의 다른 부분으로 이동하는 기작과 관련이 있는 것은?**

① 장력설
② 압류설
③ 증산작용
④ 응집력설

24 **유전자의 발현에 직접적으로 영향을 주는 것이 아닌 것은?**

① DNA의 메틸화
② 스테로이드 호르몬에 의한 조절
③ feedback inhibition
④ repressor

25 **다음 중 간(liver)의 기능과 거리가 먼 것은?**

① 지방의 유화작용
② 적혈구생성의 자극
③ 항응고제 합성
④ 요소합성

유일무이 의치한약수
학교별 기출문제집

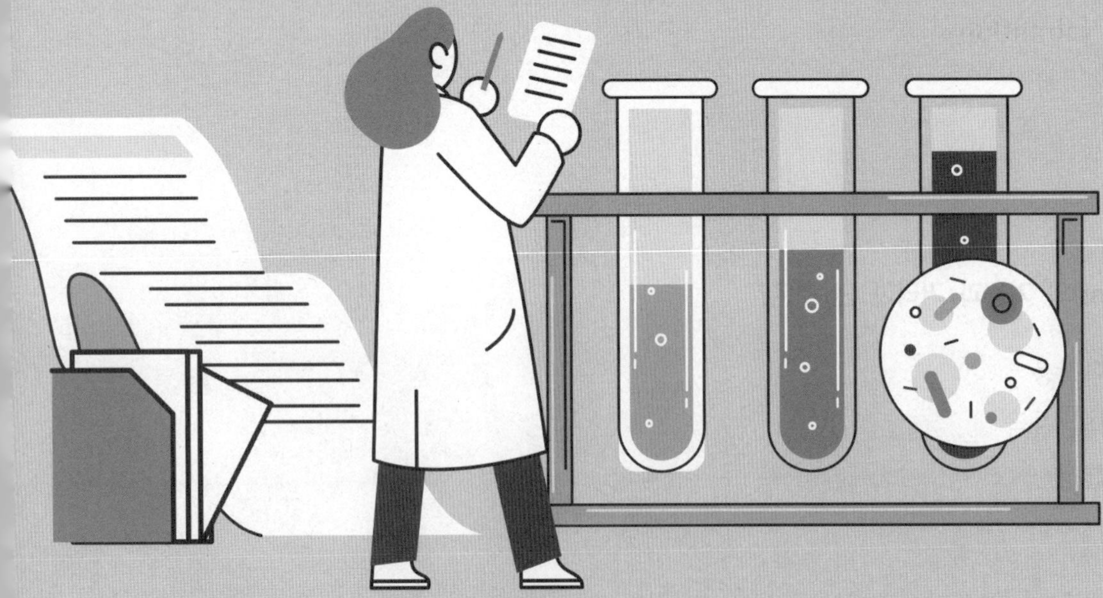

PART 23

서울대학교 수의대

전공필기문제

01 종을 정의하는데 가장 중요한 인자는?

① morphology
② behavioral similarity
③ interbreeding
④ ecological niche
⑤ mating

02 생명체에서는 지질(lipid)이 세포의 여러 가지 부분을 나누는 막으로 작용한다. 다음 중 어떤 성질 때문에 지질이 좋은 투과장벽(permeability barrier)가 되는가?

① 고분자화합물이기 때문에
② 지질은 다른 물질에 비해 견고하고 빽빽한 장벽을 만들 수 있기 때문에
③ 다른 물질에 비해 느슨한 장벽을 만들 수 있기 때문에
④ 대부분의 중요한 생체분자가 지질에 녹지 않기 때문에
⑤ 지질이 다른 고분자에 비해 높은 에너지를 함유하고 있기 때문에

03 다음의 세포소기관과 기능을 제대로 짝지어 놓은 것은?

• lysosome	a. 단백질의 folding
• rough endoplasmic reticulum	b. 외부로 수송할 물질을 정리
• soft endoplasmid reticulum	c. 단백질의 합성
• Golgi apparatus	d. 물질의 분해
• chromoplast	e. 색소의 생성

① dcbae ② dabce
③ dbcae ④ dcabe
⑤ dacbe

04 **효모세포들을 포도당을 함유하는 배지에 넣고 포도당이 세포내로 들어가는 속도를 측정하였다. 포도당의 농도를 높일수록 포도당이 세포내로 수송되는 속도도 같이 증가하였으나, 10M 이상의 농도로 올렸더니 더 이상의 수송속도의 증가가 없었다. 그렇다면 효모의 포도당 수송 기작은 다음 중 어떤 경로를 통한다고 생각할 수 있는가?**

① simple diffusion
② facilitated diffusion
③ group translocation
④ active transport

05 **lactate dehydrogenase는 발효를 통해 pyruvate를 lactate로 전환함으로써 포도당이 산소가 없는 환경에서도 계속 분해가될 수 있게 한다. 그 이유는?**

① 이 반응에서 산소가 형성되기 때문에
② 이 반응이 ATP의 생성을 유도하기 때문에
③ 이 반응은 NADH를 NAD+로 다시 산화시키기 때문에
④ 이 반응은 NAD+를 다시 NADH로 환원시키기 때문에
⑤ 이 반응을 통해 해당작용의 feedback inhibition이 줄어들기 때문에

06 **세포내로 수송된 포도당이 해당작용을 통해 pyruvate까지 변화되는 과정 중에 산물은?**

① 2ATP와 2NADH
② 2ATP와 1NADH
③ 1ATP와 2NADH
④ 1ATP와 1 NADH
⑤ 정답 없음

07 **남미의 어떤 agouti mouse는 수컷이며 털의 색깔이 갈색을 띠며, agouti 유전자와 albino 유전자 위치에 모두 이형접합자(heterozygous)이다(AaBb). 암컷은 열성 형질인 흰색의 albino이며, agouti 유전자가 이형접합자(heterozygous)이다(aaBb). 만약 우성 agouti allele이 없는 non-albino 쥐(AAbb or Aabb)는 검은 색을 띤다고 하면 이 두 마리의 쥐에서 태어나는 자손 중에 갈색을 띠는 쥐는 몇 %나 될까?**

① 0
② 12.5
③ 37.5
④ 50
⑤ 62.5

08 다음의 virus의 생활사 중 숙주의 효소를 필요로 하는 과정은?

① attachment(or binding)
② penetration
③ replication and synthesis
④ assembly
⑤ release

09 다음 중 원핵생물에 대한 설명으로 틀린 것은?

① 진정세균(eubacteria)과 고세균(archaebacteria)이 여기에 속한다.
② 진정세균의 세포벽은 peptidoglycan이나, 고세균의 경우는 아니다.
③ 원형질막을 형성하는 인지질의 지방산 결합은 진정세균과 고세균이 서로 같다.
④ 리보좀(ribosome)의 크기는 종에 상관없이 모두 70S이다.
⑤ 호흡을 위해 대개 원형질막을 이용한다.

10 어떤 병을 일으키는 원인을 파악하기 위해 pore size가 0.2μm인 여과지로 걸렀으며, 여과액을 254nm 파장의 UV로 장시간 처리하였으나 여전히 병원성이 남아 있었다. 다음 중 병을 일으키는 원인으로 생각할 수 있는 것들 중 가장 타당한 것은?

① Prion ② virus
③ Viroid ④ Rickettsia
⑤ mycoplasma‘

11 다음 중 과일이 익을 때 작용하는 식물 hormone은?

① auxin ② gibberelline
③ cytokinins ④ abscisic acid
⑤ ethylene

12 **식물체에서 다음 중 수분 포텐셜(water potential)이 가장 낮은 부위는?**

① 뿌리의 피층 ② 잎의 해면조직
③ 잎의 물관부 ④ 뿌리의 물관부

13 **단기기억(short-term memory)을 장기기억(long-term memory)으로 전환하는데 관여하는 뇌의 부위는?**

① 해마(hippocampus) ② 뇌량(corpus callosum)
③ 연수(medulla) ④ 시상하부(hypothalamus)
⑤ 망상체(reticular system)

14 **행동에 영향을 미치는 호르몬의 작용과 그 예에 대한 다음의 설명 중 틀린 것은?**

① 호르몬은 중추신경계의 형태, 생리적 활성도, 그리고 신경전달 물질의 역할 등을 변화시킴으로써 행동에 영향을 미친다(zebra finch의 노래하는 행동 - 남성 호르몬).
② 호르몬은 근육이나 뉴런 같은 실행기를 변화시켜서 행동에 영향을 줄 수 있다(발톱개구리의 울음소리가 성적으로 다르다 - 남성호르몬androgen).
③ 자극을 감지하는 능력에 영향을 미친다(여성의 시력이 월경주기의 단계에 따라 변한다).
④ 호르몬은 주위 환경상태를 인식하게 하여 행동에 영향을 미친다(일벌들이 꿀벌통의 위생을 철저히 관리하여 질병을 이겨나간다).

15 **숨을 오랫동안 참았을 때, 다음 중 어느 요인이 제일 먼저 급작스런 호흡을 유도하는가?**

① 혈액 내 O_2 농도 상승
② 혈액 내 O_2 농도 저하
③ 혈액 내 CO_2 농도 상승
④ 혈액 내 CO_2 농도 저하
⑤ 혈액 내 CO_2 농도 상승과 O_2 농도 저하

16 **다음 중 thermoregulation에 대한 설명 중 틀린 것은?**

① thermoregulation의 범주를 homothermy, poikilothermy와 heterothermy로 나눌 수 있다.
② 몸의 크기가 작은 동물의 경우 대사율이 낮아서 생성되는 열의 양이 적다.
③ 밤나방류의 역류열교환 현상은 우리의 신체에서도 말단 부위에서도 이용되는 현상이다.
④ 열의 발생은 대사과정에서 발생되는 열과 몸을 떨어서 생기는 열 등이 있다.
⑤ 갈색지방은 많은 미토콘드리아에 의해 나타나는 색으로 열에너지 생성에 관여한다.

17 **혈액에 대한 설명으로 틀린 것은?**

① 혈액은 connective tissue(결합조직)이다.
② 혈액은 혈장(plasma), 적혈구(etythrocyte), 백혈구(leukocyte), 및 혈소판(platelet)으로 이루어져 있다.
③ 혈장의 구성성분 중 물 다음으로 풍부한 것은 포도당이다.
④ 수명이 다한 적혈구는 간(liver)이나 지라(spleen)에서 백혈구에 의해 분해가 된다.
⑤ 적혈구는 성숙하면 핵이 없어지나 백혈구는 성숙하더라도 핵이 사라지지 않는다.

18 **다음 중 림프계에 대한 설명으로 틀린 것은?**

① 우리몸의 체액과 이온의 균형을 유지한다.
② 면역계의 일부를 담당한다.
③ 백혈구는 있으나 적혈구는 없다.
④ 암이 퍼지는 통로의 역할을 하기도 한다.
⑤ 림프관은 혈관과는 물질의 교환이 일어나지 않는 독립적인 순환계이다.

19 **다음 중 항체(antibody)에 대한 설명으로 틀린 것은?**

① neutralizes free antigen(항원의 중화)
② activates complement(보체의 활성화)
③ binds to virus and bacteria(virus 및 bacteria와 결합)
④ perforate bacterial cells(박테리아에 구멍을 낸다)
⑤ clumps bacteria together(여러 bacteria를 한데 묶는다)

20 **다음 중 화학적 시냅스(chemical synapse)와 무관한 것은?**

① 시냅스 소포(synaptic vesicle)
② 시냅스 틈(synaptic cleft)
③ 수용체(receptor)
④ 신경전달물질(neurotransmitter)
⑤ 간극연접(gap junction)

21 **유성생식의 경우 무성생식보다 다양한 표현형을 갖는 자손이 만들어져서 자연선택의 기회가 높아지는 가장 큰 이유는 감수분열(meiosis)동안 염색체의 (　　　)이 일어나기 때문이다.**

22 **세포분열의 여러 단계 중 DNA 복제가 일어나는 시기는?**

23 **시험관에서 DNA가 합성이 되는 것을 보기 위해 primer, dNTP, DNA polymerase 외에 반드시 필요한 것은?**

24 쥐의 암컷으로부터 상피세포를 채취하여 염색을 한 결과 간기(interphase)에 있는 세포의 핵에 매우 응축된 염색체가 관찰되었다 이것을 무엇이라고 하는가?

25 어떤 개체에서 물질 C의 합성경로가 다음과 같다. 효소1을 암호화하는 유전자에 돌연변이가 일어나 활성이 없어지면 효소2의 활성과 상관없는 표현형을 나타낸다. 즉, 효소1의 유전자가 효소2의 유전자의 표현에 영향을 미치는데, 이와 같은 관계를 무엇이라 하는가?

효소1		효소2	
A →	B →	C	

26 어떤 원생동물(예, Giardia)은 세포내의 소기관(organelle) 중 ( )이 없어 발효만으로 ATP를 얻어 살아간다. 이것은 무엇인가?

27 적혈구 내의 hemoglobin의 산소에 대한 친화력은 여러 가지 요인에 의해 영향을 받는다. 이중 pH에 의해 영향을 받는 것을 무엇이라 하는가?

28 표면에 CD4를 가지고 있어 HIV의 표적이 되며 세포성 면역반응(cell-mediated immune response)와 체액성 면역반응(humoral immune response)에 모두 관여하는 세포는?

29 책을 소리내어 읽을 때 활성화되는 뇌의 부위를 활성화 순서대로 연결하시오.

> 시신경 → (　　　) → 시각중추(후두엽) → (　　　) → (　　　) → (　　　) → 운동중추(motor cortex)
>
> 가. Thalamus(시상)
> 나. Broca's area (브로카영역)
> 다. Wernicke's area(베르니케 영역)
> 라. angular gyrus(각회)

30 동물의 상피조직세포에서 유전자를 구성하는 DNA를 5분 동안 끓인 후 mRNA와 섞어 주었더니 혼성화(hybridization)가 진행되어 아래와 같은 구조를 전자현미경하에서 관찰할 수 있었다. 아래 그림의 고리(loop)에 해당하는 부분은?

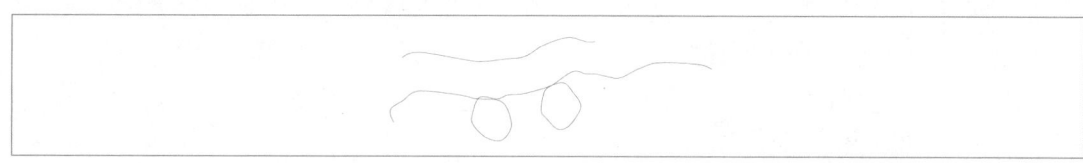

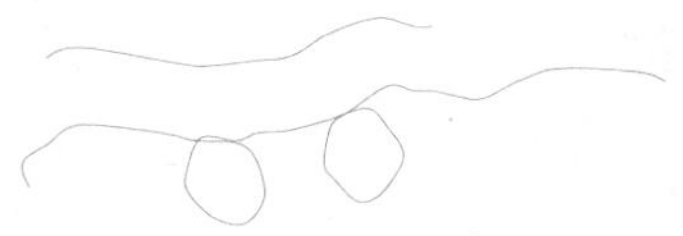

유일무이 의치한약수
학교별 기출문제집

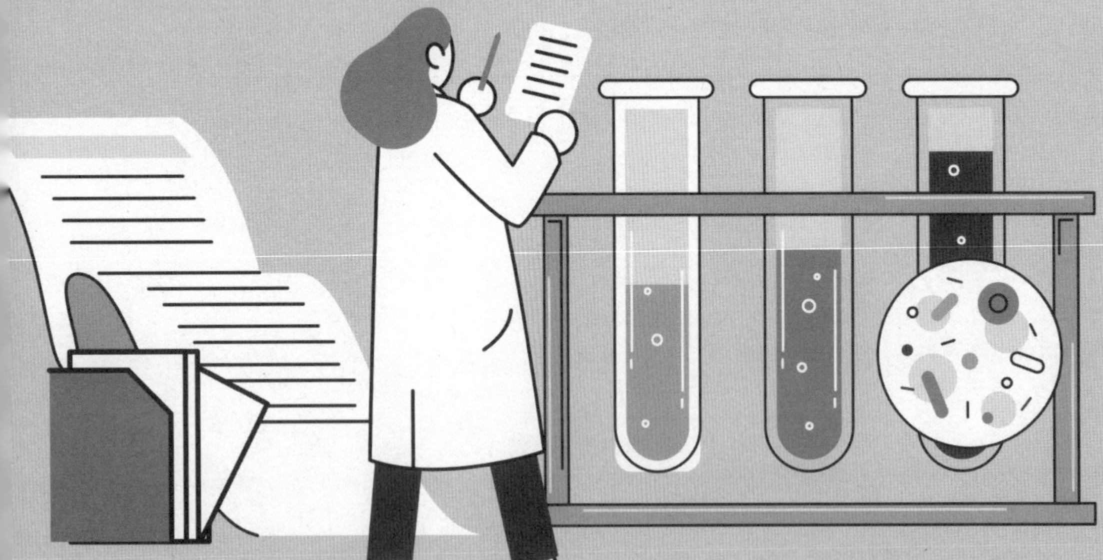

PART 24

제주대학교 의대

편입기출문제 1회

01 세포내 조면 소포체의 가장 중요한 기능은?

① 호흡
② 단백질 합성
③ 광합성
④ DNA 전사

02 원핵세포(procaryotic cell)에 대한 설명으로 가장 적합한 것은?

① 핵이 없다.
② 진핵세포에 비해 많은 부분이 원시적이다.
③ 박테리아의 세포도 예가 될 수 있다.
④ ①, ②, ③ 모두에 해당 된다.

03 다음 세포의 구성 요소 중 편모와 섬모와 가장 관련 깊은 것은?

① 미세소관(microtubule)
② 미토콘드리아(mitochondria)
③ 골지체(Golgi apparatus)
④ 잡색체(chromoplast)

04 다음 중 이중막 구조로 되어 있지 않은 세포내 소기관은?

① 리보솜
② 핵
③ 엽록체
④ 미토콘드리아

05 **대부분의 mRNA를 구성하는 가닥의 수는?**

① 1
② 2
③ 3
④ 4

06 **가스교환이 일어나는 장소는?**

① 기관(Trachea)
② 폐포(Alveoli)
③ 기관지(Bronchi)
④ 세기관지(Bronchioles)

07 **혈액을 원심분리하면 가장 아래층에 있게 되는 것은?**

① 백혈구(Leukocytes)
② 혈소판(Platelets)
③ 적혈구(Erythrocytes)
④ 혈장(Plasma)

08 **우유를 먹었을 때 복통이나 설사를 일으키는 경우가 있다. 그 이유는?**

① 우유 중의 젖당을 분해하는 효소가 부족하기 때문이다.
② 우유 중의 단백질을 분해하는 효소가 부족하기 때문이다.
③ 우유 중의 지방을 분해하는 효소가 부족하기 때문이다.
④ 우유 중의 핵산을 분해하는 효소가 부족하기 때문이다.

09 ***Helicobacter pylori*에 대한 설명이다. 틀린 것은?**

① 산을 중화시키는 화학물질이 이 세균을 싸고 있어 위산에 저항한다.
② 이 균이 생장한 곳에는 점액 분비가 촉진 되므로 위벽이 손상을 받기 쉽게 한다.
③ 전 세계 인구의 약 50%가 이 세균에 감염되어 있다고 추정된다.
④ 위궤양, 위염, 위암 등의 원인으로 추정되고 있다.

10 **박테리아와 남조류의 차이점은?**

① 핵(nucleus)의 유무
② 리보솜(ribosome)의 유무
③ 엽록소(chlorophyll)의 유무
④ 미토콘드리아(mitochondria)의 유무

11 **다세포 생물에서만 발견되며 세포모양을 일정하게 유지시키고 경우에 따라서는 인접한 세포를 결집시키는 역할을 하는 것은?**

① 액포(vacuole)
② 중간섬유(intermediate filament)
③ 미소체(microbody)
④ 골지체(Golgi apparatus)

12 **염색체 이상에 의한 우성 유전질환은?**

① 겸상 적혈구증(sickle cell disease)
② 헌팅턴 병(Huntington's disease)
③ 백화현상(albinism)
④ ①, ②, ③ 모두

13 **표현형 수준의 자연선택과 가장 관련성이 적은 것은?**

① 방향성 ② 상대성
③ 안정성 ④ 분단성

14 **생물체에 존재하는 가장 기본적인 이중나선 구조는?**

① A형 ② Z형
③ B형 ④ C형

15 **다음 중 효소반응에서 반응 전 과정 중 효소와 결합상태를 유지하고 있는 것은?**

① 보조인자 ② 보조기질
③ 조효소 ④ 보결분자단

16 **스캔 전자 현미경(scanning electron microscope)의 장점이라고 할 수 없는 것은?**

① 세포의 내부구조를 정확히 관찰할 수 있다.
② 세포의 표면구조를 관찰하는데 편리하다.
③ 살아있는 세포나 조직을 관찰하는데 유리하다.
④ ①, ②, ③ 모두 해당되지 않는다.

17 **세포분열 과정 중 Tubulin 단백질이 합성되는 시기는?**

① G_1기
② G_2기
③ 중기(metaphase)
④ 후기(anaphase)

18 **다음 중 중배엽에서 형성되는 것은?**

① 신경기관 ② 소화기관
③ 호흡기관 ④ 순환기관

19 **다음의 소화효소 중 소장에서 분비되는 것이 아닌 것은?**

① 아미노 펩티다아제 ② 디펩티다아제
③ 락타아제 ④ 리파아제

20 **다음 중 씨(seed)의 휴면을 깨울 수 있는 방법으로 제시될 수 있는 것은?**

① 열처리 ② 냉각처리
③ 광선처리 ④ ①, ②, ③ 모두

21 **위의 소화 기능을 틀리게 설명한 것은?**

① 위벽에서 gastrin을 분비한다.
② Mucin 이라는 불용성 mucoprotein이 존재한다.
③ 주세포에서는 트립신을 분비한다.
④ 벽세포에서는 염산을 분비한다.

22 **Nephron에서의 뇨 생성단계를 맞게 배열한 것은?**

① 보우만주머니 - 근위세뇨관 - 헨리고리 - 원위세뇨관 - 집합관
② 근위세뇨관 - 보우만주머니 - 원위세뇨관 - 집합관 - 헨리고리
③ 보우만주머니 - 헨리고리 - 근위세뇨관 - 원위세뇨관 - 집합관
④ 근위세뇨관 - 헨리고리 - 원위세뇨관 - 집합관 - 보우만주머니

23 **신장은 무엇의 균형을 조절함으로써 혈액의 산-염기 평형을 조절하는가?**

① OH^-
② H^+
③ HCO_3^-
④ H^+과 HCO_3^-

24 **「Second messenger」가 아닌 것은?**

① IP_3
② cAMP
③ cGMP
④ Adenyl cyclase

25 **환경호르몬에 대한 설명이다. 틀린 것은?**

① PCB, DDT, 다이옥신 등이 환경호르몬에 속한다.
② 대부분 지용성 물질이므로 체내에 축적되며 배출이 어렵다.
③ 정자의 활동성을 과다하게 촉진시켜 사멸하게 한다.
④ 암컷에 수컷의 생식기가 생기기도 한다.

26 **결합조직(connective tissue)의 특성에 대하여 바르게 설명한 것은?**

① 내부기관을 둘러싸고 있어 보호 기능을 수행하는 조직
② 정보전달을 위해 특별하게 분화된 다양한 해부학적 구조
③ 다른 조직을 서로 연결하며 세포외의 기질이 풍부한 조직
④ 자극을 감지하고 결정하여 곧바로 반응을 보내는 기능을 수행하는 조직

27 **뇌하수체 후엽에서 분비되는 호르몬은?**

① 부신피질자극 호르몬(ACTH)
② 항이뇨 호르몬(ADH)
③ 여포자극 호르몬(FSH)
④ 갑상선자극 호르몬(TSH)

28 **부교감 신경의 기능은?**

① 심장박동을 촉진시키고 혈압을 높인다.
② 소화기관의 운동을 촉진하고 심장박동을 저하시킨다.
③ 간의 글리코겐을 포도당으로 전환시키는 것을 촉진한다.
④ 「Fight or Flight」events

29 **호르몬과 표적세포에 대한 설명으로 옳은 것은?**

① 호르몬들은 체내에서 널리 순환하므로 모든 세포에서 반응을 유발한다.
② 표적세포는 특정 호르몬 분자하고만 결합할 수 있는 매우 특이적인 수용체 부위를 갖고 있다.
③ 호르몬은 대개 체내에서 쉽게 파괴되지 않는다.
④ 모든 호르몬 분비는 positive feedback에 의해 조절된다.

30 **Acetylcholine이 심박수에 미치는 영향은?**

① 증가시킨다.
② 감소시킨다.
③ 증가시킬 때도 있고 감소시킬 때도 있다.
④ 아무런 영향을 미치지 않는다.

31 **알로스테릭 반응(allosteric reaction)에 대한 설명으로 틀린 것은?**

① 활성제와 억제제가 모두 결합할 수 있는 하나의 조절부위를 갖고 있다.
② 대사 과정의 초기에 나타나는 경우가 많다.
③ 효소의 활성자리에는 영향을 미치지 않는다.
④ Phosphofructokinase의 반응도 해당 예가 될 수 있다.

32 **염색체 이상에 의한 우성 유전질환은?**

① 겸상 적혈구증(sickle cell disease)
② 헌팅턴 병(Huntington's disease)
③ 백화현상(albinism)
④ ①, ②, ③ 모두

33 **DNA 초나선 구조를 생성시키거나 푸는 효소는?**

① topoisomerase
② peptidyl transferase
③ polymerase
④ primase

34 **원핵생물의 DNA 전사과정에 있어서 진핵생물과 가장 같은 점은?**

① 개개의 유전자가 프로모터를 가지고 있다.
② RNA polymerase의 종류의 숫자가 같다.
③ 한 단계 반응으로 mRNA합성과정이 완성 된다.
④ 모든 과정이 진핵생물과 같고, 차이점이 없다.

35 대부분의 식물에서 광합성 된 당은 다음 중 어떤 물질의 상태로 만들어져서 저장기관으로 운반되는가?

① fructose
② sucrose
③ starch
④ glucose

36 HIV 바이러스가 helper T 세포에 침투할 때, 흡착하는 막 단백질은 무엇인가?

① CD4
② CD8
③ MHC class Ⅰ
④ MHC class Ⅱ

37 Protein Kinase의 역할을 바르게 설명한 것은?

① cGMP를 만드는 효소이다.
② Kinase의 기질분자이다.
③ Phosphorylation을 일으키는 효소이다.
④ cAMP를 만드는 효소이다.

38 활동 전위(action potential)의 초기에 탈분극(depolarization)이 일어나는 까닭은 무엇인가?

① Sodium channel이 열려서 Na^+ion이 순식간에 유입되기 때문이다.
② 음전하를 띤 단백질이 세포 밖으로 나가기 때문이다.
③ K^+ion이 potassium channel을 통해 세포 밖으로 나가기 때문이다.
④ Sodium potassium pump의 작용에 의해 K^+ion이 세포 내부로 들어오기 때문이다.

39 **근 수축(muscle contraction)시 일어나는 일이 아닌 것은?**

① I band가 감소한다.
② A band의 폭은 변치 않고 일정하게 남아있게 된다.
③ Z line들 사이의 거리가 멀어진다.
④ Sarcomere가 짧아진다.

40 **초기의 자극에는 매우 민감하게 반응하지만 반복되는 동일자극에는 반응하지 않게 되는 학습 형태는?**

① 모방(imitation)
② 길들이기(habituation)
③ 추론(innovation)
④ 각인현상(imprinting)

편입기출문제 2회

01 **세포막을 통한 물질의 수송에서 확산(diffusion)에 관한 설명으로 맞는 것을 모두 고르면?**

〈보기〉

가. 분자량이 적은 입자가 분자량이 큰 입자 보다 더 빨리 확산된다.
나. 표면적 크기의 감소에 따라 확산 속도도 감소한다.
다. 체온은 확산 속도에 영향을 준다.
라. 물질의 운동 에너지에 의해 농도가 낮은 곳에서 높은 곳으로 이동된다.

① 가 ② 가, 나
③ 가, 나, 다 ④ 가, 나, 다, 라

02 **활면소포체(smooth endoplasmic reticulum)를 파괴하였다면 세포는 다음 중 어느 작용을 할 수 없겠는가?**

① 리소좀(lysosome)의 형성 ② 일부 단백질의 합성
③ 에너지의 생산 ④ 지방산과 스테로이드의 합성

03 **효소 반응 속도에 관한 내용으로 맞는 것을 모두 고르면?**

〈보기〉

가. Michaelis-Menten식은 초기 반응속도와 기질 농도사이의 관계를 나타낸다.
나. Michaelis-Menten식에서 V_0가 1/2 Vmax가 될 때의 기질 농도는 1/Km이다.
다. Km값이 커질수록 효소와 기질의 친화력은 낮아진다.
라. Lineweaver-Burk plot은 x축을 1/[V_0]를, y축을 1/[S]으로 놓고 plot한 것이다.

① 라 ② 가, 다
③ 나, 라 ④ 가, 나, 다

04 **혐기성 해당 반응에서 pyruvate가 축적되지 않는 이유는?**

① Lactate dehydrogenase의 활성이 낮기 때문이다.
② Pyruvate dehydrogenase에 의해서 acetyl-CoA로 전환되기 때문이다.
③ NAD^+/NADH의 비율이 낮기 때문이다.
④ Phosphoglyceraldehyde dehydrogenase에 의해 생성된 NADH가 산화되기 때문이다.

05 **광합성에 관련된 설명으로 맞는 것을 모두 고르면?**

〈보기〉
가. 산소는 이산화탄소로부터 생성된다.
나. 광합성 과정에서 환원력과 수소를 공급하는 중간물질은 NADPH이다.
다. C3 식물의 암반응에서 CO_2와 결합하는 것은 리블로오스이인산(RuBP)이다.

① 가, 나
② 가, 다
③ 나, 다
④ 가, 나, 다

06 **세포주기는 G1, S, G2, M의 단계로 나뉘어 있고, M기는 전기, 중기, 후기, 말기 및 세포질 분열기의 과정으로 이루어져 있다. 이배체의 세포에서 정자세포의 형성과 관계가 있는 세포의 분열 순서가 바르게 나열된 것은?**

① G1-S-G2-전기Ⅰ-중기Ⅰ-후기Ⅰ-말기Ⅰ-세포질 분열기-전기Ⅱ-중기Ⅱ-후기Ⅱ-말기Ⅱ-세포질 분열기
② G1-S-G2-전기Ⅰ-중기Ⅰ-후기Ⅰ-말기Ⅰ-세포질 분열기-G1-S-G2-전기Ⅱ-중기Ⅱ-후기Ⅱ-말기Ⅱ-세포질 분열기
③ G1-S-G2-전기-중기-후기-말기-세포질 분열기
④ 전기Ⅰ-중기Ⅰ-후기Ⅰ-말기Ⅰ-세포질 분열기-전기Ⅱ-중기Ⅱ-후기Ⅱ-말기Ⅱ-세포질 분열기

07 **인간과 관련된 DNA 복제에 관한 내용으로 틀린 것은?**

① 수정이후 죽을 때까지 계속 일어난다.

② DNA 중합효소는 1초당 약 1000개의 뉴클레오티드를 중합한다. 따라서 게놈 전체가 복제되려면 약 35일 정도가 걸린다.

③ 상처 복구를 위해서도 필요하다.

④ 5′→ 3′으로 뉴클레오티드가 중합되어야 하기 때문에 새로운 DNA 두 사슬의 연장 방향이 다르다.

08 **염색체의 텔로미어(telomere)에 관한 설명으로 맞는 것을 모두 고르면?**

〈보기〉

가. 염색체의 안정에 기여한다.
나. telomerase는 역전사효소의 일종이다.
다. 상동재조합을 가능하게 하여 유전의 다양화를 이룬다.
라. 짧아지는 telomere를 복구하는 효소인 telomerase는 모든 체세포에 존재한다.

① 가　　② 가, 나
③ 가, 나, 다　　④ 가, 나, 다, 라

09 **DNA 복제와 관련하여 DNA 중합효소(polymerase)와 DNA 연결효소(ligase)의 작용의 차이점은?**

〈보기〉

가. Phosphodiester 결합 형성
나. 3′-OH가 필요
다. 주형(template)이 필요
라. 데옥시리보뉴클레오시드삼인산이 기질로 필요

① 라　　② 다, 라
③ 나, 다, 라　　④ 가, 나, 다, 라

10 **조절전사인자(regulatory transcription factor)의 활성(activity)에 관한 내용이다. 불활성상태(inactive condition)에서 활성상태(active condition)로 전환되는 기전에 해당하는 것을 모두 고르면?**

〈보기〉

가. 전사인자의 합성
나. 전사인자의 인산화
다. 전사인자의 파트너(partner) 단백질 치환
라. 리간드(ligand)의 결합
마. 결합되어 있던 억제인자(inhibitor)의 분리

① 나, 라
② 가, 나, 라
③ 가, 나, 라, 마
④ 가, 나, 다, 라, 마

11 **단백질 합성에 관한 내용으로 맞는 것을 모두 고르면?**

〈보기〉

가. tRNA의 anticodon이 아니라 mRNA의 codon에 대응하는 아미노산들이 중합된다.
나. tRNA는 아미노산에 한 개씩 적어도 20개의 다른 형이 존재한다.
다. N-말단에서 C-말단 방향으로 합성이 이루어진다.
라. 진핵세포에서 메치오닌을 운반하는 tRNA는 AUG가 번역 개시단계 또는 연장단계에서 다른 것이 사용된다.
마. 항생제 puromycin은 연장인자 EF-Tu와 구조가 유사하여 단백질 합성을 저해한다.

① 가, 다
② 나, 다
③ 가, 나, 다, 라
④ 가, 나, 다, 라, 마

12 **유전자치료(gene therapy)와 관련된 내용으로 맞는 것을 모두 고르면?**

〈보기〉

가. 유전자를 인체에 도입할 때, 직접 주사할 수도 있고, 아니면 환자의 일부 세포를 얻어 유전자를 도입한 뒤 세포를 다시 환자에게 재투여하기도 한다.
나. 유전자를 전달하는 방법 중 plasmid DNA를 사용하는 것 보다 바이러스 벡터를 이용하면 전달 효율은 높아지나 안전성에 문제가 생길 수 있다.
다. 세포의 유전체 DNA에 치료유전자를 삽입하려면, 레트로바이러스 벡터 보다는 아데노바이러스 벡터가 유리하다.
라. 도입하는 치료 유전자로 미생물의 유전자를 사용하기도 한다.

① 가, 나
② 나, 다
③ 가, 나, 라
④ 가, 나, 다

13 **유전자변형식물에 관련한 내용으로 틀린 것은?**

① 유전자변형 식물은 약품을 생산하는데 이용된다.
② 유전자 변형을 위해 미생물, 동물 및 식물의 유전자를 식물세포에 도입한다.
③ 고초균의 Ti 플라스미드 벡터는 식물의 유전자를 도입하는데 사용된다.
④ 해충저항성을 갖는 유전자변형식물은 뿌리를 공격하는 해충의 피해를 피할 수 있다.

14 **DNA 수복(DNA repair) 시스템에 관련된 사항으로 틀린 것은?**

① 광회복 수복에 의해서 pyrimidine dimer를 수복할 수 있다.
② Glycosylase와 AP endonuclease는 뉴클레오티드 제거 수복(nucleotide excision repair)에 관여한다.
③ 전사와 DNA 수복기구 사이에 연관이 있어 전사가 되는 사슬이 우선적으로 수복된다.
④ DNA 복제 시 생긴 오류를 수복할 때 새로 합성되는 사슬과 비교하여 주형사슬의 메틸기의 존재는 어느 사슬이 수복 되어야 할지에 관한 중요한 정보를 제공한다.

15 상피조직(epithelial tissue)의 일반적 특징에 관한 설명으로 틀린 것은?

① 외분비선은 상피조직에 속한다.
② 배열양식은 기능과 밀접하게 관계가 있다.
③ 재생 능력이 높다.
④ 각종 기관 사이를 채우고 있는 조직으로 혈액을 포함한다.

16 면역과 관련된 설명으로 틀린 것은?

① 비만세포(mast cells)는 조직으로 들어가 조직 대식세포(macrophages)가 된다.
② MHC(major histocompatibility complex)는 장기 이식 시 거부반응과 관계가 있다.
③ 루푸스는 자가 면역성 질병이다.
④ T세포는 병원균에 감염된 세포를 공격한다.

17 염증반응의 단계가 순서대로 나열된 것은?

〈보기〉

가. 중성구(neutrophil)의 도착　　나. 혈관이완과 혈관의 투과성 증가
다. 농(pus)의 형성　　라. 히스타민 유리

① 라 - 가 - 나 - 다　　② 나 - 가 - 라 - 다
③ 나 - 라 - 가 - 다　　④ 라 - 나 - 가 - 다

18 인간 게놈의 유전자 수는 면역 시스템의 항체 단백질의 수에 훨씬 미치지 못한다. 다음 중 항체의 특이성과 다양성 생성에 기여하는 사항이 아닌 것은?

① B세포에서 일어나는 DNA의 재조합
② 항원에 노출된 직후 체세포에서 일어나는 C부위의 돌연변이
③ Joining 과정에서 일어나는 뉴클레오티드의 첨가
④ Heavy chain과 light chain의 임의적 결합

19 **사람의 생식과 발생에 관한 설명으로 맞는 것은?**

① 포배의 영양세포층에서 HCG(human chorionic gonadotropin) 호르몬을 분비하여 유산되는 것을 방지한다.
② 수정 후 약 7일 내외에 원시선이 나타나고, 내세포괴(inner cell mass)는 분화하기 시작한다.
③ 다양한 세포로의 분화는 각 세포가 가지고 있는 유전자의 조합의 차이에 의한 것이다.
④ 정자는 세포분열을 마친 난자와 수정한다.

20 **자율신경계의 신경전도 과정이 순서대로 나열된 것은?**

〈보기〉

가. 내장 효과기(visceral effector)	나. 자율신경절(autonomic ganglion)
다. 절전신경	라. 절후신경

① 다 - 라 - 나 - 가
② 가 - 나 - 다 - 라
③ 나 - 다 - 라 - 가
④ 다 - 나 - 라 - 가

21 **호르몬의 작용에 관한 설명으로 틀린 것은?**

① 표적세포는 특정 호르몬에 대한 수용체(receptor)를 가지고 있다.
② 지방 용해성 호르몬은 표적세포의 세포막에 작용하여 효과를 나타낸다.
③ 세포막 수용체에 결합하는 호르몬을 제1전달자(first messenger)라 한다.
④ 단백질 호르몬은 표적세포에서 제2전달자(second messenger)를 생성시킨다.

22 초파리의 발생과 관련한 설명으로 맞는 것을 모두 고르면?

〈보기〉

가. 난자 자체에 이미 유전자 산물이 비대칭적으로 존재한다.
나. 체축결정유전자군 → 호메오틱유전자군 → 분절유전자군 의 순서로 체절 형성에 관한 유전자의 카스케이드(cascade)가 역할을 수행한다.
다. 호메오틱 유전자의 DNA 결합도메인은 leucine zipper의 모티브를 가지고 있다.
라. 촉각발의 기형은 호메오틱 유전자군에 속한 유전자의 변이에 의한 것이다.

① 가, 라
② 나, 다
③ 가, 나, 다
④ 가, 나, 다, 라

23 다음의 생명체를 구성하는 주요 분자에 대한 설명 중 맞는 것을 모두 고르면?

〈보기〉

가. 포도당(glucose)과 과당(fructose)의 화학식은 $C_6H_{12}O_6$이다.
나. 셀룰로오스의 포도당 사이는 α-결합에 의해 연결되어 있다.
다. 엽록소의 구성성분 중 Mg이 부족하면 황화현상을 일으킨다.
라. 10개의 아미노산이 모두 결합하여 하나의 선형 폴리펩티드를 만들 때 10개의 물분자가 형성된다.

① 가, 나
② 가, 다
③ 가, 다, 라
④ 가, 나, 다, 라

24 ATP의 합성에 관여하는 전자전달계는 세포내 구조 중 어디에 존재하나?

① 소포체
② 리보솜
③ 골지체
④ 미토콘드리아

25 $2H_2O_2 \rightarrow 2H_2O + O_2$ 반응을 촉매하는 효소의 명칭은?

① Catalase
② Glutathione peroxidase
③ Superoxide dismutase
④ Glutathione reductase

26 **Genotype이 XO이면서 여성에게 발생되고 불임이 되는 성염색체(sex chromosome) 이상 질환은?**

① Turner 증후군
② Down 증후군
③ Klinefelter 증후군
④ Patau 증후군

27 **뇌하수체선종(pituitary adenoma)에서는 종양세포에서 생산하는 호르몬의 종류에 따라 특징적인 증상이 나타나게 된다. 말단비대증이 나타나는 경우, 이 종양에서 생산되는 호르몬은?**

① 프로락틴
② 성장호르몬
③ 부신피질자극호르몬
④ 옥시토신

28 **유전공학 기법에 사용되는 효소 중 4-6 bp의 특이한 염기배열을 인식하여 DNA를 자르는 효소를 모두 고르면?**

〈보기〉

가. RNAse T1
나. HindⅢ
다. S1 nuclease
라. BamHⅠ

① 가, 나
② 가, 나, 다
③ 나, 라
④ 가, 나, 다, 라

29 **신경의 흥분전도에 관한 설명으로 맞는 것을 모두 고르면?**

〈보기〉

가. 흥분의 전도는 수상돌기에서 축색돌기 방향으로 일어난다.
나. 휴지상태의 신경에서 Na^+는 세포막 바깥쪽에 많이 분포되어있다.
다. 휴지상태에서 신경세포막의 안쪽은 (+)로 대전되어있다.
라. Voltage-gated K^+ channel에 의해 탈분극이 일어난다.

① 가, 나
② 다, 라
③ 나, 라
④ 가, 나, 다, 라

30 **Coenzyme A의 구성성분인 비타민은?**

① Nicotinic acid ② Vitamin B2
③ Cyanocobalamine ④ Pantothenic acid

31 **혈소판에서 사이클로산화효소(cyclooxygenase)의 주된 대사체는?**

① Thromboxane A_2 ② Leukotriene B_4
③ Prostaglandin I_2 ④ Prostaglandin E_2

32 **진핵세포의 RNA합성에 관한 설명으로 맞는 것을 모두 고르면?**

〈보기〉

가. 인은 다수의 ribosome DNA를 포함하는 염색질 (chromatin)이며 tRNA를 합성한다.
나. 단백질의 유전자는 RNA중합효소II에 의해 전사된다.
다. RNA중합효소는 유전자의 promoter 부위에 결합한다.
라. 응답배열(response element)은 어떤 전사인자에 반응하여 조절되는 유전자군을 독특하게 판정하는 염기배열이다.

① 가, 나 ② 나, 다
③ 나, 다, 라 ④ 가, 나, 다, 라

33 **사람의 호흡에 관한 설명으로 맞는 것을 모두 고르면?**

〈보기〉

가. 흡기시 폐와 흉벽(thoracic wall) 사이에 양압(positive pressure)이 형성된다.
나. 호흡중추인 연수는 동맥의 산소농도의 변화에 민감하게 작용한다.
다. 네 분자의 산소는 한 분자의 헤모글로빈에 결합한다.
라. 가스교환은 O_2와 CO_2의 분압차에 의한 확산에 의해 폐포와 모세혈관, 조직과 모세혈관사이에서 일어난다.

① 가, 나 ② 나, 다
③ 다, 라 ④ 가, 나, 다, 라

34 **사람의 신장에 관한 사항으로 맞는 것을 모두 고르면?**

〈보기〉

가. 기능단위(funtional unit)는 nephron이다.
나. H^+의 배설을 촉진하여 혈액의 산-염기 평형(acid-base balance)을 조절한다.
다. 신장에서 vasopressin은 나트륨(Na^+)의 재흡수를 촉진한다.
라. 적혈구 생산을 자극하는 에리트로포이에틴(erythropoietin)을 분비한다.

① 가, 나
② 나, 다
③ 가, 나, 라
④ 가, 나, 다, 라

35 **환경호르몬에 관한 설명으로 틀린 것은?**

① 다이옥신과 결합한 세포막의 Ah(aromatic hydrocarbon) 수용체는 전사인자로 작용한다.
② 대부분 지용성 물질이므로 체외로 쉽게 배설되지 않는다.
③ 호수에서 발견되는 양은 적으나, 동물의 먹이사슬을 통해 축적 농도가 증폭된다.
④ 완전연소물 보다는 불완전연소물에 더 많이 포함되어 있다.

36 **심혈관계에 관한 설명으로 맞는 것을 모두 고르면?**

〈보기〉

가. 심음(heart sound)은 심장 판막의 닫힘에 의해 발생한다.
나. 심전도(ECG)에서 심방의 탈분극과 관련이 있는 것은 P파이다.
다. 정상적인 심장의 pacemaker는 동방결절에 존재한다.
라. 심박출량(cardiac output)은 혈압(blood pressure) x 심박동수(heart rate)에 의해 구한다.

① 가, 나
② 나, 다
③ 나, 라
④ 가, 나, 다

37 **다음 신경전달물질 중 부족할 때 파킨슨병(parkinson disease)을 유발하며 과도할 경우 정신분열증을 유발하는 것은?**

① 노르에피네프린 ② 에피네프린
③ 세로토닌 ④ 도파민

38 **미각에 관한 설명으로 틀린 것은?**

① 후각은 미각에 영향을 미친다. ② 순응(adaptation)이 늦게 일어난다.
③ 사람은 5가지 기본 맛을 인지한다. ④ 액체성 화학 자극을 감지한다.

39 **다음 중 근대 과학 형성이 시대순으로 맞게 나열된 것은?**

① 천문학 - 생리학 - 화학 - 생물학 ② 천문학 - 화학 - 생물학 - 생리학
③ 생물학 - 천문학 - 화학 - 생리학 ④ 생물학 - 생리학 - 화학 - 천문학

40 **인간게놈프로젝트(human genome project, HGP)와 관련한 내용으로 맞는 것을 모두 고르면?**

〈보기〉

가. 인간 게놈에는 약 10만개의 유전자가 존재한다.
나. 천문학자들이 가지려 했던 고가의 망원경이 HGP가 착수되는데 도움이 되었다.
다. DNA칩은 비교유전체학 연구의 기술산물이다.
라. 여러 국가가 컨소시엄을 구성하여 진행했던 프로젝트가 미국의 민간기업에서 진행했던 것보다 먼저 해독작업을 마쳐 염기서열을 공표하였다.

① 가, 나 ② 나, 다
③ 가, 다, 라 ④ 가, 나, 다, 라

유일무이 의치한약수

학교별 기출문제집

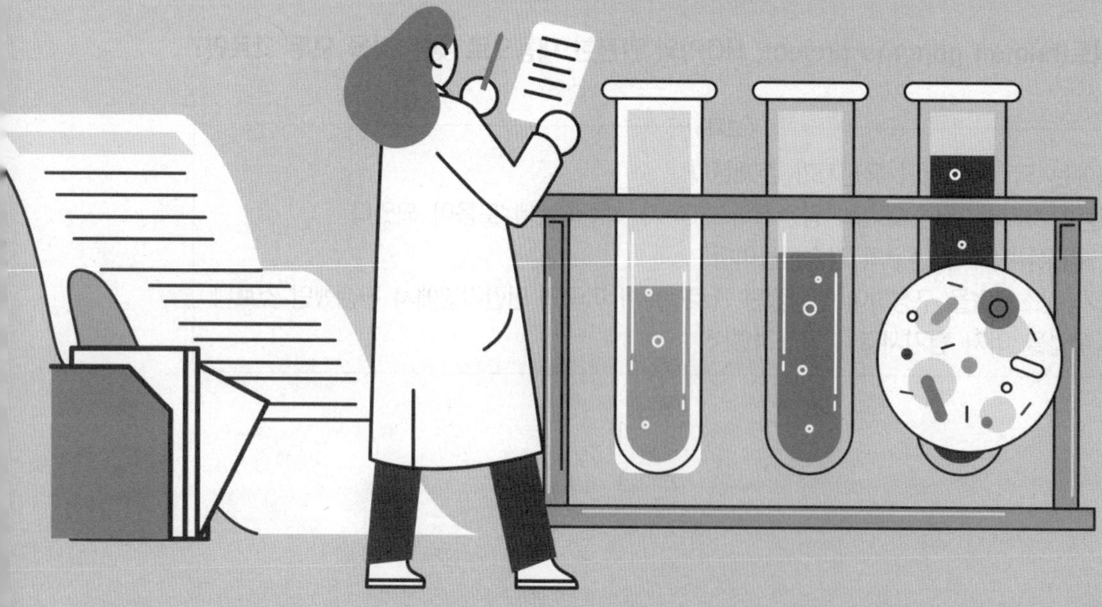

PART 25

동신대학교 한의대

편입필기문제

Q 주관식 문제

01 단백질의 2차구조에는 (   )과(와) (   )이(가) 있다.

02 어떤 유전자의 open reading frame은 300개의 염기로 구성되어 있다. 이 유전자로부터 생성되는 단백질의 아미노산 수는 몇 개인가?

03 혈액으로부터 뇌로의 영양소, 노폐물, 약물 등의 출입을 제한하는 역할을 하는 것을 (   )라고 한다.

04 간에서 약물의 산화적 대사를 담당하고 있는 대사효소의 명칭은?

05 1968년 일본에서 발생한 사고로 미강유(rice oil)에 열매체로써 혼입된 유증사건의 원인물질인데 최근 내분비계 장애물질(환경호르몬이라고도함)로 알려진 환경오염물질을 쓰시오.

Q 객관식 문제

06 박테리아 사이에서 박테리오파아지를 사용하여 유전물질을 교환하는 것은?

① Transformation
② Transduction
③ Conjugation
④ Sexduction
⑤ Transposition

07 다음은 restriction fragment length polymorphism(RFLP)에 대한 설명이다. 맞는 것은?

① PCR을 이용하는 기술이다.
② 대립인자(Allele)들을 구분할 수 있는 방법론이다.
③ 유전자 클로닝에 쓰이는 방법론 중의 하나이다.
④ 유전자 염기서열 결정방법이다.
⑤ 인간유전자 염기서열 결정이후에 가능해진 부모와 자식간의 형질유전에 관한 이론이다.

08 다음 중 codominant allele에 의해 발생되는 형질인 것은?

① 곧은머리와 곱슬머리
② 사람의 피부색깔
③ 사람의 혈액형
④ 귓밥(ear lobe)의 형태
⑤ 사람의 눈색깔

09 복제양 돌리는 어떻게 만들어 졌는가?

① 핵이 제거된 체세포를 난자 세포에 이식하였다.
② 체세포의 핵을 핵이 제거된 난자세포에 이식하였다.
③ 핵이 제거된 난자세포에 체세포를 이식하였다.
④ 난자세포에 정자의 핵을 주입하였다.
⑤ 핵이 제거된 난자세포에 정자를 주입하였다.

10 **Hershey와 Chase의 ^{35}S와 ^{32}P로 표지된 박테리오파아지 실험은 무엇을 증명한 것인가?**

① 단백질이 유전물질이다.
② DNA가 유전물질이다.
③ 박테리오파아지는 단백질과 DNA로 되어있다.
④ DNA가 RNA를 합성하는 정보를 갖는다.
⑤ RNA는 단백질 합성에 중요하다.

11 **다음 중 원핵세포(prokaryote)에서만 일어나는 일은?**

① splicing
② polycistronic mRNA의 translation
③ transcription과 translation
④ mRNA의 capping
⑤ mRNA의 processing

12 **Promoter란 무엇인가?**

① 단백질 합성이 시작되는 부위이다.
② RNA의 합성이 시작되는 부위이다.
③ RNA 중합효소가 인식하는 DNA의 일부분이다.
④ RNA의 합성이 끝나는 부위이다.
⑤ DNA의 일부분으로 유전자 재조합이 일어나는 부위이다.

13 **지방(lipid)이 호흡(respiration)에 의하여 분해되기 전에 다음의 무엇으로 분해 되어야 하는가?**

① glucose ② protein
③ glycogen ④ acetyl-CoA
⑤ ATP

14 **광합성에서 빛은 다음의 어느 과정에 필요한가?**

① NADH의 산화과정에 필요하다.
② ADP로부터 ATP의 생성을 돕는다.
③ 전자를 여기(흥분)시켜 클로로필을 떠나게 한다.
④ 산소를 생성하여 클로로필을 떠나게 한다.
⑤ 클로로필 분자의 생성을 돕는다.

15 **분류에서 protista kingdom은 다음 중 어떤 생명체로 구성되어 있는가?**

① eukaryotic and multicellular
② prokaryotic and multicellular
③ prokaryotic and single-celled
④ eukaryotic and single-celled
⑤ 정답 없음

16 **일반적으로 우리가 사용하는 약물의 분자량은 400 이하이다. 이러한 약물을 경구로 복용하였을 때 소장관에서의 약물의 흡수가 수동확산에 의해 일어날 때 가장 주된 흡수경로는 다음 중 어느 것인가?**

① 경세포 경로(transcellular pathway)
② 세포간격 경로(paracellular pathway)
③ 수용체 개재경로(receptor mediated pathway)
④ 전달체 개재경로(carrier mediated pathway)
⑤ 식작용에 의한 경로(phagocytosis pathway)

17 **뇨의 pH는 우리몸의 상태, 또 음식물 및 약물의 섭취에 따라 변화폭이 크다. 뇨의 pH가 5.0이라고 할 때 다음의 약물 중 뇨중 배설이 가장 신속하게 일어날 것으로 예상되는 것을 선택 하시오.**

① pKa 값이 5.0인 약물
② pKa 값이 4.0인 약물
③ pKa 값이 5.5인 약물
④ pKa 값이 4.5인 약물
⑤ pKa 값이 6.5인 약물

18 **영양분, 약물 등이 우리몸에 흡수되기 위해서는 여러 종류의 세포막을 통과하여야 한다. 세포막의 구성성분 중에서 세포막의 물리적인 형태를 유지하는데 기여하고 있는 것이 아닌 것은?**

① 인지질 ② 단백질
③ 스테로이드 ④ 당단백
⑤ 트리글리세리드

19 **알코올 농도가 높은 술을 단시간내에 마실 경우 빨리 취하게 되는 이유는?**

① 위내용배출시간(gastric emptying time)이 단축되기 때문에
② 소장관에서의 흡수속도가 빨라지기 때문에
③ 알코올의 체내분포 속도가 빨라지기 때문에
④ 알코올의 간대사가 느려지기 때문에
⑤ 알코올의 신장배설 속도가 느려지기 때문에

20 **글로코오스의 체내로부터의 소실이 1차 속도과정에 따른다고 한다. 글루코오스의 혈중 소실 반감기가 5시간일 때 섭취한 글루코오스의 90%가 체외로 배설되는데 걸리는 시간으로 가장 가까운 것은?**

① 5시간 ② 6시간
③ 7시간 ④ 10시간
⑤ 15시간

21 **음식물의 소장관 흡수가 단순확산 과정에 의해 일어난다고 할 때 다음 중 약물의 흡수를 촉진시키는 방법이 아닌 것은?**

① 약물의 가용화 ② 약물 표면적의 증대
③ 약물 용해도의 개선 ④ 난용성 약물의 염의 형성
⑤ 약물 지용성의 감소

22 **다음의 기관 중 endomembrame system과 가장 관련이 적은 것은?**

① chloroplast
② Golgi
③ plasma membrane
④ lysosome
⑤ rough ER

23 **다음 카드뮴에 대한 설명 중 틀린 것은?**

① 흡연자에서 정상인보다 많은 양이 축적된다.
② 독성영향지표로 β_2-microglobulin을 이용할 수 있다.
③ 신장에서 Vitamin D_3의 활성화를 저해한다.
④ 간장과 신장에 주로 축적된다.
⑤ 급성중독증상은 신기능 장애이다.

24 **연료가 연소될 때 냄새와 색깔이 있는 가스로 발생되어 눈과 호흡기를 자극하며 스모그 현상을 일으키는 대기 오염물질은 어느 것인가?**

① CO
② 탄화수소류
③ 분진
④ 산화질소류
⑤ SO_2

25 **적조를 일으키는 수생미생물에는 주로 식물성 플랑크톤의 편모조류나 규조류에 속하는 것이 많다. 다음 중 적조 발생의 인자로서 가장 적절한 조합은?**

① 질소화합물, 탄소화합물, 수온
② 수소이온 농도, 인산, 수온
③ 질소화합물, 인산, 수온
④ 계면활성제, 인산, 질소화합물
⑤ 질소화합물, 기름성분, 수소이온농도

유일무이 의치한약수
학교별 기출문제집

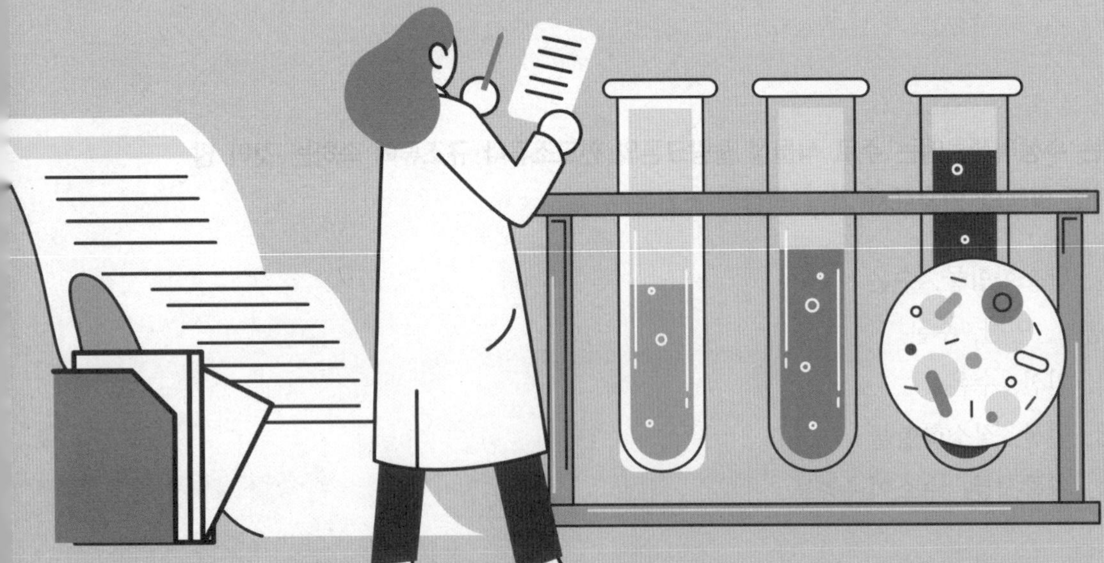

PART 26

세명대학교 한의대

편입필기문제

※ 다음 각 문제의 알맞은 답을 골라 답안지의 해당기호에 표시하시오.

01 생명체의 특성 중 외부 변화에 대해서 내부환경을 유지하는 능력을 무엇이라 하는가?

① 생식
② 대사활동
③ 적응
④ 항상성

02 바이러스의 침입을 받은 세포에서 분비되는 것으로서 바이러스의 외피단백질 합성을 차단시키고 염증반응과 면역반응을 촉진시키는 것으로 알려져 있으며 현재는 재조합 DNA 기술을 이용하여 대량 생산하여 백혈병 치료 등에 이용되고 있는 물질은?

① 보체
② 인터페론
③ 키닌
④ 히스타민

03 다음 중 세포소기관이 아닌 것은?

① 소포체
② 리소솜
③ 리보솜
④ 골지체

04 무궁화와 목화는 같은 무궁화목(Malvales)에 속한다. 이들은 다음 중 어느것에서 같아야 하는가?

① family
② genus
③ species
④ phyllum

05 동물에서 주가 되는 저장 다당류는?

① 글리코겐 ② 셀루로오스
③ 녹말 ④ 아밀로오스

06 생물의 학명이 린네의 이명법에 따라 옳게 표기된 것은?

① 인삼 Panax ginseng C A. Meyer
② 인삼 panax ginseng C A. Meyer
③ 인삼 panax Ginseng C A. Meyer
④ 인삼 *Panax ginseng* C A. Meyer

07 DNA에만 포함되어 있는 핵산염기는?

① 아데닌 ② 구아닌
③ 티민 ④ 시토신

08 장내질환의 하나인 콜레라를 일으키는 원인균의 형태는?

① 그람음성간균 ② 그람음성구균
③ 그람양성구균 ④ 나선균

09 다음 중 ATP 의 구성성분이 아닌 것은?

① 아데닌 ② 데옥시리보스
③ 리보스 ④ 인산

10 **항자기항체와 T세포의 하나 혹은 모두와 관련된 자가면역질환이 아닌 것은?**

① 류마치스성 관절염
② 전신성 홍반 낭창증
③ 인슐린 의존성 당뇨병
④ 후천성 면역결핍증

11 **오페론설을 제안한 사람들은?**

① Watson-Crick
② Jacob-Monod
③ Nirenberg-Khorana
④ Okazaki-Griffith

12 **호르몬 및 분비기관의 설명이 옳지 않은 것은?**

① 뇌하수체 후엽 - 옥시토신
② 뇌하수체 중엽 - 흑색소포자극호르몬
③ 부신수질 - 아드레날린
④ 부신피질 - 노르아드레날린

13 **세포주기에서 DNA 합성이 일어나는 시기는?**

① G_1 기
② S 기
③ G_2 기
④ M 기

14 **식물체에서 일반적으로 기공이 가장 많이 존재하는 위치는?**

① 하면표피
② 상면표피
③ 책상조직
④ 해면조직

15 게놈의 한 장소에서 다른 장소로 이동 할 수 있는 DNA 절편을 무엇이라 하는가?

① transformation ② plasmid
③ transposon ④ transposition

16 효소와 가수분해되는 물질의 관계를 표시하였다. 옳지 않은 것은?

① 뉴클레아제 - 핵산 ② 리파제 - 단백질
③ 아밀라제 - 전분 ④ 카르복시펩티다제 - 아미노산

17 다음 중 내배엽에서 형성되는 기관이 아닌 것은?

① 폐 ② 간
③ 췌장 ④ 심장

18 속씨식물(Angiosperm)에 속하는 것은?

① 마황 ② 소철
③ 전나무 ④ 버드나무

19 바이러스가 체내에 침입하였을 때, 동물세포에서 생산되는 항바이러스성 단백질은?

① 인터페론 ② 항생물질
③ 인터류킨 ④ 항체

20 Rous sarcoma virus의 genome인 RNA분자속의 유전자 중 암(癌)을 유발 하는 것은?

① *pol* ② *gag*
③ *env* ④ *src*

21 다음 중 식물호르몬이 아닌 것은?

① auxin ② gibberelline
③ phytochrome ④ abscisic acid

22 포도당 두 분자가 결합되어 이루어진 당은?

① 유당 ② 과당
③ 맥아당 ④ 자당

23 식작용과 아메바운동에 관계하는 과립백혈구는?

① 호중성구 ② 호산성구
③ 호염기성구 ④ 림프구

24 저밀도 지방단백질(low density lipoprotein)의 구성요소가 아닌 것은?

① 콜레스테롤 ② 인지질
③ 아포단백질 B ④ 당질코티코이드

25 갑각류와 연체동물의 호흡단백질인 hemocyanin 의 보결분자단은?

① 철 ② 아연
③ 구리 ④ 칼슘

26 다음 중 파충류에 속하지 않는 것은?

① 공룡 ② 도마뱀
③ 거북 ④ 원숭이

27 다음 중 성격상 다른 것은?

① thromboplastin ② prothrombin
③ fibrinogen ④ plasmin

28 불포화지방에 해당되는 것은?

① 올리브기름 ② 버터
③ 고래지방 ④ 쇠기름

29 촉매 활성을 가진 RNA를 무엇이라 하는가?

① ribozyme ② lysozyme
③ lysosome ④ ribosome

30 박테리아가 한세포에서 다른 세포로 유전자를 전달하는 방법이 아닌 것은?

① 접합　② 형질전환
③ 내공생　④ 형질도입

31 퍼-머(permanent wave)에 밀접하게 관련되는 아미노산은?

① 메티오닌　② 글리신
③ 시스테인　④ 티로신

32 유전자 다면발현의 예로 비정상적인 헤모글로빈이 만들어지므로서 일어나는 질환은?

① 헌팅톤　② 아콘드로플라시아
③ 알츠하이머　④ 겸상적혈구증

33 다음 중 성질이 다른 소화효소는?

① 트립신　② 키모트립신
③ 리파아제　④ 카복시펩티다제

34 DNAvirus에 의해 일어나는 질환은?

① 소아마비　② HIV
③ 홍역　④ HSV

35 **AIDS를 일으키는 바이러스의 유전물질은?**

① DNA
② RNA
③ 단백질
④ 지질

36 **여성들에게 많은 유방암의 인자(因子)로 볼 수 있는 것은?**

① 테스토스테론
② 담배
③ 소금
④ 에스트로젠

37 **인간 게놈 DNA를 구성하는 염기수는?**

① 약 30억 쌍
② 약 5억 쌍
③ 약 50억 쌍
④ 약 20억 쌍

38 **동물의 분류가 옳지 않은 것은?**

① 선형동물 - 회충
② 연체동물 - 달팽이
③ 환형동물 - 지렁이
④ 절지동물 - 불가사리

39 **생체를 구성하는 다음 무기염류 중 양적으로 가장 많은 것은?**

① 철
② 아연
③ 구리
④ 칼슘

40 **위(胃)에서 위액분비를 촉진시키는 호르몬은?**

① 펩신
② 가스트린
③ 타이모신
④ 옥시토신

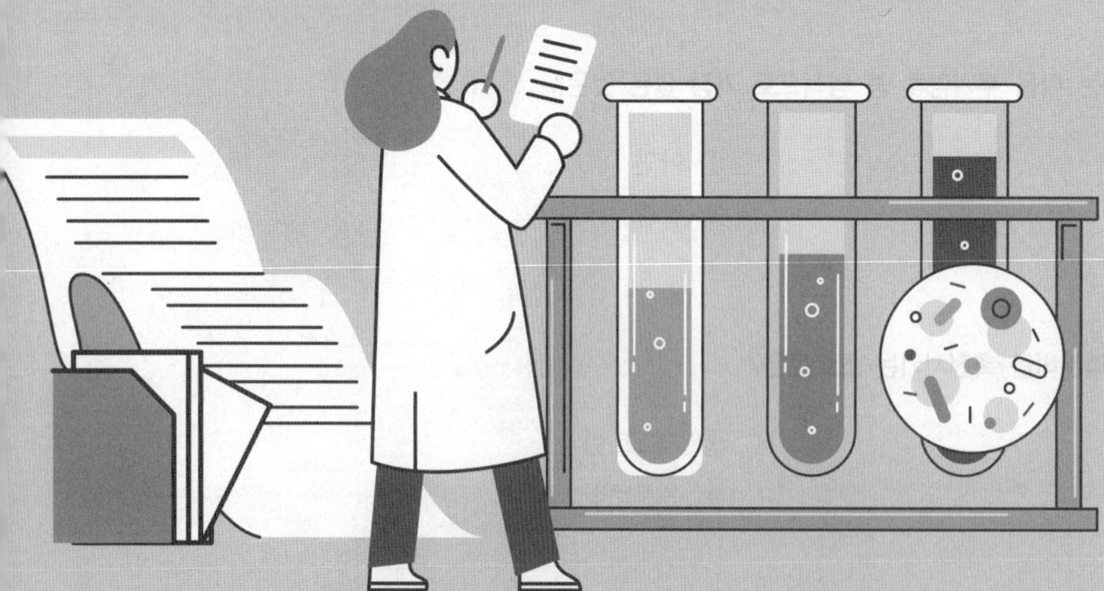

빠른 정답

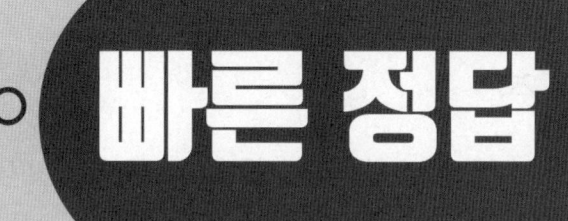

빠른 정답

PART 01 강원대학교 약대 · 수의대

✳ 편입기출문제 1회

01 ③	02 ③	03 ②	04 ①	05 ②	06 ①	07 ①	08 ①	09 ③	10 ④
11 ①	12 ③	13 ①	14 ①	15 ④	16 ②,③	17 ④	18 ③	19 ④	20 ③
21 ④	22 ④	23 ③	24 ①	25 ④	26 ④	27 ①	28 ①	29 ④	30 ②
31 ②	32 ①	33 ④	34 ①	35 ④	36 ②	37 ③	38 ②	39 ③	40 ①
41 ①	42 ①	43 ①	44 ②	45 ④	46 ③	47 ①	48 ④	49 ①	50 ③

✳ 편입기출문제 2회

01 ①	02 ①	03 ③	04 ②	05 ④	06 ①	07 ④	08 ①	09 ②	10 ③
11 ④	12 ③	13 ②	14 ①	15 ③	16 ④	17 ②	18 ③	19 ①	20 ④
21 ①	22 ②	23 ③	24 ④	25 ②	26 ③	27 ②	28 ④	29 ④	30 ①
31 ②	32 ③	33 ③	34 ③	35 ④	36 ③	37 ①	38 ③	39 ①	40 ①
41 ④	42 ②	43 ②	44 ①	45 ④	46 ④	47 ②	48 ①	49 ④	50 ②

✳ 편입기출문제 3회

01 ②	02 ①	03 ①	04 ②	05 ①	06 ②	07 ③	08 ③	09 ④	10 ③
11 ③	12 ③	13 ③	14 ①	15 ②	16 ④	17 ③	18 ②	19 ①	20 ③
21 ④	22 ②	23 ④	24 ①	25 ④	26 ④	27 ①	28 ④	29 ③	30 ④
31 ④	32 ①	33 ②	34 ③	35 ③	36 ③	37 ②	38 ④	39 ①	40 ④
41 ①	42 ③	43 ③	44 ①	45 ②	46 ④	47 ②	48 ③	49 ③	50 ④

✳ 편입기출문제 4회

01 ②	02 ①	03 ①	04 ①	05 ③	06 ①	07 ④	08 ②	09 ③	10 ④
11 ④	12 ③	13 ④	14 ②	15 ②	16 ③	17 ②	18 ③	19 ①	20 ①
21 ④	22 ③	23 ①	24 ②	25 ③	26 ④	27 ③	28 ③	29 ③	30 ①
31 ②	32 ①	33 ③	34 ②	35 ①	36 ④	37 ②	38 ③	39 ④	40 ②
41 ①	42 ②	43 ③	44 ②	45 ①	46 ④	47 ②	48 ①	49 ④	50 ④

PART 02 경성대학교 약대

✳ 편입기출문제 1회

01 ②	02 ①	03 ④	04 ④	05 ②	06 ③	07 ④	08 ④	09 ①	10 ④
11 ①	12 ④	13 ③	14 ②	15 ②	16 ②	17 ④	18 ③	19 ①	20 ①
21 ②	22 ③	23 ③	24 ①	25 ②					

✳ 편입기출문제 2회

01 ②	02 ④	03 ①	04 ③	05 ④	06 ①	07 ③	08 ③	09 ④	10 ③
11 ②	12 ②	13 ④	14 ③	15 ①	16 ④	17 ①	18 ④	19 ①	20 ④
21 ①	22 ①	23 ③	24 ②	25 ④					

PART 03 경상대학교 약대 · 수의대

✳ 편입기출문제 1회

01 ②	02 ④	03 ②	04 ①	05 ①	06 ①	07 ④	08 ④	09 ④	10 ①
11 ②	12 ③	13 ③	14 ②	15 ④	16 ①	17 ④	18 ④	19 ④	20 ③
21 ①	22 ①	23 ②	24 ③	25 ①					

✳ 편입기출문제 2회

01 ①	02 ⑤	03 ①	04 ①	05 ③	06 ⑤	07 ②	08 ②	09 ②	10 ③
11 ②	12 ③	13 ①	14 ①	15 ⑤	16 ④	17 ③	18 ④	19 ④	20 ③
21 ③	22 ②	23 ③	24 ⑤	25 ①					

26 적생광 수용체; 피토크롬 **27** K+이온 **28** 공변세포

PART 04 대구카톨릭대학교 의약대

✳ 편입기출문제 1회

01 ④	02 ③	03 ②	04 ④	05 ④	06 ②	07 ③	08 ②	09 ⑤	10 ③
11 ②	12 ②	13 ③	14 ④	15 ②					

주관식 문제

01 RISC, 안티센스 RNA, miRNA

02 바깥쪽 잎이 빛을 받아서 녹색을 만드는 엽록체 발현을 증가시킴

03 Superoxide dismutase / 운동신경세포

04 크로이츠 펠트, 쿠루병 / 광우병, 양 해면상 뇌증

05 생략

✳ 편입기출문제 2회

01 ②	02 ②	03 ③	04 ②	05 ②	06 ①	07 ②	08 ②	09 ②	10 ①
11 ③	12 ②	13 ③	14 ①	15 ①					

주관식 문제

01 amacrine cell / ganglion cell / photoreceptor cell (cone,rod cell) / bipolar cell

02 6.25L

03 옥신, 시토키닌, 앱시스산, 지벨렐린, 에틸렌

04 시트르산, 구연산

05 DNA pol은 작용시 primer의 도움을 받아야 하기 때문에 선형 DNA 복제시 주형 DNA의 3`말단의 복제가 이뤄지지 않는다.

✳ 편입기출문제 3회

01 ①	02 ④	03 ①	04 ②	05 ③	06 ③	07 ②	08 ①	09 ②	10 ③
11 ②	12 ②, ③	13 ③	14 ②	15 ②					

주관식 문제

01 CDK1, Cyclin D

02 EF- Tu, EF-G, EF-Ts

03 주형 DNA의 인트론

04 Phospholipase C, DiAcylGlycerol, Inositol three Phosphate, Protein Kinase C

05 UQ, CytC1, Cyta

✳ 편입기출문제 4회

01 ②	02 ③	03 ②	04 ③	05 ②	06 모두 정답	07 ③	08 ②	09 ③	10 ③
11 ①	12 ③	13 ④	14 ①	15 ③					

주관식 문제

01 PDH, Vit B1

02 Glycogen Synthase, Glycogen phosphorylase

03 Rna Pol

✳ 편입기출문제 5회

01 ②	02 ①	03 ③	04 ①	05 ②	06 ④	07 ①	08 ③	09 ③	10 ④
11 ④	12 ③	13 ②	14 ③	15 ④					

주관식 문제

01	① 가우스의 원리 ② P.aurelia는 식량 획득 경쟁에 성공해서 성장이 지속 P.caudatum은 배양액에서 멸종하였다.; 동일 자원에 대해 경쟁하는 두종은 동일 장소에 공존할 수 없다. ③ 생물종, 환경, 생태적 지위, 공유
02	phospholipids / endoplasmic reticulum
03	① 고유식물이 1500종 이상이고 서식지 파괴가 70% 이상 진행된 지역 ② 멸종위기 육상 척추동물, 멸종위기 식물 ③ 1.5%, 1/2
04	① 1/400, 1/20, ② 98명

✳ 편입기출문제 6회

01 ③	02 ③	03 ③	04 ④	05 ②	06 ②	07 ③	08 ③	09 ②	10 ②
11 ①	12 ③	13 ③	14 ④	15 ④					

주관식 문제

01	부 침입자 제거 유형 ex) 호중구 항원 제시 세포 유형 ex) 대식세포, 수지상세포, B림프구
02	관다발 조직, 기본조직, 표피조직
03	방향족 아미노산을 포함하지 않고 있기 때문에
04	워블가설, 프랜시스 크릭
05	① F1, FO, 올리고 마이신 ② 화학 삼투적 인산화

✳ 편입기출문제 7회

01 ①	02 ⑤	03 ⑤	04 ①	05 ⑤	06 ③	07 ②	08 ①	09 ②	10 ③
11 ①	12 ⑤	13 ④	14 ①	15 ⑤					

주관식 문제

01	A; 원핵생물계, B; 고세균영역, C; 균계, D; 원생생물계, E; 고세균영역
02	펩티트 결합은 공명 혼성구조를 갖고 있기 때문에 1.5결합으로 취급된다. 그 결과 회전에 어려움을 겪게 되고 C-N간의 회전을 어렵다. C-C의 회전은 자유롭게 때문에 자유롭게 3차구조를 형성하고 C-N간의 결합 때문에 고정된 구조를 갖는다.
03	1) ⑥, 2) ④, 3) ③, 4) ⑤
04	C-⑤-D--⑧--A-②--B-④-E

PART 05 계명대학교 약대

✳ 편입문제 1회

01 ②	02 ④	03 ①	04 ①,④	05 ①	06 ②	07 ③	08 ①	09 ②	10 ③
11 ②	12 ②	13 ②	14 ③	15 ④	16 ②	17 ②	18 ④	19 ④	20 ④
21 ③	22 ①	23 ④	24 ④	25 ③	26 ③	27 ②	28 ②	29 ②	30 ②
31 ③	32 ②	33 ①	34 ③	35 ②	36 ①	37 ③	38 ①	39 ③	40 ②

✳ 편입문제 2회

01 ②	02 ②	03 ③	04 ④	05 ③	06 ①	07 ①	08 ④	09 ③	10 ①
11 ②	12 ④	13 ②	14 ①	15 ④	16 ③	17 ①	18 ④	19 ②	20 ②
21 ②	22 ①	23 ②	24 ①	25 ④	26 ②	27 ③	28 ③	29 ④	30 ②
31 ①	32 ④	33 ④	34 ②	35 ③	36 ②	37 ④	38 ①	39 ②	40 ①

PART 06 고신대학교 의대

✳ 편입문제 1회

01 ④	02 ④	03 ②	04 ③	05 ②	06 ①	07 ④	08 ②	09 ②	10 ②
11 ②	12 ①	13 ①	14 ④	15 ②	16 ②	17 ①	18 ③	19 ④	20 ③
21 ①	22 ①	23 ③	24 ①	25 ③					

✳ 편입문제 2회

01 ②	02 ④	03 ②	04 ②	05 ②	06 ①	07 ④	08 ③	09 ④	10 ②
11 ①	12 ④	13 ②	14 ①	15 ③	16 ④	17 ④	18 ②	19 ①	20 ④
21 ①									

✳ 편입문제 3회

01 ③	02 ③	03 ④	04 ③	05 ③	06 ③	07 ④	08 ②	09 ①	10 ②
11 ②	12 ④	13 ④	14 ①	15 ④	16 ③	17 ③	18 ①	19 ①	20 ②
21 ③	22 ④	23 ③	24 ②	25 ④	26 ③	27 ①	28 ④	29 ③	30 ③

PART 07 원광대학교 의대 · 치대 · 한의대

✳ 편입문제 1회

01 ⑤	02 ④	03 ④	04 ⑤	05 ④	06 ①	07 ④	08 ②	09 ④	10 ②
11 ③	12 ②	13 ③	14 ④	15 ⑤	16 ③	17 ①	18 ⑤	19 ①,④	20 ③
21 ③	22 ②	23 ①	24 ①	25 ③	26 ①	27 ⑤	28 ①	29 ①	30 ④
31 ④	32 ②	33 ②	34 ③	35 ②	36 ③	37 ①	38 ①	39 ⑤	40 ③
41 ⑤	42 ⑤	43 ①	44 ④	45 ⑤	46 ①	47 ④	48 ②	49 ⑤	50 ③

✳ 편입문제 2회

01 ③	02 ④	03 ④	04 ②	05 ②	06 ⑤	07 ④	08 ④	09 ③	10 ②
11 ②	12 ④	13 ⑤	14 ④	15 ②	16 ③	17 ⑤	18 ①	19 ②	20 ②
21 ②	22 ④	23 ⑤	24 ⑤	25 ④	26 ④	27 ③	28 ③	29 ①	30 ④
31 ④	32 ④	33 ⑤	34 ⑤	35 ③	36 ①	37 ②	38 ④	39 ①	40 ②
41 ③	42 ⑤	43 ③	44 ②	45 ①	46 ③	47 ①	48 ③	49 ④	50 ③

✳ 편입문제 3회

01 ①	02 ④	03 ④	04 ④	05 ⑤	06 ⑤	07 ②	08 ④	09 ①	10 ⑤
11 ⑤	12 ②	13 ③	14 ③	15 ③	16 ①	17 ①	18 ②	19 ④	20 ⑤
21 ⑤	22 ①	23 ③	24 ①	25 ①	26 ①	27 ①	28 ①	29 ③	30 ②
31 ③	32 ①	33 ③	34 ③	35 ③	36 ⑤	37 ③	38 ②	39 ④	40 ③
41 ③	42 ③	43 ①	44 ④	45 ④	46 ③	47 ③	48 ④	49 ④	50 ④

✳ 편입문제 4회

01 ①	02 ④	03 ②	04 ①	05 ②	06 ①	07 ①	08 ①	09 ①	10 ⑤
11 ②	12 ②	13 ④	14 ①	15 ③	16 ①	17 ①	18 ④	19 ④	20 ④
21 ⑤	22 ④	23 ④	24 ③	25 ②	26 ⑤	27 ②	28 ①	29 ⑤	30 ②
31 ②	32 ③	33 ②	34 ①	35 ③	36 ②	37 ②	38 ③	39 ①	40 ④
41 ⑤	42 ③	43 ①	44 ⑤	45 ⑤	46 ③	47 ②	48 ③	49 ⑤	50 ③

PART 08 전북대학교 약대 · 수의대

✳ 편입문제 1회

01 ④	02 ②	03 ③	04 ④	05 ④	06 ②	07 ②	08 ③	09 ②	10 ②
11 ①	12 ④	13 ②	14 ②	15 ①	16 ②	17 ②	18 ④	19 ③	20 ③
21 ③	22 ②	23 ④	24 ①	25 ③	26 ④	27 ④	28 ③	29 ③	30 ②
31 ①	32 ③	33 ③	34 ④	35 ③	36 ③	37 ②	38 ③	39 ①	40 ④

✳ 편입문제 2회

01 ③	02 ②	03 ④	04 ②	05 ③	06 ③	07 ④	08 ①	09 ④	10 ③
11 ①	12 ①,③	13 ④	14 ①	15 ④	16 ④	17 ④	18 ②	19 ④	20 ③
21 ①	22 ②	23 ②	24 ④	25 ④	26 ①	27 ①	28 ③	29 ①	30 ①
31 ③	32 ④	33 ③	34 ①	35 ④	36 ④	37 ②	38 ③	39 ①	40 ①

✳ 편입문제 3회

01 ④	02 ②	03 ①	04 ③	05 ③	06 ④	07 ④	08 ①	09 ③	10 ③
11 ②	12 ①	13 ②	14 ③	15 ③	16 ①	17 ④	18 ④	19 ③	20 ④
21 ④	22 ②	23 ②	24 ①	25 ④	26 ②	27 ①	28 ②	29 ②	30 ③
31 ①	32 ④	33 ①	34 ④	35 ④	36 ②	37 ①	38 ④	39 ①	40 ①

PART 09 동신대학교 한의대

✳ 편입문제 1회

01 ④	02 ⑤	03 ②	04 ①	05 ④	06 ①	07 ③	08 ①	09 ③	10 ③
11 ③	12 ④	13 ⑤	14 ②	15 ③	16 ①	17 ①	18 ②	19 ①	20 ②
21 ⑤	22 ⑤	23 ②	24 ②	25 ②					

✳ 편입문제 2회

01 ①	02 ⑤	03 ④	04 ⑤	05 ①	06 ②	07 ②	08 ③	09 ④	10 ①
11 ④	12 ③	13 ③	14 ②	15 ①					

주관식 문제

16	상피조직, 결합조직, 근육조직, 신경조직
17	남세균, 균류
18	코리회로
19	형질전환, 형질도입
20	에피토프, 단일클론 항체

PART 10 중앙대학교 의대 · 약대

✳ 편입문제 1회

01 ①	02 ②	03 ⑤	04 ④	05 ①	06 ④	07 ①	08 ④	09 ①	10 ⑤
11 ①	12 ①	13 ⑤	14 ①	15 ①	16 ③	17 ③	18 ⑤	19 ②	20 ①

✳ 편입문제 2회

01 ③	02 ⑤	03 ⑤	04 ③	05 ③	06 ④	07 ④	08 ⑤	09 ③	10 ③
11 ②	12 ①	13 ①	14 ③	15 ①	16 ③	17 ③	18 ①	19 ⑤	20 ⑤

PART 11 연세대학교 미래캠퍼스 의과대학

✳ 편입문제 1회

01	[1-1] ④, [1-2] ④, [1-3] ⑤
02	①
03	②
04	③
05	⑤
06	⑤
07	⑤
08	① V 삼차신경, ② Ⅶ 얼굴신경, ③ Ⅸ 혀인두신경, ④ Ⅹ 미주신경
09	① F, ② T, ③ F, ④ T, ⑤ F
10	① Y, ② N, ③ N, ④ Y, ⑤ Y, ⑥ N, ⑦ N, ⑧ Y, ⑨ N, ⑩ N, ⑪ Y, ⑫ Y
11	양수검사
12	① Ribonucleic acid, ② adenosine triphosphate, ③ transmission electron microscopy, ④ polymerase chain reaction, ⑤ low density lipoprotein
13	① 겉질반응과 투명층 반응 - 다정자 수정 방지 ② 이차감수분열의 재개 - 감수 2분열 중기의 세포 2분열 완성시킴 ③ 수정란의 대사활성화 - 수정란의 활성화는 초기 배아발생과 관련되었다. ④ 두 배수체 염색체로의 환원 - 아버지와 어머니의 염색체가 서로 합쳐져서 두 배수체의 염색체가 된다. ⑤ 난할의 시작과 성의 결정 - 수정이 되지 않은 난모세포는 배란후 24시간에 퇴화 - 새로운 성의결정 X염색체를 가진 정자는 XXY염색체를 가진 정자는 남성 XY배아를 만든다.
14	① 융합 영양막, ② 배아 덩이 아래판, ③ 배아밖 벽쪽 중배엽, ④ 융모막 공간
15	RDS → 임신 34주차에 생기는 계면활성제의 부족으로 폐포가 팽창되지를 않기 때문에 폐포의 수축작용으로 인해서 폐의 팽창이 되지를 않아 호흡곤란 증후군에 빠져든다.

✳ 편입문제 2회

01	Li-Fraumeni syndrome Li-Fraumeni syndrome is an extremely rare autosomal dominant hereditary disorder. The syndrome is linked to germline mutations of the p53 tumor suppressor gene, [2] which normally helps control cell growth. Mutations can be inherited or can arise de novo early in embryogenesis or in one of the parent's germ cells.
02	Ca^{2+}
03	지라
04	1) PWS: PWS는 부계로부터 유래한 15q11-q13 부위의 이상으로 1956년 스위스 학자 Andrea Prader(1919-2001), Henrich Willi(1900-1971), Labhardt 등에 의해 처음으로 기술되었고, 발생빈도는 출생아 10,000-20,000명당 1명이다. 임상소견은 신생아와 영아기에 근긴장 저하(hypotonia)와 수유곤란(feeding difficulty), 발달지연(developmental delay)을 나타내다가 유아기부터 다식증(insatiable appetite, hyperphagia)으로 중증 비만이 온다. 그리고 특이한 얼굴모양, 저색소증(hypopigmentation), 정신지체, 저신장, 작은 손발, 성선기능저하증(hypogonadism) 등도 특징이다. 2) AS: AS은 영국 소아과의사 Harry Angelman이 1965년에 처음 보고했는데, 동일한 15q11-q13 부위 이상이 모계로부터 유래한 경우로 발생빈도는 PWS와 비슷하다. 임상증상은 발육지연, 심한 정신지체(severe mental retardation), 간질, 특이한 안면모양(dysmorphic facial features), 운동실조(ataxia), 인형 같은 걸음걸이(happy puppet syndrome), 발작성 웃음(easily provoked laughter) 등이 특징이다. PWS에 비해 신경학적 증상이 심하여 진단이 어렵고 정신지체를 가진 집단에서 빈도가 높게 나타난다.
05	selectin
06	tubulin
07	심방가로막결손
08	1) Monosomy X, 2) 13 Trisomy
09	*Nodal*
10	골지체(소포체 회기 신호서열임)
11	팔다리 없음증
12	DNA gyrase
13	polycistronic mRNA
14	풍진 바이러스
15	니트로글리세린은 세포 내에서 NO(Nitric oxide)로 바뀌고, 이것이 cGMP의 양을 증가시키고 혈관 평활근을 자극하여 전신적인 정맥의 혈관 확장효과를 나타낸다.
16	Co-translational modification을 설명하면 됨. ⇨ 핵(전사) → 조면소포체(번역 및 당화) → 골지체(가공, 분류 및 당화) → 소낭
17	파상풍(破傷風, Tetanus Bacteria)은 파상풍균이 만드는 독소 때문에 생기는 급성 감염성 질환이다. 턱의 근육이 심한 경련을 일으켜 입을 벌리기조차 어려워진다. 파상풍균은 먼지나 흙 속에서 증식하며, 공기가 필요하지 않은 세균이다. 상처난 피부를 통해 몸 속으로 들어가며, 상처에 공기가 통하지 않으면 더욱 빨리 증식한다. 파상풍의 증상은 대개 감염된 뒤 며칠 또는 몇 주 안에 시작된다. 파상풍 환자는 기운이 없고, 두통, 열, 통증이 생기며, 입을 벌리거나 음식물을 삼키기 힘들어진다. 얼마 뒤 몸의 모든 근육이 경직되고 경련 때문에 호흡이 곤란해지기도 한다.

✳ 편입문제 3회

01	④ 역치값 → 활동전위가 발생시의 전위 과분극 → 휴지전위보다 전위가 떨어진 상태
02	③ 재분극이 일어나는 구간 전압의존성 k+통로에 의해 재분극 발생한다.
03	③
04	④
05	(A) 아데닐산 고리화 효소, (B) Protein Kinase A, (C) Phospho di esterase
06	①
07	정상심장의 오른쪽과 왼쪽을 형성하고 패턴을 만들어 세포들이 정해지므로 쪽치우침은 정상발생에 필수적이다. 이과정은 신호전달 과정을 시작하게 하는 핵심적인분자이다. 세로토닌은 배아의 왼쪽에서 농도가 더 높으며 전사인자 MAD3를 통한 신호전달에 의하여 Nodal의 발현이 왼쪽에 한정되며 이 유전자는 신호전달 경로를 통하여 왼쪽 치우침을 결정하는 PITX2의 발현을 유도한다.
08	빌름스 종양: 11번 염색체의 짧은팔에 있는 WT1유전자의 돌연변이가 원인이다. 윌름스종양은 현미경하에서 관찰되는 암세포의 모양에 따라 고전적 형태, 퇴행 형태, 육종형 변이 등 아형이 있습니다. 조직학적 형태에 따라 예후가 차이가 있다고 알려져 있습니다. 빌름스 종양의 분류 - 고전적 형태: 초기 사구체를 형성하는 다양한 표피세포 세관으로 둘러싸인 미분화 방사형 세포와 함께 모체, 표피간질 세포를 포함하고 있고 예후가 좋음. - 퇴행 형태: 핵이 3배 이상 크고 압축되어 있으며 약 5%에서 발생하고 2세 이하의 소아에서는 드물지만 예후가 불량합니다. - 육종형 변이: 투명세포육종(clear cell sarcoma of kidney), 간상종양(rhabdoid tumor of kidney)은 예후가 나쁘며, 다른 종양으로 분류하기도 합니다. 특히 간상종양은 폐와 뇌에 잘 전이됩니다.

PART 12 고려대학교 의학과

✳ 편입문제 1회

01	(1) 자손, (2) 경쟁, (3) 적응
02	1) 형질 A와 B는 불완전 연관 되어 있다. 교차율로 추정된 유전자 거리는 약 5.1CM 2) 세유 전형질 ABD연관 이고, A와D의 교차율은 약 20.3%, B와D 사이의 교차율은 15.2% 또는 25.4%
03	(1) a 시토카인, b 히스타민 (2) 가시에 찔린후 세균이 유입되면 세균의 LPS나 플라젤린은 각각 식세포의 Toll- 유사 수용체인 TLR4와 TLR5에 결합해서 식세포의 시토카인 분비를 촉진해 염증반응을 유도한다. (3) 수지상 세포는 항원을 식작용한 후 리소좀의 가수분해 효소에 의해 분해한 조각을 MHC2에 붙여 2차 림프기관에 있는 미경험 도움 T세포에 제시하여 활성화 시킨다. 활성화된 도움T세포에 의해 후천성 면역 반응의 체액성 면역 반응과 세포성 면역반응 이 모두 활성화 된다.
04	(1) GPCR, cAMP, 인산화에 의한 변형 (2) 전사인자의 활성을 통한 유전자 발현
05	지방은 소수성 분자이며, 인지질은 양친매성 분자인 것이 가장 큰 차이 이다. 지방은 지방산이 글리세롤과 ester 결합으로 연결된 triglceride이므로 물에 녹지 않고 유기 용매에 용해 되는 소수성 분자이다. 지방산은 매우 환원된 분자로서 단위 질량에 따른 에너지 함량이 크고, 생물의 에너지 저장물질로 기능한다. 인지질은 인산을 포함한 질소 화합물 부분이 친수성이며, 두 개지방산 이소수성 꼬리 구조를 보이는 양친매성분자이다. 양친매성분자는 이중층으로 세포막의 기본구조를 형성한다.
06	(1) ATP NADPH (2) Rubisco, G3P (3) PEP Carboxylase의 작용으로 O_2와 결합을 안시킨다.
07	(1) 길항작용 인슐린은 간과 근육에 글리코겐 저장하여 혈당량 낮추는 역할 글루카곤은 간에 작용하여 글리코겐 분해하여 혈당량 높이는 역할 (2) 간에서 cAMP → PKA → 글릭코겐 가인산분해효소를 활성화 시켜서 혈당을 증가시킨다. (3) 포유동물은 아밀라제를 가지고 있고 셀룰라제는 소유하지 않는다. 반추동물의 초식동물은 장내 공생하는 미생물이 셀룰라제를 분비하고 있다.
08	(1) a; PCR, b; 제한 효소, c; 연결 효소, d; Cas9 (2) 겔전기영동은 전하를 띠는 물질을 겔에 넣어 겔내부를 이동시키는 방법으로 겔의 그물망 구조를 이동하기 때문에 분자량이 작을수록 빨리 이동해 같은 시간 동안 더 멀리 이동함으로써 분자량을 구분할 수 있는 방법이다.
09	(1) 생략 (2) 활동 전위가 휴지막 전위로 돌아가는 과정은 먼저 포타슘 이온의 유출로 인해 세포 내부가 다시 음전하로 돌아오는 것이다. 이후 전압 의존성 소듐 이온채널과 포타슘 이온채널의 문은 모두 폐쇄되어 소듐 이온과 포타슘 이온의 이동은 없다. 그리고 소듐 - 포타슘 펌프의 능동 수송으로 소듐은 이은 유출 되고 포타슘 이온은 유입되어 막전위 뿐만 아니라 이온의 농도 차도 자극전과 동일하게 돌아간다.
10	③
11	④

✳ 편입문제 2회

01	1. 환형의 이중나선의 자기 DNA 소유, 2. 70s 리보솜 소요, 3. 내막과 외막의 이중막 소유
02	축삭언덕에서 활동전위 발생시 축삭시 전압의존성 나트륨 통로를 열게되면 나트륨의 유입으로 탈분극 발생 + 피드백으로 인해 전압의존성 나트륨 통로 연속적으로 열게 됩니다. 2개의 나트륨 통로의 연속 열림으로 활동전위 발생하고 연달아 전압의존성 칼륨통로의 작용으로 재분극을 통해서 휴지전위로 복원됩니다. 활동전위는 랑비에의 결절에서 도약전도를 통해 수상돌기에서 축삭말단으로 일방향성을 통해 전달됩니다.
03	- DNA 손상발생시 P53이 안정화되어서 P21의 전사를 촉진합니다. P21은 CDK4를 막아서 G1→S기로 진행되는 것을 막게 됩니다. G1→S기로 진행하는 것을 막은후에 손상된 DNA를 복원시키는 기작을 돌리게 됩니다. 또한 P53은 BAX단백질을 활성화 시켜서 손상된 DNA복원이 안되는 경우는 세포사멸을 통해서 예정사 시키게 됩니다.

PART 13 아주대학교 · 인하대학교 메디컬 수강능력편입문제

✳ 수강능력편입문제

01 ④	02 ④	03 ④	04 ①	05 ①	06 ③	07 ②	08 ②	09 ①	10 ①
11 ②	12 ③	13 ③	14 ②	15 ④	16 ①	17 ②	18 ④	19 ③	20 ①
21 ④	22 ①	23 ④	24 ③						

PART 14 우석대학교 한의대 · 약대 · 한약학과

✳ 편입문제

01 ③	02 ④	03 ①	04 ④	05 ④	06 ③	07 ④	08 ④	09 ②	10 ④
11 ③	12 ④	13 ②	14 ①	15 ②	16 ①	17 ②	18 ①	19 ④	20 ③
21 ③	22 ①	23 ④	24 ①	25 ③	26 ④	27 ③	28 ③	29 ④	30 ④
31 ②	32 ③	33 ②	34 ①	35 ②	36 ①	37 ①	38 ②	39 ②	40 ②

PART 15 인제대학교 의대

✳ 편입문제

01	바이러스에 감염된 정상세포는 IFN-$\alpha.\beta$를 분비하여 주변 정상세포가 바이러스에 대한 항미생물질을 합성준비시킨다. 또한 N.K Cell을 유인하여 바이러스에 감염된 세포를 제거한다. 활성화된 Th1→IFN-γ를 분비하여 Tc를 활성화 시켜 바이러스에 감염된 세포를 제거하게 된다.
02	TSH(갑상선 자극호르몬), ACTH(부신피질 자극호르몬), FSH(여포 자극호르몬), LH (황체 형성 호르몬), GH (성장호르몬)
03	전압의존성 나트륨 통로의 비활성화문을 통해서 절대적 불응기를 유도하여 활동전위가 되돌아 오는 것을 방지하고 앞으로만 직진하게 만든다.
04	상동염색체인 성염색체내에 독립적으로 눈색깔에 관련된 유전자가 존재하고 독립적으로 분리되어 대립유전자중에 하나만 자손에게 전달된다.
05	프로게스테론을 분비하여 자궁벽의 두께가 두껍게 유지되어야 한다.
06	제1감수분열기 전기에 상동염색체 쌍이 부착되어있는 2가염색체로 존재하고 있다.
07	0%, 25%
08	엔테로 펩티다제의 작용에 의해 트립시노겐이 트립신으로 바뀐 후에 트립신이 키모트립시노겐을 키모트립신으로 바꾼다. 트립신이 프로 카르복시 펩티다제를 카르복시 펩티다제로 변형시킨다. 단백질은 엔도펩티다제의 작용으로 절편화가 된후에 카르복시 펩티다제의 작용으로 아미노산 절편으로 분리가 된다.
09	생략
10	페리틴 단백질의 번역이 증가하게 되고 트랜스페린 mRNA의 양이 감소하게 된다. 철이 과잉상태였기 때문에 철을 저장하는 페리틴 단백질은 증가하게 되고 트랜스페린 번역은 감소하게 된다.
11	글루탐산의 작용으로 나트륨이온이 유입되어 흥분성 신호전달을 하게 된다.
12	빛의 반대편으로 옥신이 이동하여 수소펌프를 만들게 되고 산성화가 일어난 후에 익스팬신 효소가 활성화된 후 셀룰로오스 미세섬유를 분해하여 물의 유입으로 액포가 성장하여 세포의 길이가 늘어나게 된다.
13	암기의 연속된 구간의 길이가 9시간 이상 되어야 꽃이 개화할 수 있는 조건을 만들게 된다.
14	M기의 분열기에 MPF의 활성이 높아지게 된다.
15	식물이 광합성을 못하는 상황에서 지방산을 분해하여 탄수화물 설탕으로 합성하여 체관을 통해서 운반될 수 있게 만든다.
16	IgM
17	발린, 류신, 이소류신
18	옥신과 시토키닌을 전달하여 쌍떡잎 식물의 부피 생장을 유발한다.
19	화학 삼투적 인산화과정

PART 16 건양대학교 의대

✳ 편입문제

01 ②	02 ⑤	03 ②	04 ④	05 ①	06 ③	07 ②	08 ④	09 ③	10 ②
11 ⑤	12 ②	13 ⑤	14 ②	15 ②	16 ②	17 ③	18 ④	19 ③	20 ②
21 ②	22 ②	23 ⑤	24 ③	25 ③	26 ②	27 ③	28 ④	29 ③	30 ②
31 ②	32 ①	33 ⑤	34 ②	35 ③	36 ④	37 ①	38 ④	39 ③	40 ①
41 ⑤	42 ③	43 ④	44 ②	45 ④	46 ①	47 ①	48 ③	49 ①	50 ④
51 ①	52 ①	53 ②	54 ②	55 ④	56 ①	57 ④	58 ⑤	59 ②	60 ④
61 ③	62 ④	63 ②	64 ④	65 ②	66 ①	67 ⑤	68 ①	69 ①	70 ⑤

PART 17 경희대학교 의치한약 공통

✳ 편입기출문제 1회

01 ④	02 ②	03 ①	04 ①	05 ④	06 ③	07 ②	08 ⑤	09 ①	10 ④
11 ④	12 ③	13 ⑤	14 ⑤	15 ⑤					

✳ 편입기출문제 2회

01 ④	02 ②	03 ④	04 ③	05 ④	06 ⑤	07 ①	08 ④	09 ④	10 ②
11 ③	12 ①	13 ①	14 ③	15 ①					

✳ 편입기출문제 3회

01 ④	02 ⑤	03 ②	04 ②	05 ③	06 ④	07 ③	08 ①	09 ②	10 ③
11 ②	12 ④	13 ③	14 ①	15 ③					

PART 18 단국대학교 의치약

✳ 편입기출문제 1회

01 ①	02 ⑤	03 ④	04 ⑤	05 ③	06 ②	07 ②	08 ②	09 ②	10 ⑤
11 ④	12 ④	13 ①	14 ④	15 ③	16 ③	17 ①	18 ③	19 ⑤	20 ②
21 ①	22 ①	23 ①	24 ③	25 ②					

✳ 편입기출문제 2회

01 ③	02 ①	03 ④	04 ④	05 ②	06 ③	07 ④	08 ④	09 ①	10 ④
11 ①	12 ④	13 ③	14 ②	15 ②	16 ②	17 ④	18 ③	19 ①	20 ①
21 ①	22 ②	23 ④	24 ②	25 ①					

✳ 편입기출문제 3회

01 ②	02 ④	03 ③	04 ③	05 ③	06 ②	07 ③	08 ⑤	09 ①	10 ④
11 ①	12 ②	13 ②	14 ⑤	15 ③	16 ③	17 ④	18 ①	19 ③	20 ④
21 ①	22 ①	23 ④	24 ①	25 ②					

PART 19 충남대학교 약대 · 수의대

✳ 편입기출문제 1회

01 ③	02 ⑤	03 ②	04 ①	05 ④	06 ③	07 ④	08 ④	09 ⑤	10 ③
11 ②	12 ②	13 ①	14 ①	15 ③	16 ⑤	17 ①	18 ⑤	19 ①	20 ①
21 ⑤	22 ③	23 ①	24 ①	25 ②	26 ①	27 ②	28 ⑤	29 ①	30 ③
31 ⑤	32 ②	33 ④	34 ①,③	35 ⑤	36 ①	37 ③	38 ②	39 ②	40 ⑤

✳ 편입기출문제 2회

01 ③	02 ③	03 ③	04 ④	05 ②	06 ③	07 ①	08 ③	09 ①	10 ①
11 ②	12 ①	13 ①	14 ③	15 ④	16 ①	17 ②	18 ③	19 ①	20 ①
21 ②	22 ③	23 ②	24 ④	25 ③	26 ③	27 ③	28 ③	29 ③	30 ④
31 ③	32 ④	33 ②	34 ①	35 ④	36 ②	37 ③	38 ①	39 ③	40 ②

PART 20 충북대학교 약대 · 수의대

✳ 약대 편입기출문제 1회

01	1.3 BPGA / PEP
02	염기 C의 탈아미노화를 통해서 U를 형성한다. DNA는 U를 사용하지 않기 때문에 돌연변이가 일어난 것을 바로 알고 U을 T으로 수복기작을 돌리게 된다.
03	7번의 베타산화 7NADH, 7FADH2, 8아세틸 COA 아세틸 COA 3NADH 1FADH2 1ATP 24 NADH 8 FADH2 8ATP ; 31NADH 15FADH2 8ATP ; 93ATP + 30ATP + 8ATP = 131ATP
04	G=24%, C=24%, 48%
05	Transpeptidase의 작용을 비가역적으로 억제한다.

✳ 약대 편입기출문제 2회

01	접합, 형질전환, 형질도입
02	AB형의 응집원 AB와 A형의 응집소 β와 응집반응이 일어난다.
03	비정상적인 체세포 분열, 예정사를 당하지 않는다. 전이, 침습적, 포도당을 에너지원으로 사용, 미분화된 상태
04	칼슘농도가 증가하면 TCA회로의 효소들이 활성화 되어 유산소호흡이 증가하게 된다.
05	- SM; 리보솜의 작은단위체를 억제하여 mRNA를 인식하지 못한다. - TC; tRNA가 리보솜으로 유입되지 않게 된다. - Chloramphenicom ; 리보솜의 큰단위체를 억제하여 펩티드 결합 억제한다. - Erythromycin; tRNA가 리보솜에서 방출하는 것을 억제하게 된다.

✳ 수의대 편입기출문제 1회

01 ①	02 ②	03 ④	04 ③	05 ①	06 ①	07 ③	08 ①	09 ②	10 ②
11 ②	12 ④	13 ①	14 ④	15 ④	16 ②	17 ④	18 ②	19 ③	20 ②
21 ②	22 ①	23 ③	24 ①	25 ④					

PART 21 건국대학교 수의대

✳ 수의대 편입기출문제

01 ④	02 ②	03 ②	04 ③	05 ①	06 ③	07 ②	08 ③	09 ①	10 ③
11 ④	12 ②	13 ④	14 ①	15 ③	16 ②				

주관식 문제

17	관다발 형성층, 코르코 형성층
18	체액성 면역, 세포성 면역
19	숙주 특이성
20	에스트로겐, 프로게스테론

PART 22 전남대학교 약대

✳ 편입기출문제

01 ①	02 ③	03 ③	04 ②	05 ③	06 ④	07 ③	08 ③	09 ④	10 ④
11 ②	12 ②	13 ②	14 ④	15 ②	16 ①	17 ①	18 ④	19 ④	20 ③
21 ④	22 ①	23 ②	24 ③	25 ②					

PART 23 서울대학교 수의대

✳ 전공필기문제

01 ⑤	02 ④	03 ④	04 ②	05 ③	06 ①	07 ④	08 ③	09 ③	10 ①
11 ⑤	12 ④	13 ①	14 ④	15 ③	16 ②	17 ③	18 ⑤	19 ④	20 ⑤

주관식 문제

21	접합(2가염색체)
22	S기
23	DNA Template(증폭주형)
24	바소체
25	상위
26	MT(미토콘드리아)
27	보어 효과
28	도움 T세포 - Th
29	가 → 다 → 라 → 나
30	DNA의 인트론

PART 24 제주대학교 의대

✳ 편입기출문제 1회

01 ②	02 ④	03 ①	04 ①	05 ①	06 ②	07 ③	08 ①	09 ③	10 ③
11 ②	12 ②	13 ②	14 ③	15 ④	16 ②	17 ②	18 ④	19 ④	20 ②
21 ③	22 ①	23 ④	24 ④	25 ①	26 ③	27 ②	28 ②	29 ②	30 ②
31 ③	32 ②	33 ①	34 ③	35 ②	36 ①	37 ③	38 ①	39 ③	40 ②

✳ 편입기출문제 2회

01 ③	02 ④	03 ②	04 ③	05 ③	06 ①	07 ②	08 ②	09 ②	10 ③
11 ③	12 ③	13 ③	14 ②	15 ④	16 ①	17 ④	18 ②	19 ①	20 ④
21 ②	22 ①	23 ②	24 ④	25 ①	26 ①	27 ②	28 ③	29 ①	30 ④
31 ①	32 ③	33 ③	34 ③	35 ③	36 ④	37 ④	38 ②	39 ②	40 ②

PART 25 동신대학교 한의대

✳ 편입필기문제

주관식 문제

01	알파나선, 베타병풍
02	99개
03	혈관 뇌장벽(Blood Brain Barrier)
04	Cyt P-450
05	PCBs

객관식 문제

06 ②	07 ②	08 ③	09 ②	10 ②	11 ②	12 ③	13 ④	14 ③	15 ④
16 ②	17 ②	18 ⑤	19 ④	20 ⑤	21 ②	22 ①	23 ③	24 ④	25 ③

PART 26 세명대학교 한의대

✳ 편입필기문제

01 ④	02 ②	03 ③	04 ④	05 ①	06 ④	07 ③	08 ①	09 ②	10 ④
11 ②	12 ④	13 ②	14 ①	15 ③	16 ②	17 ④	18 ④	19 ①	20 ④
21 ③	22 ③	23 ①	24 ④	25 ③	26 ④	27 ④	28 ①	29 ①	30 ④
31 ③	32 ④	33 ③	34 ④	35 ②	36 ④	37 ①	38 ④	39 ④	40 ②

편입생물 비밀병기 **유일무이 의치한약수 학교별 기출문제집**

2025년 1월 10일 초판 2쇄 발행
2024년 1월 4일 초판 발행

저　　자 노용관
발 행 인 김은영
발 행 처 오스틴북스
주　　소 경기도 고양시 일산동구 백석동 1351번지
전　　화 070)4123-5716
팩　　스 031)902-5716
등록번호 제396-2010-000009호
e-mail ssung7805@hanmail.net
홈페이지 www.austinbooks.co.kr

ISBN 979-11-88426-93-5(13470)
정 가 36,000원